A. Hoeft / W. Buhre (Hrsg.)
Anästhesie beim kardiovaskulären Risikopatienten

A. Hoeft / W. Buhre (Hrsg.)
Anästhesie beim kardiovaskulären Risikopatienten

Grundlagen und klinische Praxis

Unter Mitarbeit von E. Berendes, J. Fräßdorf, A. E. Goetz,
H. Lier, A. Meißner, A. Prengel, D. A. Reuter, S. Rex, W. Schlack,
M. Söhle, F. Stüber

Mit 38 Abbildungen in 48 Einzeldarstellungen und 50 Tabellen

Deutscher Ärzte-Verlag Köln

ISBN 978-3-7691-1211-5
aerzteverlag.de

Bibliografische Information der Deutschen Nationalbibliothek
Die Deutsche Nationalbibliothek verzeichnet diese Publikation in der Deutschen Nationalbibliografie; detaillierte bibliografische Daten sind im Internet über http://dnb.d-nb.de abrufbar.
Die Wiedergabe von Gebrauchsnamen, Handelsnamen, Warenbezeichnungen usw. in diesem Werk berechtigt auch ohne besondere Kennzeichnung nicht zu der Annahme, dass solche Namen im Sinne der Warenzeichen- oder Markenschutz-Gesetzgebung als frei zu betrachten wären und daher von jedermann benutzt werden dürften.

Wichtiger Hinweis:
Die Medizin und das Gesundheitswesen unterliegen einem fortwährenden Entwicklungsprozess, sodass alle Angaben immer nur dem Wissensstand zum Zeitpunkt der Drucklegung entsprechen können.
Die angegebenen Empfehlungen wurden von Verfassern und Verlag mit größtmöglicher Sorgfalt erarbeitet und geprüft. Trotz sorgfältiger Manuskripterstellung und Korrektur des Satzes können Fehler nicht ausgeschlossen werden.
Der Benutzer ist aufgefordert, zur Auswahl sowie Dosierung von Medikamenten die Beipackzettel und Fachinformationen der Hersteller zur Kontrolle heranzuziehen und im Zweifelsfall einen Spezialisten zu konsultieren.
Der Benutzer selbst bleibt verantwortlich für jede diagnostische und therapeutische Applikation, Medikation und Dosierung.
Verfasser und Verlag übernehmen infolgedessen keine Verantwortung und keine daraus folgende oder sonstige Haftung für Schäden, die auf irgendeine Art aus der Benutzung der in dem Werk enthaltenen Informationen oder Teilen davon entstehen.
Das Werk ist urheberrechtlich geschützt. Jede Verwertung in anderen als den gesetzlich zugelassenen Fällen bedarf deshalb der vorherigen schriftlichen Genehmigung des Verlages.

Copyright © 2008 by
Deutscher Ärzte-Verlag GmbH
Dieselstraße 2, 50859 Köln

Umschlagkonzeption: Hans Peter Willberg und Ursula Steinhoff
Titelgrafik: André Meinardus, modifiziert nach Prof. Andreas Weyland, Klinikum Oldenburg

Satz: Plaumann, 47807 Krefeld
Druck/Bindung: Bercker, 47623 Kevelaer

5 4 3 2 1 0 / 619

Herausgeber- und Autorenverzeichnis

Herausgeber

Prof. Dr. med. Andreas Hoeft
Klinik und Poliklinik für Anästhesiologie
und Operative Intensivmedizin
Universitätsklinikum Bonn
Sigmund-Freud-Straße 25
53105 Bonn

PD Dr. med. Wolfgang Buhre
Lehrstuhl für Anästhesiologie II
Universität Witten/Herdecke
Klinik für Anästhesiologie und operative
Intensivmedizin
Klinikum Köln Merheim
Haus 32
Ostmerheimer Straße 200
51109 Köln

Autoren

Prof. Dr. med. Elmar Berendes
Klinik für Anästhesiologie, operative
Intensivmedizin und Schmerztherapie
Lutherplatz 40
47805 Krefeld

PD Dr. med. Wolfgang Buhre
Lehrstuhl für Anästhesiologie II
Private Universität Witten/Herdecke
Klinik für Anästhesiologie und operative
Intensivmedizin
Klinikum Köln Merheim
Haus 32
Ostmerheimer Straße 200
51109 Köln

Dr. med. Jan Fräßdorf
Universiteit van Amsterdam
Academisch Medisch Centrum
Afdeling Anesthesiologie
Meibergdreef 9
Postbus 22660 H1Z-137
NL-1100 DD Amsterdam

Prof. Dr. med. Alwin E. Goetz
Klinik und Poliklinik für Anästhesiologie
Universitätsklinikum Hamburg-
Eppendorf
Martinistraße 52
20246 Hamburg

Prof. Dr. med. Andreas Hoeft
Klinik und Poliklinik für Anästhesiologie
und Operative Intensivmedizin
Universitätsklinikum Bonn
Sigmund-Freud-Straße 25
53105 Bonn

Dr. med. Heiko Lier
Universitätsklinik Köln
Abt. für Intensiv- und Notfallmedizin
Kerpener Straße 62
50937 Köln

PD Dr. med. Andreas Meißner
Klinik und Poliklinik für Anästhesiologie
und operative Intensivmedizin
Albert-Schweitzer-Straße 33
48149 Münster

PD Dr. med. Andreas Prengel
Abteilung für Anästhesie,
Intensivmedizin und Schmerztherapie
St. Anna-Virngrund-Klinik
Dalkinger Straße 8–12
73479 Ellwangen

PD Dr. med. Daniel A. Reuter
Klinik und Poliklinik für Anästhesiologie
Universitätsklinikum Hamburg-Eppendorf
Martinistraße 52
20246 Hamburg

Dr. med. Steffen Rex
Fachübergreifende Klinik für operative
Intensivmedizin Erwachsene
Universitätsklinikum Aachen
Pauwelsstraße 30
52074 Aachen

Prof. Dr. med. Wolfgang Schlack
Universiteit van Amsterdam
Academisch Medisch Centrum
Afdeling Anesthesiologie
Meibergdreef 9
Postbus 22660 H1Z-112
NL-1100 DD Amsterdam

Dr. med. Martin Söhle
Klinik für Anästhesiologie
Universität Bonn
Sigmund-Freud-Straße 25
53105 Bonn

Prof. Dr. med. Frank Stüber
Klinik und Poliklinik für Anästhesiologie
und Operative Intensivmedizin
Universitätsklinikum Bonn
Sigmund-Freud-Straße 25
53105 Bonn

Vorwort

Die klinische Anästhesiologie hat vor allem durch die Einführung von modernen Überwachungsmethoden und durch die Ausbildung von Fachärzten für Anästhesiologie in den letzten Jahrzehnten einen Sicherheitsstandard erreicht, der scheinbar kaum noch zu verbessern ist. Anästhesiebedingte Todesfälle sind glücklicherweise recht selten und es bedarf besonderer Methoden, wie sie z.B. in der zivilen Luftfahrt üblich sind (Simulatortraining, Critical incident reporting system), um hier noch Verbesserungen zu erreichen. Blickt man jedoch nur auf die anästhesiebedingten Komplikationen und Zwischenfälle, so blendet man weitreichende Folgen des anästhesiologischen Handelns aus. Wir lernen zunehmend, dass der Behandlungserfolg von Patienten (Neudeutsch: das „outcome") ganz wesentlich von intra-, vor allem aber auch von postoperativen Komplikationen geprägt wird, die nicht unbedingt in direktem Zusammenhang mit der Grunderkrankung stehen. Hierbei stehen neben Infektionen und Blutungen vor allem thrombembolische und ischämische Komplikationen im Vordergrund, oft mit Langzeitfolgen für Morbidität und Letalität, die noch weit über die Krankenhausverweilzeit hinaus reichen. Folgerichtig wandelt sich die klinische Anästhesiologie zunehmend von der reinen Narkoseführung hin zur perioperativen Medizin. Die Aufgabenteilung zwischen den operativen Partnern und den Anästhesiologen ist hierbei noch nicht klar abgegrenzt und wird im Einzelfall auch variieren. Ein absurdes Extrem wäre, wenn der Anästhesiologe sich die gesamte perioperative Medizin zu eigen machen würde, und der Chirurg lediglich noch im OP die Operation sozusagen „am Fließband" durchführen würde. Dies entspricht weder der Erwartung des Patienten, der von seinem Chirurgen behandelt werden will, noch dem Selbstverständnis der operativen Partner. Umgekehrt sollte und muss der Anästhesist zunehmend Mitverantwortung übernehmen, wo immer er im Sinne des Patienten zu einer Optimierung des Behandlungserfolges beitragen kann. Die **adjuvante perioperative protektive Therapie**, insbesondere zur Prophylaxe kardiovaskulärer Komplikationen, wird zukünftig zum Aufgabenspektrum des Anästhesisten gehören müssen. Hierzu wird eine noch engere Kooperation mit den chirurgischen Kollegen erforderlich sein, sowohl bei der möglichst frühzeitigen präoperativen Evaluation des Patienten als auch bei der adäquaten postoperativen Betreuung, die nicht nur die Schmerztherapie umfassen sollte.

Die große Herausforderung der perioperativen Medizin besteht einerseits in der Erkenntnis, dass eine perioperative Protektionstherapie angesichts der epidemiologischen Entwicklung mit immer älteren und multimorbideren Patienten sinnvoll und notwendig sein wird, andererseits in der Tatsache, dass der weltweite Kostendruck auf den Gesundheitssytemen zu rationalerem Vorgehen – wenn nicht gar zu Rationierungen zwingen wird. Insbesondere kardiovaskuläre Komplikationen stellen hierbei eine bedeutende Quelle der perioperativen Morbidität und Letalität dar, binden kostbare Ressourcen und verursachen erhebliche Kosten. Für die Narkoseführung wie auch für die präoperative Evaluation und postoperative Nachsorge sollte der Anästhesist daher über fundiertes Wissen der Epidemiologie, Pathophysiologie und Pharmakologie des kardiovaskulären Risikopatienten verfügen. Ziel dieses Buches ist es, dem Leser das aktuelle Wissen zur perioperativen Betreuung des kardiovaskulären Risikopatienten in komprimierter Form zur Verfügung zu stellen. Jedes Kapitel ist in sich abgeschlossen und gibt einen fundierten Überblick über den aktuellen Wissensstand. Redundanzen werden bewusst in Kauf genommen, um dieses Ziel zu erreichen. Dazu konnte eine Reihe renommierter Autoren gewonnen werden. Wir danken allen beteiligten Autoren für Ihren Einsatz für dieses Buchprojekt. Darüber hinaus danken wir besonders Frau Sabine Bosch vom Deutschen Ärzte-Verlag für die stetige Unterstützung, die wesentlich zum Gelingen dieses Buches beigetragen hat.

Bonn und Köln im Dezember 2007
Andreas Hoeft, Wolfgang Buhre

Inhaltsverzeichnis

1 Epidemiologie der perioperativen kardialen Morbidität 1
Andreas Meißner, Elmar Berendes
- 1.1 Kardiovaskuläre Erkrankungen und ihre Bedeutung für die operative Medizin – 1
- 1.2 Inzidenz der perioperativen kardialen Morbidität – 2
- 1.3 Diagnostik von perioperativer Ischämie und Myokardinfarkt (Perioperatives Koronarsyndrom) – 4
- 1.4 Chirurgischer Eingriff und kardiale Vorerkrankung – 6
- 1.5 Risikofaktoren – 7
  - 1.5.1 Arterielle Hypertonie – 7
  - 1.5.2 Arrhythmien – 10
  - 1.5.3 Diabetes mellitus – 11
  - 1.5.4 Adipositas – 12
  - 1.5.5 Geschlecht – 13
  - 1.5.6 Rauchen – 13
  - 1.5.7 Alkohol – 14
- 1.6 Zusammenfassung – 15
- Literatur – 15

2 Pathophysiologie der perioperativen kardiovaskulären Morbidität 23
Wolfgang Buhre, Andreas Hoeft
- 2.1 Einführung – 23
- 2.2 Pathophysiologie des perioperativen Myokardinfarkts und der Myokardischämie – 24
  - 2.2.1 Nomenklatur – 24
  - 2.2.2 Pathophysiologie des perioperativen akuten Koronarsyndroms – 26
  - 2.2.3 Entstehungsmechanismen von Koronarplaques – 27
  - 2.2.4 Stressinduziertes perioperatives akutes Koronarsyndrom – 29
  - 2.2.5 Therapeutische Konsequenzen – 31
- 2.3 Pathophysiologie der Herzinsuffizienz – 32
  - 2.3.1 Übersicht – 32
  - 2.3.2 Kompensationsmechanismen – 33

   2.3.3 Isolierte diastolische Dysfunktion – 35
   2.3.4 Klassifizierung der Herzinsuffizienz – 36
 2.4 Pathophysiologie der perioperativen Herzrhythmusstörungen – 38
   2.4.1 Übersicht – 38
   2.4.2 Bradykardien und Bradyarrhythmien – 38
   2.4.3 Tachykarde Herzrhythmusstörungen – 39
   2.4.4 Supraventrikuläre Herzrhythmusstörungen – 43
 2.5 Pathophysiologie der perioperativen Thrombembolien – 46
   2.5.1 Lungenembolie – 46
   2.5.2 Venöse Thrombosen – 50
   2.5.3 Zerebrovaskuläre Durchblutungsstörungen, Schlaganfall, transitorisch ischämische Attacke – 50
  Literatur – 51

3 Kardioprotektion und Modulation der Sympathikusaktivität 55
Jan Fräßdorf, Wolfgang Schlack
 3.1 Einführung – 55
 3.2 Modulation der Sympathikusaktivität – 56
   3.2.1 Medikamentöse Sympathikusblockade – 56
   3.2.2 Neuraxiale Blockaden – 58
 3.3 Thrombozytenaggregationshemmer – 60
   3.3.1 Übersicht – 60
   3.3.2 Perioperatives Management der Gabe von Thrombozytenaggregationshemmern – 61
   3.3.3 Thrombozytenaggregationshemmer und Revaskularisierung von Koronararterien – 63
 3.4 Kardioprotektion und Anästhetika – 64
  Literatur – 68

4 Präoperative Evaluation des kardiovaskulären Risikopatienten 73
Daniel A. Reuter, Alwin E. Goetz
 4.1 Zielsetzungen der präoperativen Evaluation kardialer Risikopatienten – 73
 4.2 Identifizierung kardialer Risikopatienten und Beurteilung des aktuellen Gesundheitszustands – 73
   4.2.1 Anamnese – 74
   4.2.2 Körperliche Untersuchung – 76
   4.2.3 Spezifische Vorerkrankungen – 77
 4.3 Identifizierung von klinischen Prädiktoren und Stratifizierung des eingriffspezifischen Risikos – 79
 4.4 Präoperative therapeutische Optionen – 82
   4.4.1 Entscheidungsalgorithmen zum präoperativen Vorgehen – 83

4.4.2 Weiterführende präoperative Untersuchungs- und Therapiemaßnahmen – 85
4.4.3 Präoperative Therapiemaßnahmen – 89
4.4.4 Präoperative medikamentöse Therapieoptimierung – 90
4.5 Zusammenfassung – 91
Literatur – 92

5 Anästhesie beim kardiovaskulären Risikopatienten 95
Steffen Rex, Wolfgang Buhre
5.1 Anästhesieverfahren – 95
    5.1.1 Allgemeinanästhesie und das kardiovaskuläre System – 95
    5.1.2 Regionalanästhesie und das kardiovaskuläre System – 101
    5.1.3 Wahl des Anästhesieverfahrens – 104
    5.1.4 Anästhesieführung bei kardiovaskulären Erkrankungen – 107
5.2 Intraoperative Überwachung des kardiovaskulären Systems – 113
    5.2.1 Standardmonitoring – 115
    5.2.2 Erweitertes hämodynamisches Monitoring – 116
    5.2.3 Detektion einer Myokardischämie – 127
5.3 Adjuvante therapeutische Maßnahmen – 132
    5.3.1 Modulation der sympatho-adrenergen Stressreaktion – 132
    5.3.2 Optimaler Hämoglobin-Wert – 137
    5.3.3 Normothermie – 138
    5.3.4 Modulation der perioperativen inflammatorischen Reaktion – 138
    5.3.5 Antikoagulation – 140
Literatur – 141

6 Postoperative Betreuung des kardiovaskulären Risikopatienten 155
Andreas Prengel
6.1 Einführung – 155
6.2 Postoperative Überwachung des kardiovaskulären Risikopatienten – 157
    6.2.1 EKG-Überwachung – 157
    6.2.2 Biochemische Parameter – 160
    6.2.3 Hämodynamisches Monitoring – 162
6.3 Akutes Koronarsyndrom in der postoperativen Phase – 164
    6.3.1 Definition – 164
    6.3.2 Therapie des akuten Koronarsyndroms – 166
    6.3.3 Therapie mit Thrombozytenaggregationshemmern und Antikoagulanzien – 168
    6.3.4 Behandlungsstrategien und interventionelle Therapie – 172
6.4 ST-Hebungsinfarkt in der postoperativen Phase – 173
    6.4.1 EKG-Veränderungen und Enzymdiagnostik – 173

6.4.2 Therapie des postoperativen STEMI – 173
6.5 Herzinsuffizienz – 177
  6.5.1 Epidemiologie – 177
  6.5.2 Ätiologie der perioperativen Herzinsuffizienz – 177
  6.5.3 Therapie der Herzinsuffizienz – 178
6.6 Arrhythmien – 180
  6.6.1 Ventrikuläre Arrhythmien – 180
  6.6.2 Bradyarrhythmien – 182
  6.6.3 Supraventrikuläre Arrhythmien – 182
  Literatur – 183

7 Anästhesierelevante Aspekte der Pharmakotherapie kardialer Risikopatienten 187
Martin Söhle

7.1 Klassifizierung von Evidenz und Therapieempfehlungen – 187
7.2 Weiterführen, Absetzen oder Umstellen der Dauermedikation – 189
  7.2.1 β-Adrenorezeptor-Antagonisten (β-Blocker) – 189
  7.2.2 Kalziumkanal-Antagonisten (Ca-Antagonisten) – 189
  7.2.3 α_2-Adrenorezeptor-Agonisten (α_2-Agonisten) – 190
  7.2.4 NO-Donatoren: Nitrate und Molsidomin – 190
  7.2.5 Antiarrhythmika – 191
  7.2.6 Inhibitoren des Angiotensin-konvertierenden Enzyms (ACE-Hemmer) – 191
  7.2.7 Angiotensin-II-Rezeptor-Antagonisten – 192
  7.2.8 Herzglykoside (Digoxin, Digitoxin) – 192
  7.2.9 Diuretika – 193
  7.2.10 Inhibitoren der Phosphodiesterase 5 (PDE-5-Hemmer) – 193
  7.2.11 Kumarine und Heparine – 194
  7.2.12 Thrombozytenaggregationshemmer (ASS, Thienopyridine, GP-IIb/IIIa-Antagonisten) – 197
  7.2.13 Orale Antidiabetika: Biguanide und Sulfonylharnstoffe – 199
  7.2.14 Inhibitoren der Monoaminooxidase (MAO-Hemmer) – 201
7.3 Perioperative adjuvante Pharmakotherapie – 202
  7.3.1 β-Adrenorezeptor-Antagonisten (β-Blocker) – 202
  7.3.2 Inhibitoren der β-HMG-CoA-Reduktase (Statine) – 206
  7.3.3 α_2-Adrenorezeptor-Agonisten (α_2-Agonisten) – 208
7.4 Intraoperative Pharmakotherapie – 209
  7.4.1 Nitrate – 210
  7.4.2 Dobutamin – 211
  7.4.3 Phosphodiesterase-III-Inhibitoren (PDE-III-Hemmer) – 211
  7.4.4 Levosimendan – 212

	7.5	Postoperative Schmerztherapie mit Inhibitoren der Cyclooxygenase – 214	
		Literatur – 215	

8	Standard Operating Procedures für kardiale Risikopatienten	221

Frank Stüber, Heiko Lier

	8.1	Einleitung – 221
	8.2	Präoperative Evaluation – 221
	8.3	Hämodynamik und Monitoring – 225
	8.4	Transfusionsmanagement – 228
	8.5	Intraoperative Arrhythmie – 229
	8.6	Intraoperative Herzinsuffizienz – 234
	8.7	Weitere intraoperative Komplikationen – 235
		Literatur – 240

Stichwortverzeichnis **245**

1 Epidemiologie der perioperativen kardialen Morbidität

Andreas Meißner, Elmar Berendes

1.1 Kardiovaskuläre Erkrankungen und ihre Bedeutung für die operative Medizin

Die Diagnostik und Therapie von kardiovaskulären Erkrankungen gehört zu den zentralen Aufgaben des Gesundheitswesens in Deutschland. Mit 473 090 Fällen war die chronisch ischämische Herzkrankheit im Jahre 2001 eine der häufigsten Diagnosen aus dem Krankenhaus entlassener vollstationärer Patienten [3]. In der deutschen Todesursachenstatistik des Jahres 2002 steht die chronisch-ischämische Herzkrankheit mit 94 166 Sterbefällen (11,2% aller Sterbefälle) an erster Stelle. Rechnet man den akuten Myokardinfarkt, die Herzinsuffizienz und den Schlaganfall hinzu, so verstarben 254 772 Personen (30,3% aller gestorbenen Personen), also rund ein Drittel, an Erkrankungen des Herz-Kreislauf-Systems. Die Ausgaben für Krankheiten des Kreislaufsystems werden für das Jahr 2002 mit 35,4 Mrd. Euro angegeben und nehmen den ersten Platz in der Gesundheitsausgabenstatistik ein [3]. Davon entfallen rund 15 Mrd. Euro auf den ambulanten Bereich und 15,4 Mrd. auf den stationären Sektor.

Die enorme Bedeutung der kardiovaskulären Erkrankungen für das Gesundheitswesen wird in den nächsten Jahren bestehen bleiben bzw. weiter zunehmen. Die **Prävalenz** kardiovaskulärer Erkrankungen ist mit zunehmendem Lebensalter erhöht (s. Abb. 1.1) und die Bevölkerung der Bundesrepublik altert in zunehmendem Maße. Betrug der Anteil der über 60-Jährigen im Jahre 2001 24%, so werden es 2010 bereits 25,6% und 2050 mehr als 33% sein (s. Abb. 1.2) [2]. Obwohl Prävention und verbesserte Therapieverfahren zu einer Reduktion der Letalität kardiovaskulärer Erkrankungen geführt haben, werden die therapeutischen Verbesserungen durch die Zunahme des mittleren Lebensalters der Bevölkerung in den statistischen Betrachtungen kaum wahrzunehmen sein.

Die Prävalenz der kardiovaskulären Erkrankungen hat eine hohe Bedeutung für chirurgische Interventionen, sei es nun herzchirurgisch oder nicht herzchirurgisch. Im Jahre 2000 wurden in der Bundesrepublik 70 920 herzchirurgische Operationen durchgeführt, davon wurden 70 % aufgrund einer operationswürdigen koronaren Herzkrankheit durchgeführt, weitere 11,5% entfielen auf kombinierte Eingriffe, bei denen neben der Koronarchirurgie auch andere herzchirurgische Eingriffe (v.a. Klappenersatz oder -rekonstruktion) durchgeführt wurden [4].

Die Bedeutung der koronaren Herzerkrankung für die nicht herzchirurgischen

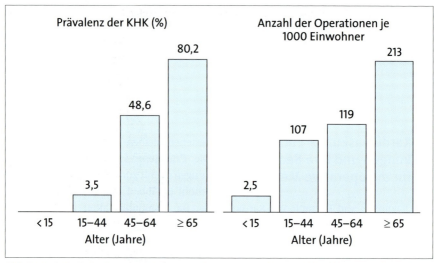

Abb. 1.1: Prävalenz der koronaren Herzerkrankung in verschiedenen Altersklassen und Häufigkeit der Operationen in diesen Altersklassen [modifiziert n. 62]

Operationen ist weitaus höher, da die Anzahl der nicht herzchirurgischen Operationen um ein Vielfaches größer ist (s. Abb. 1.1). Auch im nicht herzchirurgischen Patientengut steigt das Durchschnittsalter der Patienten zunehmend an, daher wird die Bedeutung der kardiovaskulären Begleiterkrankung für die Prognose und Therapie dieser Patienten weiter zunehmen. Die absolut höchste Anzahl von Operationen wird schon jetzt in der Altersgruppe der über 65-Jährigen durchgeführt [62]. Die Verbesserung operativer, anästhesiologischer und intensivmedizinischer Verfahren hat dazu beigetragen, dass der Anteil dieser Altersgruppe am gesamten chirurgischen Patientengut überproportional angestiegen ist (s. Abb. 1.3).

1.2 Inzidenz der perioperativen kardialen Morbidität

Die Inzidenz der perioperativen kardialen Morbidität kann zurzeit nicht zuverlässig angegeben werden, da große epidemiologische Untersuchungen in Deutschland fehlen. Durch die Einführung neuer diagnostischer Verfahren und das Fehlen eines zentralen Morbiditäts- und Letalitätsregisters für die perioperative Periode ist die Angabe absoluter Zahlen nicht möglich. Das Auftreten eines perioperativen Herzstillstands schwankte in den vergangenen Jahren zwischen 4,6 und 19,7 pro 10 000 Narkosen [15, 52, 66, 73, 82, 104]. Die relativ hohe Zahl von 19,7 Herzstillständen auf 10 000 Narkosen ist wahrscheinlich durch die Einbeziehung der Herzchirurgie bedingt, in der es naturgemäß häufiger zu Herzstillständen kommt.

1.2 Inzidenz der perioperativen kardialen Morbidität

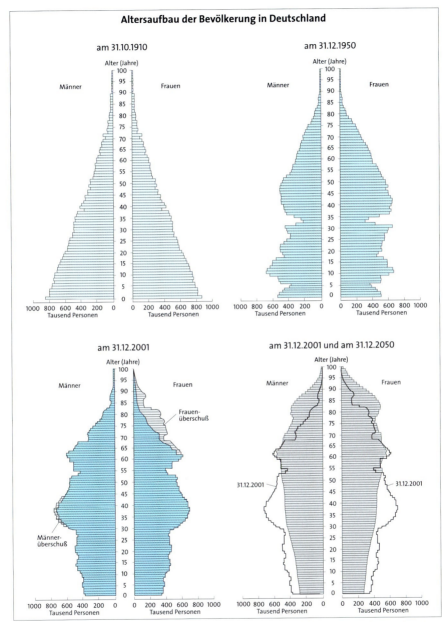

Abb. 1.2: Bevölkerungsentwicklung in der Bundesrepublik Deutschland von 1910 bis 2001 und entsprechend der Vorausberechnung bis 2050. Deutlich der zunehmende Anteil älterer Menschen in den kommenden Jahren [Quelle: Statistisches Bundesamt]

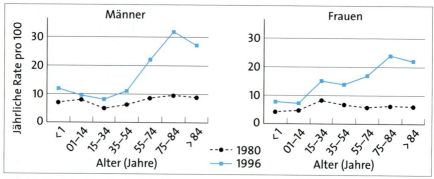

Abb. 1.3: Jährliche Rate von Anästhesien pro 100 Personen Bevölkerung in den verschiedenen Altersklassen 1980 und 1996 [modifiziert n. 14]

Bei Patienten, die an einer koronaren Herzerkrankung leiden, variieren die Daten zur Inzidenz perioperativer myokardialen Ischämien erheblich. Es werden Werte von 20 bis hin zu 63% angegeben [28, 53, 54, 62, 74, 75, 83, 85]. Die Gefahr des Auftretens einer myokardialen Ischämie ist in der postoperativen Phase häufiger als intraoperativ. Gegenüber der präoperativen Phase treten hier Ischämien etwa 3-mal häufiger auf, gegenüber der intraoperativen Phase 5-mal häufiger.

Die perioperative Ischämie ist ein Prädiktor sowohl für die Krankenhausletalität als auch für die langfristige Morbidität und Letalität. Das Auftreten einer perioperativen Ischämie erhöht das Risiko für ein postoperatives kardiales Ereignis um einen Faktor zwischen 9 und 21. Auch nach Entlassung aus dem Krankenhaus haben Patienten, die bereits perioperativ eine Myokardischämie erlitten haben, ein um den Faktor 2,2 erhöhtes Risiko, in den ersten 2 Jahren nach der Operation ein kardiales Ereignis zu erleiden.

Die anästhesiebedingte Morbidität und Letalität ist nicht nur bei älteren Patienten erhöht, sie liegt auch in den ersten Lebensjahren über der durchschnittlichen Morbidität und Letalität von Erwachsenen. So wird die Inzidenz des anästhesiebedingten Herzstillstandes mit 0,8–1,4 pro 10 000 Kinderanästhesien angegeben [67, 68]. Ursächlich dafür sind allerdings in aller Regel keine erworbenen Herzerkrankungen, sondern angeborene Vitien sowie hypoxämische oder traumatische Herzstillstände.

1.3 Diagnostik von perioperativer Ischämie und Myokardinfarkt (Perioperatives Koronarsyndrom)

Im Gegensatz zum Myokardinfarkt in der konservativen Medizin ist die klinische Diagnose des Myokardinfarkts in der perioperativen Phase erschwert. Die von der WHO publizierten Kriterien fordern 2 der 3 folgenden Kriterien:
- Ischämie-typischer Brustschmerz
- Charakteristischer Serum-Konzentrationsverlauf der Creatinkinase-Isoenzyme oder Troponine und/oder
- Typische EKG-Veränderungen

1.3 Diagnostik von perioperativer Ischämie und Myokardinfarkt

> Ein Drittel aller nicht operativen Patienten entwickelt keinen charakteristischen Brustschmerz, in der postoperativen Phase sind bis zu 95% aller ischämischen Episoden „still" und schmerzfrei. Badner et al. [9] berichten, dass nur 17% der Patienten bei gesichertem perioperativem Myokardinfarkt thorakale Schmerzen beklagten. Darüber hinaus wurden 25% der Elektrokardiogramme als diagnostisch unspezifisch bewertet. Weitere Faktoren, die zur Erschwerung der Diagnose beitragen, sind neu aufgetretene Arrhythmien oder nicht kardial bedingte hämodynamische Instabilitäten. So ist die Diagnose eines perioperativen Myokardinfarktes schwierig, da 2 der verwendeten klinischen und diagnostischen Hinweise nicht durchgehend vorhanden oder verwendbar sind.

Aufgrund der Entwicklung der Nachweisverfahren von Troponin T und I als hochspezifische Marker für eine myokardiale Schädigung revidierten die Europäische Gesellschaft für Kardiologie und das American College of Cardiology die **Diagnosekriterien** des Myokardinfarkts [7]. Für die Diagnose des akuten Myokardinfarkts wurden nun folgende Kriterien gefordert:

- Ein typischer Anstieg und Abfall von Troponin oder ein schneller Anstieg und Fall (CK-MB) eines biochemischen Markers der myokardialen Nekrose mit mindestens einem weiteren der folgenden Symptome:
  - Ischämische Symptome
  - Entwicklung einer Q-Zacke im EKG
  - Mit einer Ischämie vereinbare EKG-Veränderungen (ST-Segment-Hebung oder -Senkung
  - Koronare Intervention wie zum Beispiel Angioplastie
- Oder pathologischer Befund im Sinne eines akuten Myokardinfarkts

Das Kriterium für einen durchgemachten Myokardinfarkt ist die Entwicklung einer Q-Zacke in wiederholten Elektrokardiogrammen. Die biochemischen Marker können dabei je nach Zeitabstand zum Ereignis wieder im Normbereich sein.

Diese Veränderung der Definition der Myokardischämie hat unmittelbare Folgen für die Sensitivität der Diagnose. So fanden Kim et al. [44] bei 12% der von ihnen untersuchten gefäßchirurgischen Patienten einen Myokardinfarkt, wären sie allein der Definition der WHO gefolgt, so hätten nur 3% der Patienten die Kriterien eines perioperativen Myokardinfarktes erfüllt. Daraus ergibt sich, dass ältere Untersuchungen, bei denen die WHO-Kriterien verwendet werden, möglicherweise zu einer Unterschätzung der Inzidenz des perioperativen Myokardinfarktes führen. Darüber hinaus erschweren neuere Entwicklungen in der Diagnostik die Interpretation älterer Untersuchungen, in denen andere diagnostische und therapeutische Kriterien galten.

Die Messung des **Troponins** ist gemäß den oben angegebenen Leitlinien von zentraler Bedeutung in der Diagnostik des akuten Myokardinfarkts. Im perioperativen Bereich ist der Stellenwert des Troponins noch nicht abschließend geklärt, obwohl zahlreiche Studien die Bedeutung des Troponins auch hier bestätigen [6, 8, 9, 34, 41, 44, 55]. Troponin-Erhöhungen oberhalb des Referenzwertes können ebenso wie in der konservativen Medizin als hinweisend für das Auftreten des Myokardinfarktes angesehen werden. Schwieriger ist es bei leichten Erhöhungen der Troponine, die hinweisend für ein akutes Koronarsyndrom sind, das aber nicht zwangsläufig im Gefolge eines transmuralen Infarktes auftreten muss. Allerdings ist der Zusammenhang zwischen perioperativer Ischämie und dem Anstieg des Troponins nicht vollends bewiesen. In einer Reihe von Untersuchungen fand sich eine gute Korrelation zwischen Ischämiedauer und dem Anstieg des Troponins, demgegenüber zeigten andere Studien keinen engen Zusammenhang von Ischämien im Langzeit-EKG und dem Anstieg des Troponins [69, 87].

Für nicht chirurgische Patienten ist nachgewiesen worden, dass der Troponin-Spiegel mit der Prognose des Patienten gut korreliert. Erhöhte postoperative Troponin-Spiegel führen zu einer verminderten Überlebensrate innerhalb eines Jahres [26]. Kim et al. [44] fanden bei gefäßchirurgischen Patienten mit einer Troponin-Erhöhung über 1,5 ng/ml ein um den Faktor 6 erhöhtes Letalitätsrisiko innerhalb der ersten 6 Monate und ein um den Faktor 27 erhöhtes Risiko, einen Myokardinfarkt innerhalb von 6 Monaten nach der Operation zu erleiden. Erste Untersuchungen weisen darauf hin, dass auch geringgradige Erhöhungen des Troponins in Beziehung zur postoperativen Morbidität und Letalität stehen. Landesberg et al. [56] zeigten, dass bei gefäßchirurgischen Patienten eine erhöhte Letalität auch bei bereits gering erhöhten Troponin-Werten besteht. Dieser Zusammenhang gilt auch für die Herzchirurgie, in der Troponin-Erhöhungen 20 h nach dem Eingriff mit einer erhöhten Letalität korreliert [57]. In der Koronarchirurgie geht eine ausgeprägte Erhöhung des Troponin I (cTNI > 13 ng/ml) mit einem erhöhten Risiko für Tod (37-fach), kardialen Tod und nicht tödlichen kardialen Ereignissen im Zeitraum von 2 Jahren nach der Operation einher [25].

1.4 Chirurgischer Eingriff und kardiale Vorerkrankung

Das Ausmaß des Risikos für eine perioperative Myokardischämie wird von mehreren Faktoren bestimmt. Neben einer vorbestehenden kardiovaskulären Erkrankung trägt auch der Umfang des Eingriffs zum Risiko bei. So beträgt die Inzidenz des perioperativen Myokardinfarkts 8,5% bei Patienten, die sich gefäßchirurgischen Eingriffen unterziehen und eine vorbestehende, medikamentös behandelte koronare Herzkrankheit haben [21]. Neben der Gefäßchirurgie sind auch abdominalchirurgische, thoraxchirurgische und neurochirurgische Eingriffe mit einem erhöhten Risiko verbunden. Das Risiko für das Auftreten eines perioperativen Myokardinfarkts oder eines kardial bedingten Todes bei diesen Patienten ist größer als 4%. Patienten mit einer medikamentös behandelten Hypertonie, die sich einem derartigen Eingriff unterzogen, hatten ein

Risiko für einen perioperativen Myokardinfarkt von 2,7%, für Tod von 3,3%. Im Gegensatz dazu liegt das Risiko für Patienten ohne koronare Herzerkrankung, einen perioperativen Myokardinfarkt zu erleiden, bei 0,8%.

Die Höhe des kardialen Risikos wird durch den durch die Operation vermittelten hämodynamischen Stress bestimmt [19]. Die Dauer und Intensität koronarer und myokardialer Stressoren bestimmt die Wahrscheinlichkeit perioperativer kardialer Ereignisse, das gilt im Besonderen für Notfalleingriffe. Das American College of Cardiology und die American Heart Association [19] haben das kardiale Risiko dementsprechend mit niedrig, intermediär und hoch klassifiziert (s. Tab. 1.1).

Die Indikation für eine koronare Bypass-Operation vor nicht herzchirurgischen Eingriffen ist identisch mit den ACC/AHA-Empfehlungen zur Durchführung koronarer Revaskularisation [20]. Patienten mit einer Hochrisiko-Anatomie der Koronararterien und einer möglichen Verbesserung des langfristigen Ergebnisses aus der Bypass-Operation profitieren bei intermediärem oder hohem Risiko eventuell von einer Revaskularisation vor einem elektiven Eingriff [1].

Eine Aortenstenose ist ebenfalls ein Risikofaktor für perioperative Komplikationen bei Patienten, die sich einem nicht herzchirurgischen Eingriff unterziehen. Der Grad der Aortenstenose hat einen prädiktiven Wert für die zu erwartenden Komplikationen.

1.5 Risikofaktoren

1.5.1 Arterielle Hypertonie

Zu den behandelbaren Risikofaktoren der kardiovaskulären Erkrankungen zählt die arterielle Hypertonie. Nach Angaben des Robert-Koch-Instituts waren im Jahr 1998 22,9% aller Bundesbürger hyperton, bei den 50–59-jährigen Männern/Frauen wa-

Tab. 1.1: Kardiale Risiko-Stratifikation für nicht herzchirurgische Eingriffe nach dem American College of Cardiology und der American Heart Association [19]

Hohes Risiko (kardiale Komplikationsrate > 5 %)	Mittleres Risiko (kardiale Komplikationsrate < 5 %)	Niedriges Risiko (kardiale Komplikationsrate < 1 %)
• Größere Notfalleingriffe, insbesondere bei älteren Patienten • Aorten- und schwere große Gefäßeingriffe • Periphere Bypass-Operation Eingriffe mit größeren Volumenverschiebungen und/oder Blutverlusten	• Karotis-TEA • Operationen im Hals- und Kopfbereich • Intraperitoneale oder intrathorakale Eingriffe • Große orthopädische Eingriffe • Prostata-Eingriffe	• Endoskopische Eingriffe • Oberflächliche Operationen • Katarakt-Chirurgie • Brustoperationen

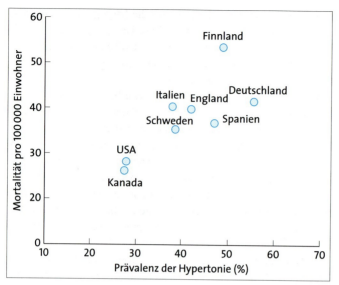

Abb. 1.4: Häufigkeit der arteriellen Hypertonie in 6 europäischen und 2 nordamerikanischen Ländern. Männer und Frauen zusammen (30–65 Jahre) [103]

ren es bereits 36,1/29,7%, bei den 60–69-jährigen Männern/Frauen 40,1/41,3% und bei den 70–79-jährigen 43,7/45,3% [24]. Hochgerechnet sind etwa 19 Millionen Bundesbürger betroffen, bei den US-Amerikanern sind es etwa 50 Millionen. Die Auswertung der Prävalenz der Hypertonie und der Hypertonie-verursachten Todesfälle für 6 europäische und 2 nordamerikanische Länder ergab eine Korrelation (s. Abb. 1.4) [103].

Die Klassifikation für die Einteilung der arteriellen Hypertonie ist in den vergangenen Jahren immer wieder geändert worden, die aktuelle Version des siebten Joint National Committee on the Detection, Evaluation, and Treatment of high blood pressure (JNC VII) ist in Tabelle 1.2 angegeben [13]. In dieser Einteilung fehlt die frühere Einteilung von mittelschwerer und schwerer Hypertonie, wie sie auch noch von der Deutschen Hochdruckliga

Tab. 1.2: Blutdruck-Klassifikation für Erwachsene über 18 Jahre. Klassifikation der arteriellen Hypertonie nach dem Seventh Report of the Joint National Committee on Prevention, Detection, Evaluation, and Treatment of High Blood Pressure [13]

Blutdruck-Klassifikation	Systolischer Blutdruck mmHg		Diastolischer Blutdruck mmHg
Normal	< 120	und	< 80
Prähypertonus	120–139	oder	80–89
Stadium 1 Hypertonus	140–159	oder	90–99
Stadium 2 Hypertonus	≥ 160	oder	≥ 100

verwendet wird. Die Einteilungen dienen eher zur Vereinfachung der Systematik und Didaktik, die Festlegung eines Grenzwertes aus medizinisch-statistischen Gründen ist nicht gelungen. Die Übergänge sind fließend, eine Erhöhung von 20/10 mmHg scheint das Risiko für eine kardiovaskuläre Erkrankung zu verdoppeln. Angaben für den Stellenwert des erhöhten Blutdrucks in der perioperativen Medizin werden in diesen Leitfäden nicht gemacht.

Der behandelte und gut eingestellte Hypertonus stellt wahrscheinlich keinen wesentlichen Risikofaktor für die perioperative Morbidität und Letalität dar. In der allgemeinen Bevölkerung steigt das relative Risiko für kardiale Ereignisse in Relation zu Anstiegen des arteriellen Blutdrucks. Allerdings ist die Rate der überzähligen Todesfälle (definiert als die relative Rate von Todesfällen, die in der Vergleichsgruppe mit einem systolischen Blutdruck von unter 110 mmHg erwartet wird) in der Gruppe der Patienten mit einem Blutdruck von 140–149 mmHg am höchsten. Für den perioperativen Bereich haben Howell et al. in einer Metaanalyse einen zwar statistisch signifikanten Zusammenhang zwischen hypertoner Erkrankung und dem perioperativen Ergebnis mit einem Odds Ratio von 1,35 gefunden [39]. Die Autoren bezeichnen dieses Ergebnis jedoch als klinisch unbedeutend.

Patienten mit einem arteriellen Hypertonus werden häufig mit einer erhöhten kardiovaskulären Labilität in Verbindung gebracht. Dabei scheinen hypertensive Patienten eine ausgeprägtere Reaktion auf die Laryngoskopie zu besitzen [84]. Diese Patienten bedürfen auch häufiger einer medikamentösen Intervention aufgrund einer perioperativen Hypertension [30].

Es wird weiterhin kontrovers diskutiert, ob ein präoperativ erhöhter Blutdruck zu einem Aufschieben eines elektiven Eingriffes und vorheriger Blutdruckeinstellung berechtigt. Weksler et al. [100] untersuchten insgesamt 989 Patienten mit einem diastolischen Blutdruck von 110–130 mmHg. Die Patienten wurden unmittelbar präoperativ randomisiert. 589 Patienten erhielten Nifedipin intranasal, bei 400 Patienten wurde die Operation verschoben. Die Häufigkeit intraoperativer Hypo- und Hypertensionen unterschied sich zwischen den Gruppen nicht. Diese Studie hat allerdings erhebliche methodische Schwächen: Die behandelnden Ärzte waren nicht geblindet, die Untersuchung wurde über einen langen Zeitraum durchgeführt und die Wahl des Antihypertensivums kontrovers diskutiert. Allerdings besteht weitgehend Einigkeit, dass allein das Bestehen eines arteriellen Hypertonus ohne nachgewiesene Endorganschäden die Verschiebung eines elektiven Eingriffes nicht rechtfertigt.

Howell et al. und das Joint National Committee weisen schließlich auf ein Problem der Blutdruckmessung hin, welches für die perioperative Phase eine besondere Bedeutung haben dürfte: die sogenannte **Weißkittelhypertonie**. So sollte aufgrund eines einzelnen gemessenen Blutdruckwertes auf keinen Fall eine Absetzung des Patienten erfolgen. Es sollten mehrere, auch durch Pflegepersonal erhobene präoperative Blutdruckwerte vorliegen, diese Selbstverständlichkeit wird leider nicht immer praktisch umgesetzt. Eine Verschiebung der Operation und Zurückweisung des Patienten an den Hausarzt mit dem Auftrag der Blutdruckeinstellung dürfte bei Dokumentation sonst normaler Werte bzw. guter Einstellung über einen längeren Zeitraum zu vermeidbaren Irritationen führen.

1.5.2 Arrhythmien

In der perioperativen Phase auftretende supra- und/oder ventrikuläre Herzrhythmusstörungen stellen ein häufiges klinisches Problem dar [29, 30]. Sie haben Einfluss auf die Morbidität und Letalität und die Krankenhausverweildauer der betroffenen Patienten [79]. Patienten mit strukturellen Herzerkrankungen haben das höchste Risiko, supraventrikuläre oder ventrikuläre Arrhythmien während der Einleitung der Anästhesie als Folge von Hypotonie, autonomer Imbalance oder Atemwegsmanipulationen zu erleiden [98].

Die häufigsten Arrhythmien sind **supraventrikuläre Arrhythmien**. Der Großteil der Patienten, bei denen intraoperativ supraventrikuläre Arrhythmien auftreten, benötigen keine Kardioversion [93]. Von großer Bedeutung ist allerdings die Kontrolle der Ventrikelfrequenz. Intraoperativ auftretende Tachykardien sollten behandelt werden [93]. Die Verlangsamung der Frequenz reduziert den myokardialen Sauerstoffverbrauch und damit das Risiko des Auftretens einer kardialen Ischämie. Die spontane Konversionsrate in einen Sinusrhythmus dürfte innerhalb von 24 h bei über 50% liegen [93]. Nach kardialen Bypass-Operationen tritt bei etwa 30% der Patienten Vorhofflimmern innerhalb von 3 Tagen nach der Operation auf [64]. Als Risikofaktoren für postoperatives Vorhofflimmern gelten ein hohes Lebensalter, Klappenchirurgie, Pneumektomien und die perioperative Unterbrechung einer bestehenden β-Blockertherapie.

Ventrikuläre Arrhythmien werden nach ihrem Ursprung (monomorph oder polymorph) und ihrer Dauer (anhaltend vs. nicht anhaltend) eingeteilt. Nicht anhaltende Arrhythmien mit einer Dauer von unter 30 Sekunden sind in der perioperativen Phase nicht mit einer erhöhten Morbidität verbunden, falls keine strukturelle kardiale Erkrankung vorliegt. Bei Patienten mit Herzerkrankungen, wie KHK oder Klappenvitium können sie allerdings Vorboten einer lebensbedrohlichen, anhaltenden ventrikulären Arrhythmie sein [49]. Am häufigsten treten die nicht anhaltenden ventrikulären Arrhythmien nach herzchirurgischen oder großen gefäßchirurgischen Eingriffen auf [72]. Bei Patienten ohne Einschränkung der links-ventrikulären Funktion ist die Letalität durch diese Rhythmusstörung nicht beeinflusst. Im Gegensatz dazu sind anhaltende (sustained) ventrikuläre Tachykardien ein Prädiktor von lebensbedrohlichen Tachykardien oder Flimmern innerhalb von 72 h nach dem Eingriff [23]. Eine anhaltende ventrikuläre Tachykardie führt bei vorgeschädigten Patienten häufig zu einer kritischen Reduktion des Herzzeitvolumens, verbunden mit einem Abfall des koronaren Perfusionsdruckes. Die Herzinsuffizienz führt bei diesen Patienten zu Repolarisationsveränderungen. Dabei sind wahrscheinlich keine Reentry-Mechanismen, sondern eine gesteigerte Automatie oder getriggerte Aktivität im Subendokardium als Ursache verantwortlich [77, 78]. Es finden sich zunehmend Hinweise, dass eine Reihe von Arrhythmien genetisch bedingt sind, dies trifft vor allem auf lebensbedrohliche ventrikuläre Arrhythmien bei jungen Erwachsenen oder Kindern ohne strukturelle Herzerkrankung zu (Brugada-Syndrom). Anamnestische Hinweise auf Arrhythmien (Schwindel, Synkopen) bei diesen Patienten sollten daher präoperativ abgeklärt werden. In welchem Ausmaß die genetische Disposition in der Bevölkerung vorliegt, ist mangels Daten nicht bekannt. Auch die Bedeutung angeborener Reizleitungsanomalien und der daraus resultierender Arrhythmien in der perioperativen Phase ist nicht bekannt, da keine Studien mit ausreichend hoher Fallzahl vorliegen. Es werden allerdings in jüngerer Zeit zunehmend Berichte publiziert, in denen einzelne Gene identifiziert werden, die aufgrund von angeborenen Veränderungen einzelner Kanäle das Reizleitungssystem beeinflussen.

1.5.3 Diabetes mellitus

Der Diabetes mellitus ist die häufigste Stoffwechselerkrankung in der westlichen Welt. Er stellt einen Risikofaktor für die Entwicklung einer Makro- und Mikroangiopathie dar. Patienten mit Diabetes haben ein erhöhtes Risiko für kardiovaskuläre Erkrankungen wie die Entwicklung einer arteriellen Hypertonie, einer peripheren arteriellen Verschlusskrankheit (pAVK), systolischer und diastolischer Funktionsstörung des Herzens, Myokardinfarkt, Schlaganfall und Herzinsuffizienz [36]. Bis zu 80% der Todesfälle von diabetischen Patienten haben eine kardiovaskuläre Ursache. Patienten mit Diabetes mellitus werden inzwischen in Typ-1- und Typ-2-Diabetiker unterschieden. Beim **Typ-1-Diabetiker** liegt eine angeborene Stoffwechselstörung vor, wohingegen der **Typ-2-Diabetiker** einen erworbenen Diabetes mellitus aufweist. Diese Einteilung hat die früher gebräuchliche Unterscheidung in Insulinpflichtigen (IDDM) und nicht insulinpflichtigen (NIDDM) Diabetes mellitus abgelöst. In Deutschland leidet die überwiegende Mehrheit der Patienten mit Diabetes an einem Diabetes Typ 2.

Der Diabetes mellitus gilt neben der arteriellen Hypertonie, dem Rauchen und der Hyperlipidämie als Hauptrisikofaktor für die Entwicklung der Arteriosklerose. Patienten mit Diabetes mellitus werden in den aktuellen Guidelines der American Heart Association perioperativ mit mindestens intermediärem Risiko eingestuft [18].

Diese Patienten leiden signifikant häufiger an einer arteriellen Hypertonie als Nicht-Diabetiker. Zum Zeitpunkt der Diagnosestellung besteht der arterielle Hypertonus häufiger beim Typ-2-Diabetiker als beim Typ-1-Diabetiker. Das mag zum Teil in höherem Lebensalter, verminderter Aktivität und einer höheren Inzidenz von

Übergewicht begründet sein. Die konsequente Kontrolle des Blutdrucks spielt für das Auftreten von Endorganschäden (Herz, Gefäße, Niere, Augen) eine ebenso wichtige Rolle wie die Kontrolle des Blutzuckers [65]. Die Blutdruckerhöhung kann auch Folge einer durch den Diabetes verursachten Nephropathie verursacht sein. Nach etwa 3 Jahren entwickeln Patienten mit einer renalen Mikroalbuminurie eine arterielle Hypertonie [12]. Die Entwicklung der Hypertonie wird dabei von den langfristigen Effekten der chronischen extravaskulären Hypervolämie, des arteriellen Complianceverlustes und der Hyperinsulinämie begünstigt. Die Hyperinsulinämie und Insulinresistenz sind mit steigendem Übergewicht und zunehmender Arteriosklerose assoziiert, was wiederum die Entwicklung der Hypertonie fördert. Die verminderte Compliance ist wahrscheinlich durch eine fortgeschrittene Arteriosklerose, erhöhte Proteinglycosilierung und veränderte Stickstoffmonoxid-Produktion bedingt.

Nicht nur das Gefäßsystem, auch das Myokard selbst ist von der Erkrankung betroffen. So ist die Inzidenz der links-ventrikulären myokardialen Dysfunktionen bei Patienten mit Diabetes mellitus etwa 4- bis 5-mal häufiger als in der Allgemeinbevölkerung, die der diastolischen Funktionsstörung um den Faktor 2 erhöht. Ursächlich dafür sind mehrere Faktoren:

- Makro- und mikrovaskuläre koronare Herzkrankheit
- Arterielle Hypertonie
- Links-ventrikuläre Hypertrophie
- Endotheliale Dysfunktion
- Übergewicht
- Autonome Neuropathie
- Verschiedene metabolische Komplikationen durch Hyperglykämie und Hyperlipidämie [12]

Der Patient mit Diabetes mellitus sollte vor dem Eingriff auf das Vorliegen einer kardialen Komplikation des Diabetes untersucht werden. Dabei muss berücksichtigt werden, dass aufgrund der möglicherweise begleitenden Neuropathie ischämische Erkrankungen stumm verlaufen können und daher die Indikation zu invasiven Untersuchungen großzügiger als bei Nicht-Diabetikern gestellt werden sollte. Die American Heart Association hat einen praktikablen Leitfaden entwickelt [18].

1.5.4 Adipositas

Übergewicht ist ein anerkannter Risikofaktor für die Entwicklung einer koronaren Herzkrankheit, zerebrovaskulären Durchblutungsstörungen, Diabetes mellitus, arterieller Hypertonie [58] und bestimmter Krebsarten [17]. Übergewichtige Patienten haben ein gegenüber normalgewichtigen Personen zwischen 50–100% erhöhtes Risiko, an einer zumeist kardiovaskulären Erkrankung zu versterben.

Die Adipositas führt in der Regel zu einer erheblichen Veränderung des kardiovaskulären Systems. Diese Patienten entwickeln einen Hypertonus. Am Myokard lässt sich eine Hypertrophie nachweisen, die nicht der allgemeinen konzentrischen Hypertrophie des hypertonen Patienten entspricht. Die Patienten entwickeln abhängig von der Fettmasse eine exzentrische Hypertrophie des linken Ventrikels. Eine neuere Studie kommt zu dem Ergebnis, dass entgegen allgemeiner Einschätzung ein erhöhtes Körpergewicht kein Risikofaktor für perioperative kardiale Komplikationen in der Bypass-Chirurgie ist [88]. Untergewichtige Patienten mit einem Body-Mass-Index von unter 20 scheinen jedoch einer höheren Gefährdung ausgesetzt zu sein. Der Patient mit ausgeprägter Adipositas wie auch der untergewichtige Patient sollte daher präoperativ intensiv auf das Vorliegen anästhesierelevanter Folgen der Grunderkrankung untersucht werden.

1.5.5 Geschlecht

Über den Einfluss des Geschlechts als unabhängigen Risikofaktor für die perioperative kardiale Morbidität und Letalität existieren eine Reihe von Untersuchungen, vor allem aus dem Bereich der Herzchirurgie. In mehreren Studien zur Morbidität und Letalität der Bypass-Chirurgie wurde für Frauen ein höheres perioperatives Risiko nachgewiesen [22, 27, 40, 71, 95]. Die höhere Letalität von Frauen nach Bypass-Chirurgie kann allerdings auch auf einen erhöhten Schweregrad der koronaren Herzkrankheit, ein fortgeschrittenes Lebensalter, eine kleinere Körperoberfläche und eine erhöhte Komorbidität zurückgeführt werden [27, 43, 45, 71, 86]. In der postoperativen Letalität und langfristigen Überlebensrate nach Krankenhausentlassungen werden keine Unterschiede gefunden [27, 37, 43, 71].

Eine neuere Studie konnte bei erhöhtem Risiko in der perioperativen Phase eine verbesserte langfristige Überlebensrate von Frauen nach Bypass-Chirurgie nachweisen [5]. Bei gefäßchirurgischen Patienten, bei denen eine Endarteriektomie der Arteria carotis durchgeführt wurde, ergab sich kein geschlechtsspezifischer Unterschied [46, 59]. Die Prävalenz von Begleiterkrankungen, nicht jedoch das Geschlecht per se bestimmen die mittel- und langfristige Letalität nach einem herzchirurgischen Eingriff. Daher wird zurzeit eher eine konsequente Reduktion oder Beeinflussung dieser Risikofaktoren so früh als möglich in der perioperativen Phase gefordert.

1.5.6 Rauchen

Das Rauchen stellt ein Risiko für die perioperative Phase dar. Zum einen sind bei diesen Patienten Erkrankungen des Gefäßsystems und der Koronararterien in einem erhöhten Prozentsatz zu finden, zum anderen kann die erhöhte Reagibilität des Bronchialsystems [35] zu einer Reihe von perioperativen Komplikationen führen. In mehreren Studien konnte gezeigt werden, dass Rauchen ein unabhängiger Risikofaktor für ein ungünstiges Operationsergebnis ist [32, 38, 70]. In der Bundesrepublik ist der Anteil der Raucher mit 40,6% bei den 20–25-Jährigen am höchsten, die Quote erreicht nach einem Peak von 38,1% bei den 40–45-Jährigen den Tiefstand bei den über 75-Jährigen mit 6,4% [91].

Raucher weisen dabei vor allem eine erhöhte Rate pulmonaler Komplikationen auf. Das Rauchen führt zu einer Verminderung des Transports von Sekreten [47] und der pulmonalen Makrophagenaktivität [48], es erhöht die bronchiale Hyperreagibilität [33] und die Karbonmonoxidspiegel im Blut [76]. Die pulmonal verursachte Hypoxämie kann bei präoperative noch grenzwertig kompensieren Patienten zur Minderversorgung von Myokardarealen führen. Darüber hinaus enthält der Tabakrauch eine Reihe toxischer Substanzen. Nikotin ist ein potenter Vasokonstriktor. Kohlenmonoxid reduziert den Sauerstofftransport und Metabolismus [76, 102].

1.5.7 Alkohol

Etwa 20–30% aller in Krankenhäusern behandelten Patienten betreiben einen chronischen Alkoholabusus [31]. Einen Schaden für den Herzmuskel und die Skelettmuskulatur ist bei zugeführten Mengen über 90–100 g Äthanol pro Tag zu erwarten. Bis zu einer Trinkmenge von 20 g Äthanol werden protektive Effekte hinsichtlich der Entwicklung einer koronaren Herzkrankheit beschrieben [16]. Patienten, die große Mengen Äthanol zu sich nehmen, entwickeln eine Hypertrophie des linken Ventrikels [42]. Ein Drittel aller alkoholkranken Patienten weist eine reduzierte diastolische Funktion des linken Ventrikels auf, die mit der Menge des konsumierten Alkohols korreliert. Bei andauernder Zufuhr von größeren Mengen Alkohol kann sich eine **dilatative Kardiomyopathie** entwickeln, die mit einer reduzierter systolischen Pumpleistung einhergeht („Münchner Bierherz") [50].

Bei diesen Patienten finden sich gehäuft Arrhythmien aufgrund einer direkten Wirkung des Alkohols auf das Erregungsleitsystem und das autonome Nervensystem. Chronischer Alkoholgenuss ist mit späten ventrikulären Depolarisationen im Elektrokardiogramm verbunden. Vorhofarrhythmien kommen häufig bei Alkoholikern vor und treten relativ häufig nach akutem Alkoholgenuss auf. Das gilt auch für Arrhythmien, die nach entsprechenden Gelagen („Mallorca-Syndrom") auftreten und unter dem Begriff des „holiday heart syndrome" zusammengefasst werden. Diese Arrhythmien treten häufig ohne Kardiomegalie oder Kardiomyopathie auf. Regelmäßiger, übermäßiger Gebrauch von Alkohol führt ebenfalls zur Blutdruckerhöhung. Daher sollte Hypertonikern grundsätzlich empfohlen werden, auf den Konsum von Alkohol zu verzichten.

Für die langfristige Betreuung der Patienten ist von Bedeutung, dass der Verzicht auf Alkohol zu einer gewissen Reversibilität der alkoholinduzierten Kardiomyopathie führen kann. Bereits eine Reduktion der Trinkmenge unter 60 g/Tag hat einen günstigen Effekt [51]. Die Zeitspanne wird mit etwa ein bis 3 Monaten angegeben [51], sodass einige Autoren eine präoperative Karenz von mindestens einem Monat fordern [94]. Diese Forderung ist sinnvoll vor dem Hintergrund, dass die Zahl der kardial bedingten Komplikationen bei chronischen Alkoholikern um den Faktor 5 erhöht ist [90].

Eine akute Unterbrechung des Alkoholkonsums kann in der perioperativen Phase ein Entzugsdelir hervorrufen. Dabei kommt es zu einer Übererregbarkeit und vermehrten Katecholaminfreisetzung (Noradrenalinsturm). Die Folgen sind Hypertension, Tachykardie und Herzrhythmusstörung mit Störungen des vegetativen Nervensystems, Schlaflosigkeit und Zittern. Eine leichte Entzugssymptomatik klingt innerhalb weniger Tage ab, bei rund 5% kommt es jedoch zu einer schweren Symptomatik, die mit einer Letalität von bis zu 8% bei behandelten Patienten einhergehen kann.

Neben den chronischen Effekten sind, ähnlich wie beim Rauchen, auch die akuten Effekte des Alkohols auf das Herz bzw. den Kreislauf in der perioperativen Phase nicht zu vernachlässigen. Eine akute Intoxikation führt zu einer verminderten Kontraktilität, die mit Rhythmusstörungen vergesellschaftet sein kann. Peripher führt Alkohol zu einer Vasodilatation, die über Stickstoffmonoxid vermittelt wird. Die Vasodilatation führt zu einer Reflextachykardie, die durch den erhöhten Sauerstoffverbrauch und die verkürzte Systolendauer zur Entwicklung einer akuten Myokardischämie beitragen kann. Dabei ist besonders ungünstig, dass die alkoholinduzierte Vasodilatation nicht auf die Koronarien wirkt. Für den Patienten jedoch eher günstig ist, dass Alkohol eine Erhöhung der Ischämietoleranz über eine ischämische Präkonditionierung bewirken kann.

1.6 Zusammenfassung

Kardiovaskuläre Erkrankungen sind in westlichen Ländern die am häufigsten behandelten Krankheitsbilder. Aufgrund der hohen Inzidenz in der Bevölkerung, sind diese Krankheiten im chirurgischen Patientengut überproportional vertreten. Daher muss in der perioperativen Betreuung ein besonderes Augenmerk auf die Risikoerkennung und Prävention, Diagnostik und Therapie kardiovaskulärer Krankheitsbilder gelegt werden.

Literatur

[1] ACC/AHA guidelines and indications for coronary artery bypass graft surgery. A report of the American College of Cardiology/American Heart Association Task Force on Assessment of Diagnostic and Therapeutic Cardiovascular Procedures (Subcommittee on Coronary Artery Bypass Graft Surgery). Circulation (1991), 83, 1125–1173
[2] Statistisches Bundesamt (2004) Bevölkerung Deutschlands bis 2050 – 10. koordinierte Bevölkerungsvorausberechnung. http://www.destatis.de/presse/deutsch/pk/2003/Bevoelkerung_2050.pdf
[3] Statistisches Bundesamt (2004) Gesundheit-Krankheitskosten 2002. http://www.destatis.de/presse/deutsch/pk/2004/krankheitskosten_2002i.pdf
[4] BQS Bundesgeschäftsstelle Qualitätssicherung gGmbH, Qualitätssicherung Herzchirurgie – Bestandsaufnahme und Arbeitsergebnisse 2001. http://www.bqs-online.de/download/Herzbericht_2001.pdf
[5] Abramov D et al., The influence of gender on the outcome of coronary

[6] Adams JE 3rd et al., Comparable detection of acute myocardial infarction by creatine kinase MB isoenzyme and cardiac troponin I. Clin Chem (1994), 40, 1291–1295

[7] Alpert JS et al., Myocardial infarction redefined – a consensus document of The Joint European Society of Cardiology/American College of Cardiology Committee for the redefinition of myocardial infarction. J Am Coll Cardiol (2000), 36, 959–969

[8] Andrews N et al., Using postoperative cardiac Troponin-I (cTi) levels to detect myocardial ischaemia in patients undergoing vascular surgery. Cardiovasc Surg (2001), 9, 254–265

[9] Badner NH et al., Myocardial infarction after noncardiac surgery. Anesthesiology (1998), 88, 572–578

[10] Beuckelmann DJ, Nabauer M, Erdmann E, Intracellular calcium handling in isolated ventricular myocytes from patients with terminal heart failure. Circulation (1992), 85, 1046–1055

[11] Boersma E et al., Predictors of cardiac events after major vascular surgery: Role of clinical characteristics, dobutamine echocardiography, and beta-blocker therapy. JAMA (2001), 285, 1865–1873

[12] Bonow RO et al., Prevention Conference VI, Diabetes and Cardiovascular Disease: Writing Group V: management of cardiovascular-renal complications. Circulation (2002), 105, e159–164

[13] Chobanian AV et al., The Seventh Report of the Joint National Committee on Prevention, Detection, Evaluation, and Treatment of High Blood Pressure: the JNC 7 report. JAMA (2003), 289, 2560–2572

artery bypass surgery. Ann Thorac Surg (2000), 70, 800–806

[14] Clergue F et al., French survey of anesthesia in 1996. Anesthesiology (1999), 91, 1509–1520

[15] Cohen MM et al., A survey of 112,000 anaesthetics at one teaching hospital (1975–83). Can Anaesth Soc J (1986), 33, 22–31

[16] Corrao G et al., Alcohol and coronary heart disease: a meta-analysis. Addiction (2000), 95, 1505–1523

[17] Dorn JM et al., Body mass index and mortality in a general population sample of men and women. The Buffalo Health Study. Am J Epidemiol (1997), 146, 919–931

[18] Eagle KA et al., ACC/AHA guideline update for perioperative cardiovascular evaluation for noncardiac surgery – executive summary a report of the American College of Cardiology/American Heart Association Task Force on Practice Guidelines (Committee to Update the 1996 Guidelines on Perioperative Cardiovascular Evaluation for Noncardiac Surgery). Circulation (2002), 105, 1257–1267

[19] Eagle KA et al., ACC/AHA Guideline Update for Perioperative Cardiovascular Evaluation for Noncardiac Surgery – Executive Summary. A report of the American College of Cardiology/American Heart Association Task Force on Practice Guidelines (Committee to Update the 1996 Guidelines on Perioperative Cardiovascular Evaluation for Noncardiac Surgery). Anesth Analg (2002), 94, 1052–1064

[20] Eagle KA et al., ACC/AHA guidelines for coronary artery bypass graft surgery: executive summary and recommendations : A report of the American College of Cardiology/American Heart Association Task Force on Practice Guidelines (Committee to revise the 1991 guidelines for coronary artery bypass graft surgery). Circulation (1999), 100, 1464–1480

[21] Eagle KA et al., Cardiac risk of noncardiac surgery: influence of coronary disease and type of surgery in 3368 operations. CASS Investigators and University of Michigan Heart Care Program. Coronary Artery Surgery Study. Circulation (1997), 96, 1882–1887

[22] Edwards FH et al., Impact of gender on coronary bypass operative mortality. Ann Thorac Surg (1998), 66, 125–131

[23] Elami A et al., Usefulness of late potentials on the immediate postoperative signal-averaged electrocardiogram in predicting ventricular tachyarrhythmias early after isolated coronary artery bypass grafting. Am J Cardiol (1994), 74, 33–37

[24] Epidemiologisches Datenzentrum DK, Blutdruckmesswerte im Bundes-Gesundheitssurvey 1998 in Deutschland. Robert-Koch-Institut, Berlin. http://www.gbe-bund.de

[25] Fellahi JL et al., Short- and long-term prognostic value of postoperative cardiac troponin I concentration in patients undergoing coronary artery bypass grafting. Anesthesiology (2003), 99, 270–274

[26] Filipovic M et al., Heart rate variability and cardiac troponin I are incremental and independent predictors of one-year all-cause mortality after major noncardiac surgery in patients at risk of coronary artery disease. J Am Coll Cardiol (2003), 42, 1767–1776

[27] Fisher LD et al., Association of sex, physical size, and operative mortality after coronary artery bypass in the Coronary Artery Surgery Study (CASS). J Thorac Cardiovasc Surg (1982), 84, 334–341

[28] Fleisher LA, Nelson AH, Rosenbaum SH, Postoperative myocardial ischemia: etiology of cardiac morbidity or manifestation of underlying disease? J Clin Anesth (1995), 7, 97–102

[29] Forrest JB et al., Multicenter study of general anesthesia. II. Results. Anesthesiology (1990), 72, 262–268

[30] Forrest JB et al., Multicenter study of general anesthesia. III. Predictors of severe perioperative adverse outcomes. Anesthesiology (1992), 76, 3–15

[31] Gavazzi A et al., Alcohol abuse and dilated cardiomyopathy in men. Am J Cardiol (2000), 85, 1114–1118

[32] Gedebou TM et al., Risk factors in patients undergoing major nonvascular abdominal operations that predict perioperative myocardial infarction. Am J Surg (1997), 174, 755–758

[33] Gerrard JW et al., Increased nonspecific bronchial reactivity in cigarette smokers with normal lung function. Am Rev Respir Dis (1980), 122, 577–581

[34] Godet G et al., Cardiac troponin I is reliable with immediate but not medium-term cardiac complications after abdominal aortic repair. Acta Anaesthesiol Scand (2000), 44, 592–597

[35] Goff MJ et al., Absence of bronchodilation during desflurane anesthesia: a comparison to sevoflurane and thiopental. Anesthesiology (2000), 93, 404–408

[36] Grundy SM et al., Diabetes and cardiovascular disease: a statement for healthcare professionals from the American Heart Association. Circulation (1999), 100, 1134–1146

[37] Hannan EL et al., Gender differences in mortality rates for coronary artery bypass surgery. Am Heart J (1992), 123, 866–872

[38] Higham H et al., Peri-operative silent myocardial ischaemia and long-term adverse outcomes in non-cardiac surgical patients. Anaesthesia (2001), 56, 630–637

[39] Howell SJ, Sear JW, Foex P, Hypertension, hypertensive heart disease and perioperative cardiac risk. Br J Anaesth (2004), 92, 570–583

[40] Jones RH et al., Identification of preoperative variables needed for risk adjustment of short-term mortality after coronary artery bypass graft surgery. The Working Group Panel on the Cooperative CABG Database Project. J Am Coll Cardiol (1996), 28, 1478–1487

[41] Jules-Elysee K et al., Troponin I as a diagnostic marker of a perioperative myocardial infarction in the orthopedic population. J Clin Anesth (2001), 13, 556–560

[42] Kajander OA et al., Coronary artery disease modifies left ventricular remodelling due to heavy alcohol consumption. Alcohol Clin Exp Res (2001), 25, 246–252

[43] Khan SS et al., Increased mortality of women in coronary artery bypass surgery: evidence for referral bias. Ann Intern Med (1990), 112, 561–567

[44] Kim LJ et al., Cardiac troponin I predicts short-term mortality in vascular surgery patients. Circulation (2002), 106, 2366–2371

[45] Koch CG et al., The risk of coronary artery surgery in women: a matched comparison using preoperative severity of illness scoring. J Cardiothorac Vasc Anesth (1996), 10, 839–843

[46] Koch CG et al., Prevalence of risk factors, and not gender per se, determines short- and long-term survival after coronary artery bypass surgery. J Cardiothorac Vasc Anesth (2003), 17, 585–593

[47] Konrad FX et al., Bronchial mucus transport in chronic smokers and nonsmokers during general anesthesia. J Clin Anesth (1993), 5, 375–380

[48] Kotani N et al., Recovery of intraoperative microbicidal and inflammatory functions of alveolar immune cells after a tobacco smoke-free period. Anesthesiology (2001), 94, 999–1006

[49] Kuchar DL et al., Prediction of serious arrhythmic events after myocardial infarction: signal-averaged electrocardiogram, Holter monitoring and radionuclide ventriculography. J Am Coll Cardiol (1987), 9, 531–538

[50] Kuhn H, Loogen F, Die Wirkung von Alkohol auf das Herz einschliesslich der Alkoholkardiomyopathie. Internist (1978), 19, 97–106

[51] La Vecchia LL et al., Prediction of recovery after abstinence in alcoholic cardiomyopathy: role of hemodynamic and morphometric parameters. Clin Cardiol (1996), 19, 45–50

[52] Lagasse RS, Anesthesia safety: model or myth? A review of the published literature and analysis of current original data. Anesthesiology (2002), 97, 1609–1617

[53] Landesberg G et al., Importance of long-duration postoperative ST-segment depression in cardiac morbidity after vascular surgery. Lancet (1993), 341, 715–719

[54] Landesberg G et al., Perioperative myocardial ischemia and infarction: identification by continuous 12-lead electrocardiogram with online ST-segment monitoring. Anesthesiology (2002), 96, 264–270

[55] Landesberg G et al., Myocardial infarction after vascular surgery: the role of prolonged stress-induced, ST depression-type ischemia. J Am Coll Cardiol (2001), 37, 1839–1845

[56] Landesberg G et al., Association of cardiac troponin, CK-MB, and postoperative myocardial ischemia with long-term survival after major vascular surgery. J Am Coll Cardiol (2003), 42, 1547–1554

[57] Lasocki S et al., Cardiac troponin I is an independent predictor of in-hos-

pital death after adult cardiac surgery. Anesthesiology (2002), 97, 405–411
[58] Lee IM, Manson JE, Hennekens CH, Paffenbarger RS, Jr., Body weight and mortality. A 27-year follow-up of middle-aged men. JAMA (1993), 270, 2823–2828
[59] Lee JW, Pomposelli F, Park KW, Association of sex with perioperative mortality and morbidity after carotid endarterectomy for asymptomatic carotid stenosis. J Cardiothorac Vasc Anesth (2003), 17, 10–16
[60] London MJ et al., Perioperative beta-adrenergic receptor blockade: physiologic foundations and clinical controversies. Anesthesiology (2004), 100, 170–175
[61] Longnecker DE, Alpine anesthesia: can pretreatment with clonidine decrease the peaks and valleys? Anesthesiology (1987), 67, 1–2
[62] Mangano DT, Perioperative cardiac morbidity. Anesthesiology (1990), 72, 153–184
[63] Mangano DT et al., Effect of atenolol on mortality and cardiovascular morbidity after noncardiac surgery. Multicenter Study of Perioperative Ischemia Research Group. N Engl J Med (1996), 335, 1713–1720
[64] Mathew JP et al., A multicenter risk index for atrial fibrillation after cardiac surgery. JAMA (2004), 291, 1720–1729
[65] Mazzone T, Strategies in ongoing clinical trials to reduce cardiovascular disease in patients with diabetes mellitus and insulin resistance. Am J Cardiol (2004), 93, 27C–31C
[66] Minuck M, Cardiac arrests in the operating room-Part I. (1965–1974). Can Anaesth Soc J (1976), 23, 357–365
[67] Morray JP et al., Anesthesia-related cardiac arrest in children: initial findings of the Pediatric Perioperative Cardiac Arrest (POCA) Registry. Anesthesiology (2000), 93, 6–14
[68] Murat I, Constant I, Maud'huy H, Perioperative anaesthetic morbidity in children: a database of 24,165 anaesthetics over a 30-month period. Paediatr Anaesth (2004), 14, 158–166
[69] Neill F et al., Increases in serum concentrations of cardiac proteins and the prediction of early postoperative cardiovascular complications in noncardiac surgery patients. Anaesthesia (2000), 55, 641–647
[70] Nettleman MD et al., Predictors of survival and the role of gender in postoperative myocardial infarction. Am J Med (1997), 103, 357–362
[71] O'Connor GT et al., Differences between men and women in hospital mortality associated with coronary artery bypass graft surgery. The Northern New England Cardiovascular Disease Study Group. Circulation (1993), 88, 2104–2110
[72] O'Kelly B et al., Ventricular arrhythmias in patients undergoing noncardiac surgery. The Study of Perioperative Ischemia Research Group. JAMA (1992), 268, 217–221
[73] Olsson GL, Hallen B, Cardiac arrest during anaesthesia. A computer-aided study in 250,543 anaesthetics. Acta Anaesthesiol Scand (1988), 32, 653–664
[74] Pasternack PF et al., The value of silent myocardial ischemia monitoring in the prediction of perioperative myocardial infarction in patients undergoing peripheral vascular surgery. J Vasc Surg (1989), 10, 617–625
[75] Pasternack PF et al., Silent myocardial ischemia monitoring predicts late as well as perioperative cardiac events in patients undergoing vascular surgery. J Vasc Surg (1992), 16, 171–179; discussion 179–180

[76] Pearce AC, Jones RM, Smoking and anesthesia: preoperative abstinence and perioperative morbidity. Anesthesiology (1984), 61, 576–584
[77] Pogwizd SM, Focal mechanisms underlying ventricular tachycardia during prolonged ischemic cardiomyopathy. Circulation (1994), 90, 1441–1458
[78] Pogwizd SM, Nonreentrant mechanisms underlying spontaneous ventricular arrhythmias in a model of nonischemic heart failure in rabbits. Circulation (1995), 92, 1034–1048
[79] Polanczyk CA et al., Supraventricular arrhythmia in patients having noncardiac surgery: clinical correlates and effect on length of stay. Ann Intern Med (1998), 129, 279–285
[80] Poldermans D et al., Statins are associated with a reduced incidence of perioperative mortality in patients undergoing major noncardiac vascular surgery. Circulation (2003), 107, 1848–1851
[81] Poldermans D et al., The effect of bisoprolol on perioperative mortality and myocardial infarction in high-risk patients undergoing vascular surgery. Dutch Echocardiographic Cardiac Risk Evaluation Applying Stress Echocardiography Study Group. N Engl J Med (1999), 341, 1789–1794
[82] Pottecher T et al., Cardiac arrest related to anaesthesia: a prospective survey in France (1978–1982). Eur J Anaesthesiol (1984), 1, 305–318
[83] Priebe HJ, Triggers of perioperative myocardial ischaemia and infarction. Br J Anaesth (2004), 93, 9–20
[84] Prys-Roberts C, Meloche R, Foex P, Studies of anaesthesia in relation to hypertension. I. Cardiovascular responses of treated and untreated patients. Br J Anaesth (1971), 43, 122–137
[85] Raby KE et al., Detection and significance of intraoperative and postoperative myocardial ischemia in peripheral vascular surgery. JAMA (1992), 268, 222–227
[86] Rahimtoola SH et al., Survival at 15 to 18 years after coronary bypass surgery for angina in women. Circulation (1993), 88, II71–78
[87] Rapp HJ et al., Perioperative ST-segment depression and troponin T release. Identification of patients with highest risk for myocardial damage. Acta Anaesthesiol Scand (1999), 43, 124–129
[88] Reeves BC et al., Effect of body mass index on early outcomes in patients undergoing coronary artery bypass surgery. J Am Coll Cardiol (2003), 42, 668–676
[89] Siddiqui AK et al., Lack of physician concordance with guidelines on the perioperative use of beta-blockers. Arch Intern Med (2004), 164, 664–667
[90] Spies CD et al., Effects of alcohol on the heart. Curr Opin Crit Care (2001), 7, 337–343
[91] Statistisches Bundesamt, Rauchverhalten nach Altersgruppen – Ergebnisse der Mikrozensus-Befragung im Mai 2003. Wiesbaden (2004). http://www.destatis.de/basis/d/gesu/gesutab7.php
[92] Stevens RD, Burri H, Tramer MR, Pharmacologic myocardial protection in patients undergoing noncardiac surgery: a quantitative systematic review. Anesth Analg (2003), 97, 623–633
[93] Thompson A, Balser JR, Perioperative cardiac arrhythmias. Br J Anaesth (2004), 93, 86–94
[94] Tonnesen H et al., Effect of preoperative abstinence on poor postoperative outcome in alcohol misusers: ran-

domised controlled trial. [see comment]. BMJ (1999), 318, 1311–1316
[95] Tu JV, Jaglal SB, Naylor CD, Multicenter validation of a risk index for mortality, intensive care unit stay, and overall hospital length of stay after cardiac surgery. Steering Committee of the Provincial Adult Cardiac Care Network of Ontario. Circulation (1995), 91, 677–684
[96] Urban MK et al., Postoperative prophylactic administration of beta-adrenergic blockers in patients at risk for myocardial ischemia. Anesth Analg (2000), 90, 1257–1261
[97] VanDenKerkhof EG, Milne B, Parlow JL, Knowledge and practice regarding prophylactic perioperative beta blockade in patients undergoing noncardiac surgery: a survey of Canadian anesthesiologists. Anesth Analg (2003), 96, 1558–1565
[98] Waldo AL et al., Diagnosis and treatment of arrhythmias during and following open heart surgery. Med Clin North Am (1984), 68, 1153–1169
[99] Wallace AW et al., Effect of clonidine on cardiovascular morbidity and mortality after noncardiac surgery. Anesthesiology (2004), 101, 284–293
[100] Weksler N et al., The dilemma of immediate preoperative hypertension: to treat and operate, or to postpone surgery? J Clin Anesth (2003), 15, 179–183
[101] Wijeysundera DN, Beattie WS, Calcium channel blockers for reducing cardiac morbidity after noncardiac surgery: a meta-analysis. Anesth Analg (2003), 97, 634–641
[102] Woehlck HJ et al., Acute smoking increases ST depression in humans during general anesthesia. Anesth Analg (1999), 89, 856–860
[103] Wolf-Maier K et al., Hypertension prevalence and blood pressure levels in 6 European countries, Canada, and the United States. JAMA (2003), 289, 2363–2369
[104] Wu KH et al., Cardiac arrest during anesthesia in a teaching hospital. A 4 years survey. Int Surg (1997), 82, 254–256

2 Pathophysiologie der perioperativen kardiovaskulären Morbidität

Wolfgang Buhre, Andreas Hoeft

2.1 Einführung

Aufgrund der Altersentwicklung in der Bevölkerung nimmt die Zahl der Patienten höheren Lebensalters, die sich operativen Eingriffen unterziehen, stetig zu [1]. Diese Patienten weisen in einem hohen Prozentsatz kardiovaskuläre Vorerkrankungen auf und sind durch das Auftreten kardiovaskulärer Komplikationen besonders gefährdet [1]. Die Kenntnis der Pathophysiologie dieser Erkrankungen ist daher von elementarer Bedeutung für die Diagnostik und Therapie der perioperativen Komplikationen. Ziel dieses Kapitels ist es, die Pathophysiologie der häufigsten kardiovaskulären Ereignisse zu beschreiben. Dazu gehören das perioperative akute Koronarsyndrom (Myokardinfarkt, Myokardischämie) die Herzinsuffizienz und Herzrhythmusstörungen.

Die Inzidenz kardiovaskulärer Komplikationen in der perioperativen Phase ist für Deutschland nicht bekannt. Die Umrechnung angloamerikanischer Daten lässt aber vermuten, dass in Deutschland ca. 12,5% der Patienten, die operiert werden, Risikofaktoren für eine manifeste KHK haben. Damit weisen etwa 1 Million Patienten pro Jahr Risikofaktoren für eine perioperative Myokardischämie oder einen Myokardinfarkt auf. Auf der Basis dieser Zahlen muss davon ausgegangen werden, dass pro Jahr ca. 15 000 Patienten einen perioperativen Myokardinfarkt erleiden. Eine Herzinsuffizienz tritt postoperativ bei ca. 1–6% aller Patienten auf, die Inzidenz erhöht sich auf 25% bei Patienten, die bereits präoperativ eine vorbestehende Herzerkrankung aufweisen [2]. Aktuell liegen nur wenige Untersuchungen zur Pathophysiologie wie auch zur Bedeutung der chronischen und akuten Herzinsuffizienz in der perioperativen Phase vor [3–5], demgegenüber sind die perioperative Myokardischämie und ihre Folgen (Myokardinfarkt, Herzinsuffizienz) gut untersucht (6–10). Obwohl die Inzidenz von perioperativen Herzrhythmusstörungen vergleichsweise hoch ist [11], ist wenig über deren prognostischer Bedeutung für das postoperative Behandlungsergebnis (Outcome) beim nicht kardiochirurgischen Patienten bekannt [12, 13]. Neuere Ergebnisse zur genetischen Prädisposition für Herzrhythmusstörungen legen nahe, dass der genetische Hintergrund der Patienten auch für die Pathophysiologie der perioperativen Rhythmusstörungen eine Rolle spielt.

Neben dem perioperativen Myokardinfarkt und der Herzinsuffizienz stellen andere arterielle und venöse thrombembolische Komplikationen [14, 15] wie der apoplektische Insult [1] und die Lungenembolie weitere bedeutende Ursachen der perioperativen kardiovaskulären Morbidität und Letalität dar.

2.2 Pathophysiologie des perioperativen Myokardinfarkts und der Myokardischämie

2.2.1 Nomenklatur

In den letzten Jahren haben klinische Studien gezeigt, dass der Übergang zwischen Myokardischämie (Angina pectoris) und Myokardinfarkt fließend ist und dass nicht jeder Myokardinfarkt mit einer EKG-Veränderung einhergehen muss [16]. Insbesondere seit der Einführung der Diagnostik mittels Troponin I und T als sensitive biochemische Parameter für eine Myokardnekrose erscheint die traditionelle Trennung von transmuralem Myokardinfarkt und Myokardischämie ohne Nekrose nicht mehr sinnvoll. Daher wird in der neueren kardiologischen Literatur der Begriff des **akuten Koronarsyndroms (Acute coronary syndrome, ACS)** bevorzugt [16]. Bei nicht operativen Patienten findet sich typischerweise initial ein Schmerzereignis (Angina pectoris). Als Erstuntersuchung wird ein 12-Kanal-EKG durchgeführt. Bei Vorliegen einer ST-Hebung und klinischer Symptomatik lautet die Diagnose **ST-Elevationsinfarkt (STEMI)**. Bei unveränderter ST-Strecke aber positivem Troponin I oder T liegt ein **Nicht-ST-Elevationsinfarkt (Non-STEMI)** vor [16]. Für Patienten, die weder eine ST-Hebung noch ein positives Troponin aufweisen trifft entsprechend die Diagnose instabile Angina pectoris zu, sofern andere Differenzialdiagnose mit vergleichbarer Schmerzlokalisation (Perikarditis, Dissektion, Pleuritis etc.) ausgeschlossen wurden. Die laborchemische und apparative Diagnostik hat somit beim akuten Koronarsyndrom eine große Bedeutung für die Prognose und die weitere Therapie [17].

Bei gesichertem Vorliegen eines Myokardinfarktes erfolgt weiterhin die Unterscheidung zwischen dem transmuralen Infarkt, der mit Ausbildung einer **Q-Zacke (Q-Wave-Infarkt)** im EKG einhergeht, und Infarkten, bei denen keine transmurale Schädigung vorliegt (**Non-Q-Infarkt**). In Abbildung 2.1 ist die zurzeit gebräuchliche Nomenklatur in vereinfachter Form dargestellt [16].

Für die perioperative Phase wird in der aktuellen Literatur zurzeit noch die gebräuchliche Unterscheidung in Myokardinfarkt (PMI) und Myokardischämie verwendet. Diese Einteilung weist allerdings erhebliche Nachteile auf, da aus einer Reihe von Untersuchungen bekannt ist, dass der perioperative Myokardinfarkt nur vergleichsweise selten mit einer ST-Hebung im EKG einhergeht, sondern häufig mit ST-Strecken-Senkungen verbunden ist [8, 9]. Darüber hinaus verlaufen die Mehrzahl der Infarkte ohne typisches Schmerzereignis und die Diagnose wird letztlich auf der Basis des Verlaufs myokardspezifischer Enzyme und des EKG gestellt. Im Folgenden führen wir daher in Analogie zur neueren kardiologischen Nomenklatur aber auch in Abgrenzung hierzu den Begriff des **perioperativen akuten Koronarsyndroms**

2.2 Pathophysiologie des perioperativen Myokardinfarkts und der Myokardischämie

(PACS) ein. Die entsprechend aktualisierte Nomenklatur für perioperative Patienten ist in Abbildung 2.2 dargestellt.

Die Inzidenz des PACS ist in den ersten postoperativen Tagen am höchsten, wobei der Häufigkeitsgipfel für das Auftreten eines NSTEMI in den ersten 24–48 h nach der Operation liegt. Das perioperative akute Koronarsyndrom (PACS) unterscheidet sich in der klinischen Ausprägung erheblich vom ACS des nicht chirurgischen Patienten:

- Der Myokardinfarkt in der perioperativen Phase ist bei der Mehrzahl der Patienten mit einer ST-Strecken-Senkung im EKG verbunden, während der Anteil der ST-Hebungs-Infarkte (STEMI) mit weniger als 2% gering ist [18]. Die überwiegende Anzahl der ischämischen Episoden ist transient, dies schließt auch Patienten ein, bei denen im weiteren Verlauf ein Myokardinfarkt z.B. mittels Troponindiagnostik verifiziert wird.
- Das perioperative akute Koronarsyndrom ist häufig mit einem Anstieg der Herzfrequenz assoziiert. Im Gegensatz zu älteren Untersuchungen, bei denen ein Anstieg der Herzfrequenz auf Werte von > 100–110 Schlägen/min als Auslöser angesehen wurde, hat sich in neueren Untersuchungen gezeigt, dass schon eine Herzfrequenz zwischen 85–95 Schlägen/min beim Risikopatienten ein PACS auslösen kann [8].
- Das Auftreten einer Hypoxämie und einer Anämie kann ein wesentlicher pathogenetischer Faktor eines PACS sein.
- Eine kumulative Dauer der perioperativen ST-Senkung > 60–120 min er-

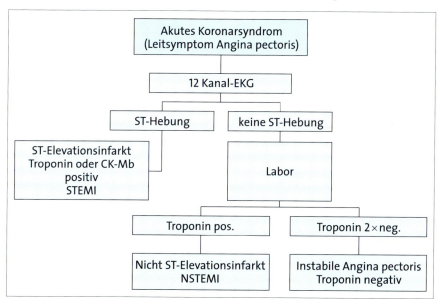

Abb. 2.1: Aktuelle Nomenklatur beim akuten Koronarsyndrom des nicht chirurgischen Patienten (modifiziert n. [16]; **STEMI** ST-Elevationsinfarkt; **NSTEMI** nicht ST-Hebungsinfarkt)

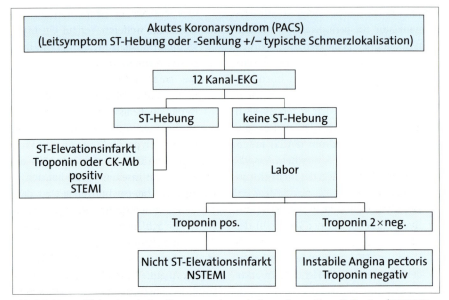

Abb. 2.2: Nomenklatur des akuten Koronarsyndroms beim perioperativen Patienten (**STEMI** ST-Elevationsinfarkt; **NSTEMI** nicht ST-Hebungsinfarkt).

höht das Risiko eines nachfolgend verifizierbaren Myokardinfarktes signifikant. Kurzdauernde ST-Senkungen von weniger als 30 min Dauer erhöhen das Risiko kardialer Komplikationen wahrscheinlich nicht [8].

▴ Der perioperative Myokardinfarkt verläuft in mehr als 50–70% der Fälle klinisch stumm, und kann daher nur apparativ (EKG) oder laborchemisch diagnostiziert werden [19, 20].

▴ Die Inzidenz eines nicht transmuralen Infarktes (Non-Q-Wave) ist im Vergleich zum ACS deutlicher höher als die eines Q-Wave-Infarktes [8].

▴ Die Letalität des PACS beträgt nach derzeitiger Literaturlage 10–30%, jedoch nicht wie zum Teil in älteren Arbeiten angegeben mehr als 50% [17].

2.2.2 Pathophysiologie des perioperativen akuten Koronarsyndroms

Das **perioperative akute Koronarsyndrom (PACS)** ist einer der signifikanten Prädiktoren des kurz- und langfristigen Behandlungserfolges (Outcome) nach chirurgischen Eingriffen [7]. Die Prävention, Diagnostik und zeitgerechte Behandlung des akuten Koronarsyndroms sind daher wichtige Bestandteile der perioperativen Betreuung der Patienten. Die Entstehungsmechanismen des perioperativen akuten Koronarsyndroms werden auch weiterhin kontrovers diskutiert. Es ist nicht mit letzter Sicherheit geklärt, ob bei der Entwicklung eines PACS andere Mechanismen zum Tragen kommen als bei der Entstehung eines ACS, oder ob der

Entstehung des perioperativen Infarktes die gleiche Pathophysiologie zu Grund liegt [21]. Aufgrund des chirurgischen Traumas besteht aber naturgemäß eine Aktivierung des Gerinnungssystems, die den chirurgischen Patienten vom nicht operativen Patienten unterscheidet [21]. Darüber hinaus gehen operative Eingriffe immer mit Veränderungen des Volumenhaushaltes, der Flüssigkeitshomöostase und Aktivierung inflammatorischer und metabolischer Systeme einher. All diese Faktoren tragen naturgemäß zu Änderungen der Viskosität sowie zur Aktivierung von Thrombozyten und gerinnungsaktiven Faktoren bei, die bei nicht chirurgischen Patienten in dieser Weise nicht auftreten.

2.2.3 Entstehungsmechanismen von Koronarplaques

Beim nicht operativen Patienten mit akutem Koronarsyndrom finden sich in der Regel Stenosen der Koronararterien, endotheliale Läsionen wie auch entzündlich veränderte Plaques. Die zugrunde liegende Morphologie, die zelluläre Zusammensetzung der Koronarläsion wie auch die biologische Aktivität der Plaques sind eng miteinander verknüpft. **Atherosklerotische Plaques** entstehen aufgrund von Läsionen des Endothels. Prädilektionsstellen sind Gefäßkreuzungen, an denen eine turbulente Strömung vorliegt und das Endothel daher erhöhtem Shear stress ausgesetzt ist. Neben der normalen Atherogenese, die bereits im Säuglings- und Kindesalter beginnt, kann es aufgrund von zusätzlichen Noxen (Hypercholesterinämie, Nikotin) und genetischen Faktoren zu einer verstärkten endothelialen Dysfunktion kommen, die mit einem lokalen Mangel an Stickstoffmonoxid (NO) einhergeht. Ein Mangel an NO führt zu einer verminderten Reagibilität des Vasotonus und damit zu erhöhten Scherkräften. Eine bestehende Hypercholesterinämie sowie Nikotin resultieren in lokalem NO-Mangel und damit in einer verminderten Vasoreagibilität bei erhöhtem Blutfluss. Auf der Basis der endothelialen Dysfunktion kommt es zur lokal vermehrten Expression proinflammatorischer Mediatoren (Zyto- und Chemokine) und Adhäsionsmoleküle (z.B. VCAM-1). Diese geschieht entweder über eine direkte Aktivierung betroffener Endothelzellen oder über eine Reihe von Liganden, wie sie in Lipoproteinpartikeln enthalten sein können [22]. Die chemotaktische Wirkung der lokalen Inflammationsreaktion führt zur Aktivierung von Monozyten des Endothels und deren Differenzierung zu Makrophagen im subendothelialen Raum. Makrophagen beginnen dann im subendothelialen Raum Lipide zu akkumulieren und werden dadurch zu sog. Schaumzellen. Der Name ergibt sich aus den vielen kleinen Vakuolen, die aus Lipidanhäufungen bestehen. Aus den Makrophagen (Schaumzellen) werden weiterhin proinflammatorische Substanzen sezerniert. Dadurch werden wiederum Monozyten aktiviert und durch das Endothel inflammatorische Mediatoren freigesetzt. Im Gefolge entdifferenzieren glatte Muskelfasern der Gefäßintima aus einem kontraktilen in einen migratorisch-sezernierenden Typ.

Das betroffene Koronargefäß vergrößert reaktiv seinen Umfang und erhält so zunächst den Lumendurchmesser. Bei einer Plaquelast von mehr als 40% des lichten Lumens vermindert sich dann das effektive Gefäßlumen. Ein Koronargefäßsystem, das sich bei eingeschränkter endothelialer Funktion und Einschränkung des Lumens nicht mehr an einen erhöhten Blutfluss anpassen kann, entwickelt eine Koronarinsuffizienz, die letztlich in einem Missverhältnis zwischen myokardialem Sauerstoffverbrauch und -angebot unter Belastung mündet. Bei fortbestehender Dysbalance zwischen Sauerstoffangebot und Bedarf kommt es zur Myokardischämie und zum Myokardinfarkt mit Myokardzellschaden.

Ein hoher Anteil der Patienten mit PACS entwickelt dieses auf dem Boden einer akut aufbrechenden Plaque. So finden sich bei 55% der an einem PACS verstorbenen Patienten akut rupturierte, vulnerable koronare Plaques oder Thrombosierungen der Koronarien [23]. Die Mehrzahl dieser Läsionen ist noch nicht stenosierend und darum einer klinischen Routinediagnostik nicht zugänglich [9]. Die Instabilität von koronaren Plaques ist daher eher mit der Zusammensetzung und der biologischen Aktivität korreliert als mit der Einengung des Koronarlumens. Die wachsende Plaque beginnt, sich zu organisieren. Glatte Muskelzellen lagern sich bevorzugt unter dem Endothel an und bilden dort eine Kappe, die den lipid- und makrophagenreichen Kern vom Blutgefäß trennt und ihn von den durch die Blutströmung entstehenden Scherkräften schützt. Bei fortschreitender Atherosklerose entsteht eine zunehmende Vaskularisierung des Plaquekerns, die das Innere der Plaque mit Substraten versorgt. Trotz dieser Neovaskularisierung kommt es bei Zunahme der Wachstumsgeschwindigkeit der Plaque zu einer Nekrose im Plaquekern. Dadurch werden lokale Entzündungsmediatoren freigesetzt. Es kommt zu einer Kollagenanreicherung in der Kappe der Plaque, wodurch die Stabilität der Plaquekappe abnimmt. Mechanische Belastungen wie z.B. hoher Shear-Stress bei erhöhter Blutflussgeschwindigkeit können dann zum Einriss der Plaquekappe führen. Durch die Exposition von Matrixbestandteilen aus dem Inneren der Läsion gegenüber dem Blutsrom kommt es zu einer Aktivierung von lokalen Gerinnungsfaktoren und zur Ausbildung eines Koronarthrombus im Bereich der Plaque. Ist der Thrombus nur schwach angeheftet, reißt er nach Erreichen einer kritischen Masse ab und embolisiert in distale Anteile des Koronarsystems. Ist der entstehende Thrombus allerdings gut an das Plaquebett angeheftet, kann er wachsen, bis das Gefäß verschlossen ist. Es gibt keinen individuellen Parameter, der die Beziehung zwischen morphologischen-anatomischen Befund und der funktionellen Bedeutung dieses Befundes für die Entstehung eines akuten Koronarsyndroms vorhersagen kann. Dies bedeutet, dass nicht zwangsläufig der Patient mit der angiographisch schwersten Koronarstenose das größte Risiko für ein PACS aufweist, sondern dass auch Patienten mit weniger schweren koronarangiographischen Befunden aufgrund instabiler Plaques gefährdet sind.

2.2.4 Stressinduziertes perioperatives akutes Koronarsyndrom

Da diese Form des akuten Koronarsyndroms bei perioperativem Stress und erhöhtem Sauerstoffverbrauch vermehrt auftritt, wird es im angloamerikanischen Sprachraum auch als Stress induced perioperative myocardial infarction bezeichnet [9].

Davon abzugrenzen ist der Myokardinfarkt auf dem Boden einer Koronarplaque.

Neben dem Myokardinfarkt auf dem Boden einer vulnerablen Plaque ist in der perioperativen Phase ein weiterer Entstehungsmechanismus des PACS von Bedeutung.

> In histopathologischen Untersuchungen hat sich gezeigt, dass nur etwa die Hälfte der Patienten die an einem perioperativen Myokardinfarkt verstorben sind, eine akut rupturierte Plaque oder intrakoronare Thrombose aufwiesen [9, 23, 24]. Bei 45% der Patienten fand sich kein Anhalt für eine der oben genannten Pathologien. Die Mehrzahl der nicht an einer Plaqueruptur oder Thrombose verstorbenen Patienten verstarb in den ersten 3 Tagen nach der Operation, mit einem Häufigkeitsgipfel am zweiten postoperativen Tag [20, 24]. Demgegenüber war der Todeszeitpunkt bei den an einer Plaqueruptur mit konsekutiver Entwicklung eines Myokardinfarktes verstorbenen Patienten gleichmäßig über den gesamten Klinikaufenthalt verteilt [24].

Diese Befunde weisen darauf hin, dass dem PACS zwei unterschiedliche pathogenetische Mechanismen zugrunde liegen könnten [9, 25]. Bei einem Teil der Patienten scheint eine akute Plaqueinstabilität mit Ruptur und Thrombusbildung führend zu sein, während bei einem anderen Teil der Patienten eine belastungsinduzierte Myokardischämie bei vorbestehender koronarer Herzkrankheit (Koronarinsuffizienz) zum PACS führt [25] (s. Abb. 2.3 u. 2.4). Patienten der letzten Gruppe erleiden den Myokardinfarkt typischerweise in der frühen Phase (24–48 h) nach der Operation. Auslösende Faktoren sind die stressinduzierte Tachykardie und ein Abfall des Sauerstoffangebotes bei erhöhtem -Verbrauch, möglicherweise verbunden mit einer verstärkten prokoagulatorischen Aktivität in der unmittelbaren postoperativen Phase [21]. Demgegenüber sind Patienten mit ausgeprägter Plaqueinstabilität während des gesamten perioperativen Verlaufs gefährdet. Bei dieser Patientengruppe kann möglicherweise eine fortgesetzte Therapie mit Thrombozytenaggregationshemmern zu einer Reduktion des Auftretens von kardialen Komplikationen führen [26].

Dem stressinduzierten PACS geht meist eine reversible Myokardischämie voraus (s. Tab. 2.1). Die perioperative Myokardischämie beginnt bei den meisten Patienten (67%) unmittelbar nach Beendigung der Operation als klinisch stumme Ischämie [8]. Eine solche perioperative Myokardischämie kann durch kontinuierliche EKG-Registrierung mit automatisierter ST-Segment-Analyse detektiert werden [27]. Der bedeutendste

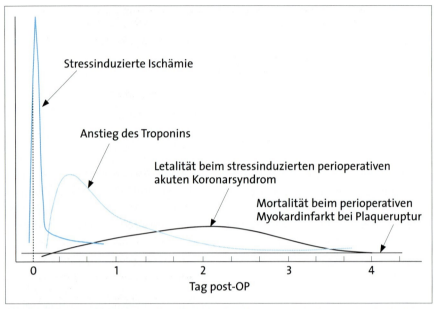

Abb. 2.3: Zeitverlauf der perioperativen Troponin-Erhöhung und Auftreten von Myokardischämie und Myokardinfarkt (PACS). Es zeigt sich, dass in der frühen Phase nach der Operation ein erster Ischämiegipfel auftritt, der von einem Anstieg des Troponins als Zeichen des Myokardschadens gefolgt wird. Kurz darauf (48–72 h) steigt die Letalität aufgrund des Stress-assoziierten Myokardschadens an. Demgegenüber ist die Letalität des Infarktes auf dem Boden einer Plaqueruptur oder Koronarthrombose gleichmäßig über den postoperativen Zeitverlauf verteilt [modifiziert nach 9].

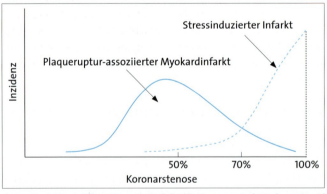

Abb. 2.4: Bei Patienten mit Plaqueruptur ist der Stenosegrad der Koronargefäße gleichmäßig verteilt. Dies bedeutet, dass bei vielen Patienten angiographisch noch keine signifikante Koronarstenose detektiert werden kann. Patienten mit einem Stress-induzierten Myokardinfarkt haben im Gegensatz dazu eine höhergradige Stenose und damit eine verminderte koronare Flussreserve [modifiziert nach 9].

Tab. 2.1: Beziehung zwischen postoperativer Myokardischämie und kardialer Komplikation (Myokardinfarkt, Herzinsuffizienz, Tod aus kardialer Ursache) [modifiziert n. 9]

Studie	Anzahl Patienten	Postop. Myokardischämie MW ± SD (Median)	Dauer der Myokardischämie und Outcome
Frank et al.	1	9 h	Patient verstorben
Mangano et al.	100	207 ± 350 (51) min	Nicht vorhanden
Pasternak et al.	205	7,0 ± 12,1 h	Kardiale Komplikationen wenn Ischämie > 7% der Monitoring-Zeit
Raby et al.	115	85 ± ?	Länger kumulative Ischämiezeit bei Pat. mit kardialen Komplikationen 136 vs. 53 min, p = n.s.)
Landesberg et al.	151	171± 264 (65) min	Kumulative Ischämiezeit > 120 min hinweisend für kardiale Komplikationen
Andrews et al.	145	125 ± 143 min	Kumulative Ischämiezeit > 120 min hinweisend für kardiale Komplikationen
Fleisher et al.	145	n.b.	Myokardischämie > 30 min hinweisend für kardiale Komplikationen

MW Mittelwert; **SD** Standardabweichung; **n.s.** nicht signifikant; **n.b.** nicht bekannt

Faktor für das Auftreten eins PACS ist dabei die Herzfrequenz. Ein Anstieg auf Werte zwischen 90 und 100 Schlägen/min ist oftmals bereits auseichend, um eine stressinduzierte perioperative Myokardischämie beim prädisponierten Patienten auszulösen. Damit sind ältere Daten, die von einen Schwellenwert von > 110 Schlägen/min ausgehen, als nicht mehr gültig anzusehen, es muss vielmehr davon ausgegangen werden, dass bei entsprechender Risikokonstellation schon eine relativ geringfügige Erhöhung der Herzfrequenz eine Ischämie induzieren kann [8].

Landesberg und Mitarbeiter konnten zeigen, dass eine kumulative Ischämiedauer > 60–120 min mit einer signifikanten Zunahme der kardialen Komplikationen beim kardialen Risikopatienten einhergeht. Da der Dauer der Ischämie eine große Bedeutung zukommt, ist die Überwachung von Hochrisikopatienten mittels kontinuierlicher ST-Registrierung von relevanter diagnostischer, therapeutischer wie auch prognostischer Bedeutung [28].

2.2.5 Therapeutische Konsequenzen

Gerade Patienten, die ein hohes Risiko zur Entwicklung eines perioperativen Myokardinfarktes aufgrund einer stressinduzierten Myokardischämie aufweisen, sollten von einer konsequenten perioperativen β-Blockade und möglicherweise auch von einer Sympathikolyse sowie suffizienter analgetischer Therapie profitieren. Demgegenüber wäre bei Patienten, bei denen eine akute Plaqueruptur für die Ausbildung des Infarktes verantwortlich ist, vor allem von einer frühzeitigen Antikoagulation und einer konsequenten Therapie mit Statinen [29] eine prophylaktische Wirksamkeit zu erwarten. Zumindest bei herzchirurgischen Patienten existieren Hinweise, dass diese Therapie die Inzidenz postoperativer ischämischer Komplikationen signifikant senkt [30].

Die Bedeutung einer **Statin-Therapie** zur kardialen Risikoreduktion ist in mehreren Untersuchungen gezeigt worden [29, 31–34]. Statine senken einerseits Blutfette und Cholesterin, haben aber vor allem auch anti-inflammatorische Effekte an der Gefäßwand, die zu einer Reduktion kardiovaskulärer Komplikationen beitragen [29, 32, 35].

Die **Unterbrechung einer Antikoagulanzien-Therapie** mit Acetylsalicylsäure bei Patienten mit vorbestehender koronarer Herzerkrankung ist wahrscheinlich mit einem erhöhten Risiko kardiovaskulärer Komplikationen verbunden. Erste Untersuchungen an kleinen Patientenkollektiven weisen darauf hin, dass die Rate kardialer Komplikationen bei diesen Patienten signifikant erhöht [26]. In einer Metaanalyse zeigen Burger et al., dass das präoperative Beenden von gerinnungshemmenden Präparaten tatsächlich zu einer Erhöhung des perioperativen Blutverlustes führt [26]. Der erhöhte Blutverlust ist allerdings in der Mehrzahl der Untersuchungen nicht mit einer erhöhten Morbidität und Letalität verbunden, demgegenüber haben Patienten ein deutlich erhöhtes Risiko, kardiovaskuläre Komplikationen zu erleiden. Daher muss die gängige Praxis hinterfragt werden, dass vor einem chirurgischen Eingriff alle gerinnungshemmenden Stoffe abgesetzt werden [26].

Eine Reihe von Patienten mit bekannter koronarer Herzerkrankung, Herzinsuffizienz und Vorhofflimmern und/oder Klappenprothesen erhalten routinemäßig Kumarinderivate. Auch hier besteht noch Uneinigkeit über die optimale Anpassung der perioperativen Antikoagulation [36].

2.3 Pathophysiologie der Herzinsuffizienz

2.3.1 Übersicht

Die Herzinsuffizienz ist ein klinisches Syndrom, das durch eine progrediente Verschlechterung der kardialen Leistungsfähigkeit und damit der körperlichen Belastbarkeit gekennzeichnet ist. Pathophysiologisch ist die Herzinsuffizienz durch die Abnahme des Herzzeitvolumens gekennzeichnet. Bei progredientem Verlauf treten gehäuft Arrhythmien auf.

Hauptursachen in Westeuropa sind die **ischämische Kardiomyopathie** (35–50%) und die **dilatative Kardiomyopathie** (5–20%). Darüber hinaus kann eine Herzinsuffizienz auf dem Boden einer Viruserkrankung oder eines Herzklappenvitiums entstehen. Bei Patienten mit langbestehendem Alkoholabusus findet sich ebenfalls überproportional häufig eine Kardiomyopathie.

Trotz aller Fortschritte in der Behandlung von Herzerkrankungen ist die Prognose der Herzinsuffizienz in der konservativen Medizin weiterhin schlecht. Die 5-Jahres-Letalität nach einer erstmaligen akuten Dekompensation beträgt ca. 50% und liegt damit in der gleichen Größenordnung wie bei vielen malignen Erkrankungen. Neuere epidemiologische Untersuchungen zeigen, dass die Prävalenz der Herzinsuffizienz stetig zunimmt. Weltweit leiden ca. 15 Millionen Patienten an einer Herzinsuffizienz. In den Ländern der westlichen Welt kommen jährlich etwa 1–4 Patienten pro 1000 Einwohner hinzu. Die Sterblichkeit aus anderer Ursache nimmt ab und daher erreichen immer mehr Patienten ein Lebensalter, in dem das Auftreten einer Herzinsuffizienz wahrscheinlicher wird. Darüber hinaus nimmt die Prävalenz der ischämisch bedingten Herzinsuffizienz zu, da durch die Erfolge der interventionellen Kardiologie die Letalität des akuten Koronarsyndroms abnimmt. Die Therapie der Herzinsuffizienz ist zurzeit symptomatisch, orientiert am klinischen Schweregrad und die Prognose bezüglich Wiederherstellung der Herzfunktion ist schlecht. Für einen hohen Anteil der Patienten bleibt die Herztransplantation letztlich die einzige mögliche Therapie, die aber aufgrund des Mangels an Spenderorganen nur für einen kleinen Teil der Patienten eine Option darstellt.

2.3.2 Kompensationsmechanismen

Pathophysiologisch ist die Herzinsuffizienz durch ein vermindertes Herzzeitvolumen und die daraus resultierenden Kom-

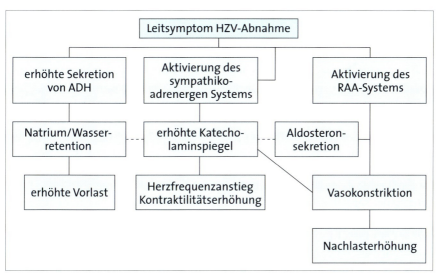

Abb. 2.5: Schematische Darstellung der Kompensationsmechanismen bei Herzinsuffizienz. Ein Abfall des HZV führt zu einer Erhöhung von Vor- und Nachlast und im Rahmen der kompensierten Herzinsuffizienz zur vorübergehenden Steigerung des HZV (**RAA** Renin-Angiotensin-Aldosteron-System) [modifiziert nach 22].

pensationsmechanismen gekennzeichnet (s. Abb. 2.5). Zu Beginn der Erkrankung findet sich ein inadäquater Anstieg des HZV unter Belastung und in der Terminalphase ist auch das Ruhe-HZV zu gering, um den Bedarf zu decken. Im Rahmen der körpereigenen Kompensation treten die folgenden Kompensationsmechanismen auf:

- Eine Erhöhung der kardialen Vorlast, die über den Frank-Starling-Mechanismus zu einer Steigerung der Auswurfleistung führt
- Eine initiale Kompensation des verminderten Auswurfleistung durch einen erhöhten Sympathikotonus
- Eine verstärkte Vasokonstriktion, um bei reduziertem HZV einen adäquaten arteriellen Blutdruck aufrechtzuerhalten

Die Kompensationsmechanismen führen zu einer Reihe von Umbauvorgängen des Herzmuskels und des Gefäßsystems sowie zu einer Aktivierung des neurohumoralen Systems. Durch die Abnahme des Herzzeitvolumens kann es zu einer Minderversorgung der Organe mit Sauerstoff kommen. Dies führt zu einer Aktivierung von neurohumoralen Kompensationsmechanismen, die durch eine **Wasser- und Natriumretention** die kompensatorische **Erhöhung der kardialen Vorlast** bewirken. Durch die erhöhte enddiastolische Füllung der Ventrikel kann zumindest vorübergehend eine Erhöhung des Herzzeitvolumens erreicht werden. Dieser Kompensationsmechanismus ist allerdings limitiert, da die Frank-Starling-Kurve im weiteren Verlauf zunehmend abflacht

und sich daher durch diesen Mechanismus die Auswurfleistung des Herzens nicht weiter steigern lässt.

Die genannte Wasser- und Natriumretention beruht auf der vermehrten Ausschüttung von antidiuretischem Hormon (ADH) und der Aktivierung des **Renin-Angotensin-Aldosteron-Sytems (RAA)**. Die Aktivierung des RAA führt darüber hinaus auch zu einer peripheren Vasokonstriktion. Die chronische Aktivierung des ADH-Systems, des RAA-Systems und des Sympathikus führt zu einer Down-Regulation anderer Rezeptorsysteme, wie z.B. der kardialen β-Rezeptoren. Die Ansprechbarkeit dieser Rezeptorsysteme auf Medikamente ist daher im Rahmen der Herzinsuffizienz herabgesetzt.

Zeitgleich wird das sympathoadrenerge System aktiviert und es kommt zu einer **Konstriktion der venösen Kapazitätsgefäße**, was ebenfalls zu einer Erhöhung der Vorlast beiträgt. Die Ausschüttung von ADH resultiert in der Aktivierung von Vasopressinrezeptoren und damit in einer Vasokonstriktion und Zentralisation. Natriuretische Regelkreise (ANP, BNP) sind die natürlichen Antagonisten des Sympathikus und des ADH-, RAA-Systems. Die Plasmaspiegel von BNP sind im Rahmen einer akuten Herzinsuffizienz erhöht und werden daher zur Diagnose und Verlaufsbeobachtung der Herzinsuffizienz verwendet.

Die Aktivierung des β-adrenergen Systems bei arterieller Hypotension bewirkt eine Erhöhung des c-AMP-Spiegels. Es kommt zu einer teilweisen Kompensation der verminderten Auswurfleistung und damit zu einer temporären Normalisierung des HZV. Neben der direkten Wirkung auf die Kontraktilität führt die erhöhte sympathische Aktivität zur Tachykardie. Bei weiterer Abnahme des Herzzeitvolumens findet sich eine periphere Vasokonstriktion, die über Aktivierung von α-Rezeptoren vermittelt wird. Bei ausgeprägter Vasokonstriktion und vermindertem Schlagvolumen resultiert eine Zentralisation und Redistribution des Blutflusses zugunsten einiger weniger Organsysteme. Die Plasmaspiegel von Noradrenalin, Angiotensin II, Endothelin, ANP und BNP sind negativ mit der Letalität herzinsuffizienter Patienten korreliert. Die Therapie der chronischen Herzinsuffizienz beruht daher auf Pharmaka, die den Sympathikotonus herabsetzen und das RAA inhibieren (ACE-Hemmer, AT-1-Antagonisten, evtl. BNP-Agonisten). Die Behandlung mit β-Agonisten oder anderen positiv inotropen Substanzen scheint hingegen die Sterblichkeit bei Patienten mit dekompensierter Herzinsuffizienz negativ zu beeinflussen.

2.3.3 Isolierte diastolische Dysfunktion

Während die Herzinsuffizienz bei der überwiegenden Mehrzahl der Patienten mit einer systolischen und diastolischen Funktionsstörung einhergeht, zeigt sich bei einem Teil der Patienten (ca. 30%) eine primär diastolische Funktionsstörung [2, 37]. Die links-ventrikuläre systolische Funktion ist bei diesen Patienten noch erhalten (ausreichende Ejektionsfraktion des LV), aber es liegt eine Füllungsstörung des Herzens vor, die zu einer kritischen Reduktion des HZV führt. Diese Patienten sind im besonderen Maße durch eine akute Dekompensation gefährdet, da über einen langen Zeitraum klinisch nur unspezifische Zeichen der Herzinsuffizienz vorliegen. Typischerweise wird die Diagnose bei diesen Patienten erst im Rahmen einer echokardiographischen Untersuchung in der akuten kardialen Dekompensation gestellt. Wegweisend in der Diagnose der primär diastolischen

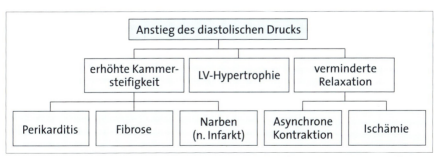

Abb. 2.6: Mechanismen, die zur Entstehung einer diastolischen Dysfunktion führen. Auf dem Boden einer strukturellen Herzerkrankung (Perikarditis oder Fibrose) oder einer Myokardnarbe kommt es zur erhöhten Kammersteifigkeit des linken Ventrikels (**LV**). Eine bestehende LV-Hypertrophie auf dem Boden eines Hypertonus kann ebenfalls zum erhöhten links-ventrikulären enddiastolischen Druck führen und damit die Füllung des linken Ventrikels beeinträchtigen. Patienten mit asynchroner Kontraktion oder Myokardischämie weisen eine verminderte Relaxationsfähigkeit des LV auf.

Dysfunktion ist die Echokardiographie, da dort die Füllungsstörung des Herzens detektiert wird. In Abbildung 2.6 sind die typischen Ursachen und Folgen der primär diastolischen Funktionsstörung zusammengefasst.

2.3.4 Klassifizierung der Herzinsuffizienz

Zur Klassifizierung der Herzinsuffizienz werden 2 unterschiedliche Nomenklaturen verwendet. Die Patienten werden nach dem morphologischen Schweregrad der Erkrankung und ihren Auswirkungen auf die Leistungsfähigkeit (**American College of Cardiology**) wie auch nach der rein klinischen Symptomatik (**New York Heart Association**) klassifiziert (s. Tab. 2.2 u. Tab. 2.3).

Patienten des Schweregrades A haben einen Risikofaktor zur Entwicklung einer chronischen Herzinsuffizienz, aber keinerlei klinisches oder morphologisches Korrelat in der Echokardiographie. Das perioperative Risiko dieser Patienten ist gegenüber einem Vergleichskollektiv ohne Risikofaktor nicht signifikant erhöht. Bei Patienten der Gruppe B findet man bereits strukturelle Veränderungen (linksventrikuläre Hypertrophie), die echokardiographisch nachweisbar sind. Diese Patienten haben klinisch noch keine Zei-

Tab. 2.2: Die Stadien der Herzinsuffizienz nach der Definition der Joint Task of the American College of Cardiology and American Heart Association

Schweregrad	Beschreibung	Beispiel	Implikationen
A	Risikopatienten Keine funktionellen oder strukturellen Schäden objektivierbar	Koronare Herzerkrankung Arterielle Hypertension Diabetes mellitus	Kein erhöhtes Anästhesierisiko
B	Patienten mit strukturellen Veränderungen (LV-Hypertrophie)	LV-Hypertrophie oder Fibrose, LV-Dilatation Asympt. Herzklappenerkrankung Anamnestisch Myokardinfarkt	Präoperative Optimierung empfohlen
C	Symptomatische Herzinsuffizienz + Strukturelle morphologische Veränderungen	Dyspnoe, Müdigkeit auf dem Boden einer LV-Dysfunktion	Hohes Risiko einer kardialen Dekompensation
D	Symptomatische Herzinsuffizienz trotz maximaler Therapie	C + dauerhafter Krankenhausaufenthalt Patienten auf der Warteliste zur Herztransplantation	Sehr hohes Risiko

LV linker Ventrikel

2.3 Pathophysiologie der Herzinsuffizienz

Tab. 2.3: Herzinsuffizienz-Klassifikation der New York Heart Association (NYHA). Patienten der NYHA-Gruppen III und IV sind vermehrt durch kardiale Komplikationen in der perioperativen Periode gefährdet.

Klasse I	Keine Einschränkung der normalen körperlichen Aktivität.
Klasse II	Herzerkrankung mit leichter Einschränkung der körperlichen Leistungsfähigkeit. Keine Beschwerden in Ruhe. Alltägliche körperliche Belastung verursacht Erschöpfung, Rhythmusstörungen, Luftnot oder Angina pectoris.
Klasse III	Herzerkrankung mit höhergradiger Einschränkung der körperlichen Leistungsfähigkeit bei gewohnter Tätigkeit. Keine Beschwerden in Ruhe. Geringe körperliche Belastung verursacht Erschöpfung, Rhythmusstörungen, Luftnot oder Angina pectoris.
Klasse IV	Herzerkrankung mit Beschwerden bei allen körperlichen Aktivitäten und in Ruhe, Bettlägerigkeit.

chen der Herzinsuffizienz, können aber unter besonderen Belastungen eine akute Dekompensation entwickeln. Insbesondere Patienten mit vorbestehenden, bisher nicht diagnostizierten Klappenvitien oder bislang unbekannter Kardiomyopathie sind gefährdet. Im Gegensatz dazu ist bei Patienten der Gruppen C und D mindestens einmalig eine akute Dekompensation der Herzinsuffizienz aufgetreten. Patienten der Gruppe D befinden sich überwiegend in stationärer Behandlung und können medikamentös nicht mehr rekompensiert werden.

Die Patienten der Gruppen B, C und D sollten, wann immer möglich, perioperativ optimal medikamentös eingestellt werden [38, 39]. Bei Patienten der Gruppe B ist allerdings bislang nicht gesichert, dass eine präoperative Optimierung zu einer Verringerung der perioperativen Komplikationsrate führt.

Neuere Untersuchungen weisen darauf hin, dass die perioperative Letalität bei Patienten mit bekannter Herzinsuffizienz signifikant höher ist als bei Patienten mit koronarer Herzerkrankung [4]. So verglichen Hernandez und Mitarbeiter die 30-Tage-Letalität herzinsuffizienter Patienten mit und ohne begleitende KHK mit der Letalität bei Patienten mit isolierter KHK und einer altersentsprechenden Kontrollgruppe ohne bekannte kardiovaskuläre Erkrankungen. Während die perioperative Letalität der Patienten der Kontrollgruppe und der KHK-Patienten vergleichbar hoch war, war die Letalität bei Patienten mit Herzinsuffizienz mit oder ohne begleitenden KHK signifikant erhöht [3].

Zur klinischen Einschätzung der Herzinsuffizienz wird vielfach die Klassifikation der New York Heart Association verwendet, die ohne weitere apparative Untersuchungen eine Abschätzung des Belastungszustandes der Patienten ermöglicht, und damit auch die weitere präoperative Planung erleichtert. Die Patienten der NYHA-Klassen III und IV sind als Hochrisikopatienten einzustufen, die einer sorgfältigen perioperativen Überwachung bedürfen.

2.4 Pathophysiologie der perioperativen Herzrhythmusstörungen

2.4.1 Übersicht

Perioperative Herzrhythmusstörungen beeinflussen die perioperative Letalität und Morbidität, da sie zu akuten hämodynamischen Komplikationen und zu thrombembolischen Komplikationen führen können [40]. Daneben können akut auftretende Herzrhythmusstörungen auch hinweisend für ein akutes perioperatives Koronarsyndrom (PACS) sein [41].

> Supraventrikuläre Herzrhythmusstörungen, insbesondere das Auftreten einer absoluten Arrhythmie bei Vorhofflimmern, machen den überwiegenden Anteil der perioperativen Herzrhythmusstörungen aus [42].

Diese Patienten sind perioperativ einerseits durch thrombembolische Komplikationen, andererseits durch Blutungskomplikationen als Folge der therapeutisch notwendigen Antikoagulation gefährdet. Insbesondere kardiochirurgische Patienten und Patienten mit thorakalen Eingriffen (Lobektomie, Pneumonektomie, Ösophagektomie) [43] entwickeln zu einem hohen Prozentsatz Vorhofflimmern. Verlässliche Zahlen über die Inzidenz von anderen ventrikulären und supraventrikulären Rhythmusstörungen in der perioperativen Phase liegen beim nicht kardiochirurgischen Patienten nur vereinzelt vor [11, 13].

In den letzten Jahren haben molekulargenetische Untersuchungen zu einer Reihe neuer Erkenntnisse über die Genese von Arrhythmien geführt. Neben Herzrhythmusstörungen, denen eindeutig eine genetische Ursache zugrunde liegt (z.B. Brugada-Syndrom, angeborene Form des Long-QT-Syndroms) [44], konnten weitere Gene identifiziert werden, die für die Entstehung des Vorhofflimmerns prädisponieren [45]. Auch wenn diese Kenntnisse zurzeit noch keinen Eingang in die tägliche klinische Routine gefunden haben, steht zu erwarten, dass mit zunehmend kostengünstigerer genetischer Diagnostik diese genetisch bedingten Risikofaktoren auch in der perioperativen Medizin relevant werden, da eine Reihe nicht erklärlicher Todesfälle auf nicht diagnostizierte Herzrhythmusstörungen zurückzuführen sind [46–48].

2.4.2 Bradykardien und Bradyarrhythmien

Schwerwiegende, behandlungsbedürftige neu aufgetretene Bradykardien finden sich bei ca. 0,4% von 17 000 Patienten, die sich chirurgischen Eingriffen unterziehen [13]. Ursächlich für das Auftreten von intraoperativen Bradykardien kann eine Elektrolytimbalance sein, aber auch eine iatrogen induzierte übermäßige Stressabschirmung, z.B. durch β-Blockade, α_2-Agonisten, neuraxiale Blockaden, gelegentlich auch Benzodiazepine.

> Die perioperative Bradykardie ist nur dann behandlungsbedürftig, wenn eine hämodynamische Beeinträchtigung vorliegt oder perioperativ eine bisher nicht bekannte Erkrankung (Sick-Sinus-Syndrom, WPW-Syndrom etc.) diagnostiziert wird.

Darüber hinaus sind eine Reihe von chirurgischen Eingriffen (Augenchirurgie, Karotis-Chirurgie) mit temporären Reflex-Bradykardien verknüpft, welche selbstverständlich in der Akutsituation adäquat behandelt werden, aber in der Regel keiner weitergehenden Dauertherapie bedürfen. Im Allgemeinen ist die Gabe von kurzwirksamen Vagolytika oder Sympathomimetika erfolgreich, nur in Ausnahmefällen muss eine passagere Schrittmachertherapie durchgeführt werden [13]. Das Sick-Sinus-Syndrom ist möglicherweise mit einer Veränderung eines kardialen Natrium-Kanals (E-161 K) assoziiert [44].

2.4.3 Tachykarde Herzrhythmusstörungen

Entsprechend der in der konservativen Medizin üblichen Einteilung werden auch perioperativ ventrikuläre (VT) von supraventrikulären (SVT) Tachykardien unterschieden. Die ventrikulären Tachykardien (s. Abb. 2.7) werden in länger anhaltende (sustained) > 30 s und kurzdauernde Tachykardien eingeteilt [13]. Ventrikuläre Tachykardien, die mit hämodynamischer Beeinträchtigung einhergehen, sind selten, insbesondere bei nicht herzchirurgischen Patienten liegen nur wenige klinische Untersuchungen zu diesem Thema vor [13]. Ursächlich für ventrikuläre Tachykardien sind häufig eine Myokardischämie oder ein perioperativer Myokardinfarkt. In Einzelfällen finden sich auch Tachykardien im Zusammenhang mit Elektrolytstörungen und entzündlichen Erkrankungen. Bei Patienten mit thorakalen Eingriffen (Pneumonektomie, Lobektomie) finden sich gehäuft ventrikuläre Arrhythmien, die in aller Regel nicht behandlungsbedürftig sind. So konnten Anar et al. zeigen, dass 15% der Patienten nach thoraxchirurgischen Eingriffen mindestens eine Episode einer kurzdauernden VT durchmachten [49]. Bei keinem dieser Patienten war eine medikamentöse Therapie erforderlich. Bei herzchirurgischen Patienten wird die Inzidenz einer VT mit 0,5–1% angegeben.

Long-QT-Syndrom

Eine Sonderform der perioperativen Arrhythmien ist das **Long-QT-Syndrom (LQTS)** [50], das in eine **Torsades-des-pointes-Tachykardie** degenerieren kann. Dem LQTS liegt eine Veränderung in kardialen Ionenkanälen zugrunde, die entweder angeboren oder erworben sein kann [51]. In beiden Fällen ist die Repolarisation des Myokards gestört, was sich bei einem Teil der Patienten in einer Verlängerung der QT-Zeit oder einer veränderten Morphologie der T-Welle im EKG manifestiert (s. Abb. 2.8). Das LQTS ist in Südostasien eine relevante Ursache für Todesfälle bei jungen Menschen [52].

Das **kongenitale LQTS** wurde 1957 erstmals beschrieben. Eine familiäre Häu-

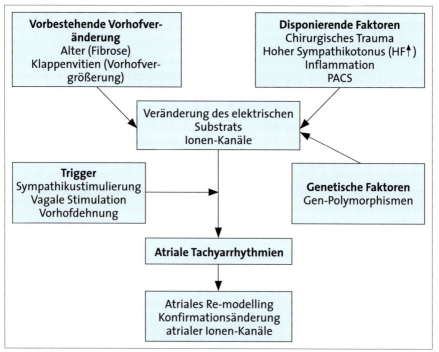

Abb. 2.7: Mechanismen, die zur Entstehung einer perioperativen atrialen Tachyarrhythmie führen. Neben den direkten, operationsbedingten Faktoren wird auch eine genetische Disposition zur Entstehung von Vorhofflimmern angenommen. Dieses könnte entweder direkt über Gen-Polymorphismen oder indirekt über die verstärkte Empfindlichkeit gegenüber inflammatorischen Stimuli bedingt sein.

fung der Erkrankung ist beschrieben. Ein Teil der Patienten wird im Kindesalter oder Jugendalter durch Synkopen auffällig, oder verstirbt sogar an plötzlichem Herztod. Nicht selten wird die Symptomatik als Epilepsie fehlgedeutet. Bei einer Reihe von Patienten treten die ersten klinischen Zeichen des LQTS allerdings auch erst im Erwachsenenalter auf. Beim überwiegenden Teil der Patienten mit LQTS ist der Erbgang autosomal-dominant (Romano-Ward-Syndrom), seltener finden sich autosomal-rezessive Erbgänge. Bei Letzteren ist die Herzrhythmusstörung mit ausgeprägter Verlängerung der QT-Zeit im EKG und angeborener Innenohrtaubheit assoziiert (Jervell-Nielsen-Syndrom). Die Häufigkeit der autosomal rezessiven Form des LQTS wird mit 1:1 000 000 bis 1:5 000 000 angegeben, aus unklarer Ursache beträgt die Prävalenz in Norwegen allerdings 1:200 000 [51]. Im Jahre 1991 wurde erstmals eine Kopplung des LQTS mit einer Mutation auf dem Chromosom 11 beschrieben. Inzwischen sind mehr als 300 LQTS assoziierte Mutationen auf den Chromosomen 3, 4, 7, 11 und 21 bekannt [51]. Diese Mutationen führen zu Veränderungen der Delayed-recifier-K+-Kanäle (LQTS1, LQTS2, LQTS5, LQTS6) und deren Untereinheiten, Änderungen des Na+-Kanals (LQTS 3) sowie zu Änderungen des Ankyrin B (LQTS4), eines zentralen Proteins der Reizleitung (s. Tab. 2.4). Funktionell stehen beim LQTS eine geringere Anzahl intakter Ionenkanäle in der Zellmembran zur Verfügung und die Aktivierungs- und Inaktivierungsprozesse der Ionenkanäle sind gestört. Aufgrund der Vielzahl an Mutationen ist die Arrhythmiegefährdung der Patienten unterschiedlich stark ausgeprägt [51].

Das **erworbene LQTS** wird durch Medikamente, durch strukturelle Herzerkrankungen (Hypertrophie, dilatative Kardiomyopathie) oder auch durch akute ZNS-Erkrankungen mit erhöhtem Hirndruck hervorgerufen [51]. Für beide For-

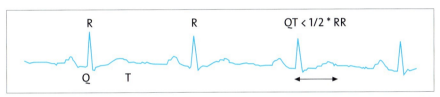

Abb. 2.8: EKG eines Patienten mit Long-QT-Syndrom. Bei Vorliegen eines QT-Syndroms ist die QT-Zeit länger als der halbe RR-Abstand. Da sich die QT-Zeit in Abhängigkeit von der Herzfrequenz verändert, wird sie üblicherweise frequenzkorrigiert angegeben (QT_c).

Tab. 2.4: Genetik des Long-QT-Syndroms. Das kongenitale LQTS wird bezüglich des Erbgangs in eine autosomal dominante und eine autosomal rezessive Form unterschieden. Die Terminierung der Repolarisation wird über K+-Ausstrom kontrolliert. Die initiale Repolarisation verläuft über Delayed-rectifier-K+-Kanäle, die in eine schnelle (i_{Kr}) und eine langsame Komponente (i_{Ks}) unterteilt werden.

	Gen	Ionenkanal	Anteil
Autosomal-dominant (Romano-Ward-Syndrom)			
• LQTS1	KCNQ1	α-Untereinheit i_{Ks}	50%
• LQTS2	KGNH2	α-Untereinheit i_{Kr}	45%
• LQTS3	SCN5A	α-Untereinheit i_{Na}	3–4%
• LQTS4	Ankyrin B		< 1%
• LQTS5	KCNE1	β-Untereinheit i_{Ks}	< 1%
• LQTS6	KCNE2	β-Untereinheit i_{Kr}	< 1%
Autosomal rezessiv (Jervell-Lange-Nielsen-Syndrom)			
• JLN1	KCNQ1	α-Untereinheit i_{Ks}	< 1%
• JLN2	KCNE1	β-Untereinheit i_{Ks}	< 1%
Erworbenes LQTS	HERG	α-Untereinheit i_{Kr}	
	MIRP1	β-Untereinheit i_{Kr}	

men gilt, dass die Patienten so lange klinisch inapparent bleiben, bis exogene Trigger wie emotionaler oder körperlicher Stress vorliegen. In der perioperativen Phase sind Patienten mit LQTS besonders gefährdet, da einerseits ein erhöhter Sympathikotonus vorliegt und andererseits eine Reihe in der Anästhesie verwendeter Medikamente zu Veränderungen der QT-Zeit führen [53, 54]. In Tabelle 2.5 sind Medikamente aufgeführt, die zu einer Verlängerung der QT-Zeit und damit auch zu einem vermehrten Auftreten von Torsades des pointes führen können. Im Internet werden auf der Website http://www.long-qt-syndrome.com aktuelle Informationen verfügbar gemacht. Dort finden sich ständig aktualisierte Listen von Medikamenten, die verdächtig sind, eine Torsades-des-pointes-Tachykardie auslösen zu können.

Brugada-Syndrom
Eine weitere Sonderform der ventrikulären Arrhythmien ist das Brugada-Syndrom [52]. 1995 wurde erstmals die Kopplung

Tab. 2.5: Medikamente, die zu einer Verlängerung der QT-Zeit führen können

Antiarrhythmika	- Ajmalin* - Chinidin* - Procainamid* - Disopyramid* - Amiodaron - Sotalol*
Antiemetika/Prokinetika	- Droperidol* - Domperidon* - Cisaprid* - Dolasetron, Ondansetron
Antihistaminika	- Astemizol* - Clemastin - Diphenhydramin - Hydroxyzin
Antibiotika	- Makrolide - Fluorchinolone (Sparfloxacin*, Levofloxacin, Moxifloxacin)
Opioide	- Methadon* und -Derivate
Antipsychotika	- Serotonin-Re-Uptake-Hemmer - Butyrophenone (Haloperidol*) - Lithium - Quetiapin - Risperidon

* Medikamente, bei denen ein hohes Risiko vorliegt, dass durch sie Torsades de pointes verursacht werden

von idiopathischem Kammerflimmern ohne strukturelle Herzerkrankung im jungen Alter beschrieben [55]. Beim Brugada-Syndrom findet sich im EKG eine ST-Hebung in den Ableitungen V_1–V_3 und ein Rechtsschenkelblock ohne strukturelle Herzerkrankung (s. Abb. 2.9). Es wird angenommen, dass das Brugada-Syndrom für 12% der Fälle von plötzlichem Herztod und etwas 20% aller kardialen Todesfälle ohne strukturelle kardiale Veränderungen verantwortlich ist. Die Prävalenz der Brugada-Syndroms bedingten Todesfälle wird mit 26–38 per 100 000 in den westlichen Ländern angegeben und ist in Südostasien wesentlich höher [56]. Dem Brugada-Syndrom liegt ein autosomal-dominanter Erbgang zugrunde. Alle identifizierten Mutationen befinden sich auf den kardialen Natrium-Kanälen (SCN5A) [55]. Es sind eine Reihe von Fallberichten publiziert, in denen bei Patienten mit Brugada-Syndrom eine Narkose sicher durchgeführt wurde [57]. Zurzeit ist die Implantation eines AICD die einzige Therapie, die beim Brugada-Syndrom verfügbar ist.

2.4.4 Supraventrikuläre Herzrhythmusstörungen

Epidemiologie

Patienten, die älter als 50 Jahre sind und sich elektiven, nicht herzchirurgischen

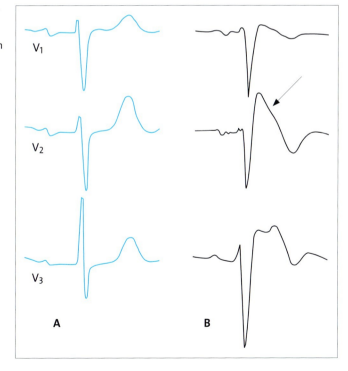

Abb. 2.9: EKG bei einem Patienten mit Brugada-Syndrom (**B**) im Vergleich zum Normalbefund (**A**). Typisch für das Brugada-Syndrom ist eine ST-Hebung in den rechts-präkordialen Ableitungen (V_1–V_3).

Eingriffen unterziehen, entwickeln perioperativ in etwa 7–8% **supraventrikuläre Herzrhythmusstörungen (SVA)** [11]. Risikofaktoren für das Auftreten einer SVA sind männliches Geschlecht, höheres Lebensalter, signifikante Herzklappenerkrankung, Herzinsuffizienz und eine positive Anamnese [11]. Die Inzidenz der SVA wird ebenfalls von der Art der Operation beeinflusst. Patienten, die sich intrathorakalen, abdominalchirurgischen und großen Gefäßeingriffen unterziehen, haben ein höheres Risiko, eine SVA zu entwickeln [13, 43]. Nur etwa 25% der Patienten haben mehr als einmal während des Krankenhausaufenthaltes supraventrikuläre Arrhythmien. Vorhofflimmern und supraventrikuläre Tachykardien sind die am häufigsten vorkommenden Herzrhythmusstörungen. Das Auftreten von Herzrhythmusstörungen führt zu einer Verlängerung des Krankenhausaufenthaltes. Während supraventrikuläre Tachykardien von jüngeren Patienten in aller Regel gut toleriert werden, kann eine tachykarde Episode bei älteren, vorerkrankten Patienten zu akuter Dyspnoe, arterieller Hypotension und der Dekompensation einer vorbestehenden Herzinsuffizienz führen [13].

Pathogenese des Vorhofflimmerns
Die am häufigsten vorkommende Herzrhythmusstörung ist die **absolute Arrhythmie bei Vorhofflimmern**. Mehr als 6% aller Menschen im Alter von 60 Jahren und älter leiden unter Vorhofflimmern [45]. Auch wenn die häufigste Ursache für ein Vorhofflimmern eine atriale Dilatation ist, haben dennoch mehr als 30% der betroffenen Patienten eine positive Familienanamnese. Im Jahre 1997 konnte erstmals ein Genlocus für familiär bedingtes Vorhofflimmern gefunden werden [58]. Seither sind insgesamt 4 Gene identifiziert worden, die mit der Entstehung von Vorhofflimmern assoziiert sind [58]. Sämtliche der bislang bekannten, mit Vorhofflimmern assoziierten Gene beeinflussen Untergruppen der kardialen Kalium-Kanäle. Der Wirkmechanismus liegt in einer Verkürzung des kardialen Aktionspotenzials und der effektiven atrialen Refraktärzeit. Weiterhin können strukturelle Herzerkrankungen durch eine veränderte Genexpression ebenfalls zu einer Alteration des Reizleitunmgs- und Reizbildungssystems führen, die mit einer arrhythmogenen Vulnerabilität einhergeht.

Neben der genetischen Prädisposition sind noch andere Mechanismen bekannt, die zum Auftreten eines Vorhofflimmerns in der perioperativen Phase führen können. Dazu gehören ein anamnestisch bekannter oder akuter Myokardinfarkt und eine vorbestehende oder akute Herzinsuffizienz. Im Alter treten darüber hinaus degenerative wie auch inflammatorische Veränderungen des Sinus und AV-Knotens sowie des atrialen Myokards vermehrt auf. Diese strukturellen Veränderungen bewirken Veränderungen der elektrischen Eigenschaften von Sinus- und AV-Knoten (s. Abb. 2.7) und führen zu einer Verkürzung der atrialen Refraktärzeit. Das Konzept der anatomisch determinierten Veränderung im Alter könnte erklären, warum die Tendenz Rhythmusstörungen zu entwickeln unterschiedlich ausgeprägt ist. So konnte gezeigt werden, dass eine ausgeprägte Fibro-

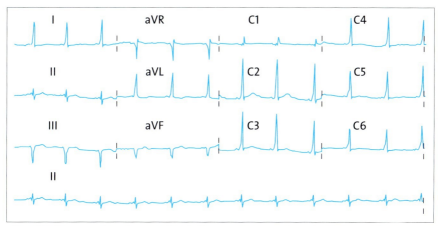

Abb. 2.10: EKG eines Patienten mit Wolff-Parkinson-White-Syndrom. Der QRS-Komplex ist in seiner Konfiguration verändert (Delta-Welle).

sierung atrialer Vorhofanteile, verlängerte P-Welle und höheres Alter mit dem Auftreten von Vorhofflimmern assoziiert sind. Auch bei thoraxchirurgischen Patienten, die sich einer Pneumonektomie oder Lobektomie unterziehen müssen, ist die perioperative Inzidenz von atrialen Arrhythmien signifikant erhöht. Daher beeinflusst auch das chirurgische Trauma, insbesondere die Verletzung sympathischer und vagaler Fasern, die Entstehung der Arrhythmie [42]. Amar und Mitarbeiter haben zeigen können, dass bei Patienten, die nach thorakalen Eingriffen Vorhofflimmern entwickeln, eine sympathiko-vagale Dysbalance vorliegt [59]. Die Herzfrequenzvariabilität (HFV) als ein Maß für die autonome Funktion ist bei diesen Patienten gestört [59].

Andere supraventrikuläre Herzrhythmusstörungen

Neben „physiologischen" Sinustachykardien (als Folge von Angst, Schmerzen, Fieber, Hypovolämie, Hypoxämie und sympathomimetischen oder vagolytischen Pharmaka) sowie in seltenen Fällen auch supraventrikulären tachykarden Rhythmusstörungen im Gefolge einer thyreotoxischen Krise oder eines Phäochromozytoms können perioperativ höchst selten auch atrioventrikuläre Tachykardien (WPW-Syndrom, LGL-Syndrom) demaskiert werden. Ungefähr 30% dieser Patienten haben eine akzessorische Leitungsbahn zwischen Vorhof und Ventrikel (**Wolff-Parkinson-White-Syndrom**, s. Abb. 2.10). Diese Patienten haben häufig eine Delta-Welle im EKG und sollten bei Auftreten der Tachykardie symptomatisch behandelt werden. Darüber hinaus ist eine elektrophysiologische Abklärung indiziert, die Therapie besteht in der katheterinterventionellen Ablation der Leitungsbahn.

2.5 Pathophysiologie der perioperativen Thrombembolien

2.5.1 Lungenembolie

Die jährliche Inzidenz der **Lungenarterienembolie (LE)** beträgt in westlichen Industrieländern 0,5 Fälle pro 1000 Personen [14]. Die Anzahl der klinisch stummen Lungenembolien ist vermutlich wesentlich höher, genaue Zahlen liegen aber nicht vor. In klinischen Untersuchungen liegt der Häufigkeitsgipfel der Lungenembolie zwischen dem 60. und 70. Lebensjahr, wohingegen sich in Obduktionen ein Häufigkeitsgipfel zwischen dem 70. und 80. Lebensjahr findet. Der Lungenembolie geht in der Mehrzahl der Fälle eine **tiefe Beinvenenthrombose (TVT)** voraus. Daher sind die Risikofaktoren für die Entwicklung einer TVT identisch mit den Risikofaktoren für die Lungenembolie. Primäre und sekundäre Risikofaktoren für die Entstehung von Venenthrombose und Lungenembolie sind in Tabelle 2.6 dargestellt. Neben den venösen Thrombembolien kann auch eine Luft-, Fett-, Palacos- oder Amnionembolie zur Lungenembolie führen. Diese Ursachen sind aber

Tab. 2.6: Risikofaktoren für die Entstehung einer Venenthrombose und Lungenembolie. Es wird zwischen primären (genetischen) und sekundären Risikofaktoren unterschieden. Thrombembolien entstehen ganz überwiegend auf dem Boden eines oder einer Kombination aus verschiedenen sekundären Risikofaktoren. In der perioperativen Phase steht die Immobilisation sowie die durch das Operationstrauma verursachte Gerinnungsaktivierung im Vordergrund [modifiziert nach Walther A, Böttiger BW, Akute Pulmonalarterienembolie. Der Anaesthesist (2002), Bd. 51, 427–443].

Primäre Risikofaktoren	Sekundäre Risikofaktoren
• Faktor-V-Leiden (APC-Resistenz) • Prothrombin-G20210A-Mutation • Hyperhomocysteinämie • Antithrombinmangel • Protein-C-, Protein-S-Mangel • Antikardiolipin-Antikörper • Kongenitale Dysfibrinogenämie • Faktor-XIII-Mangel • Plasminogenmangel • Dysplasminogenämie	• Trauma-Operation • Immobilisation • Alter > 40 Jahre • Adipositas • Maligne Erkrankungen • Nephrotisches Syndrom • M. Crohn • Zentralvenöse Katheter • Glukokortikoidtherapie • Apoplex • Myokardinfarkt, Herzinsuffizienz • Chronisch venöse Insuffizienz • Rauchen • Schwangerschaft, Wochenbett • Orale Kontrazeptiva • Thrombembolische Anamnese • Hyperviskosität • Langstreckenflüge

2.5 Pathophysiologie der perioperativen Thrombembolien

vergleichsweise selten und werden daher in diesem Kapitel nicht ausführlich abgehandelt.

Neben der sekundären Embolie kann auch eine genetische Prädisposition zur LE führen. Verschiedene genetische Prädispositionen für die Entwicklung einer Thrombose sind inzwischen gut gesichert. Die genaue Inzidenz der angeborenen Thrombosedisposition ist nicht bekannt. Krankheitsbilder, die mit dem vermehrten Auftreten von Thrombosen und Lungenembolien einhergehen, sind:
- Resistenz gegen aktiviertes Protein-C (APC) (Mutation des Faktor-V-Leidens)
- Faktor II-20210-A-Mutation
- Hyperhomocysteinämie
- Antithrombinmangelzustände
- Mangel an Protein C und S
- Antithrombin-1-Mangel

Perioperativ stellt die Immobilisation den wichtigsten Risikofaktor für die Entwicklung einer Lungenembolie dar. Tiefe Beinvenenthrombosen finden sich in 15–30% der Patienten nach Oberbaucheingriffen, ca. 50% der Patienten nach Hüftgelenkersatz und im überwiegenden Teil der Patienten nach Rückenmarksverletzung. Weitere Risikofaktoren sind höheres Lebensalter, Adipositas und vorbestehenden kardiovaskulären Erkrankungen (Herzinsuffizienz, Apoplex, Myokardinfarkt). Etwa 70% aller Lungenembolien bei stationären Patienten treten im chirurgischen Patientengut auf, sodass der Prävention eine erhebliche Bedeutung zukommt [14].

Eine akute Lungenembolie führt über die Einschwemmung von thrombotischem Material in die Lungenstrombahn zu einer Reihe von pathophysiologischen Veränderungen (s. Abb. 2.11). Es kommt zu einem akuten Anstieg der rechts-ventrikulären Nachlast, des rechts-ventrikulären Sauerstoffverbrauchs und zu einem Abfall der Koronarperfusion. Durch die Zunahme der rechts-ventrikulären Füllung wird das interventrikuläre Septum nach links verlagert, was den Einstrom des Blutes in den linken Ventrikel behindert. Daraus resultiert ein Abfall des linksventrikulären Schlagvolumens und des systemischen Blutdrucks. Die bereits verminderte Füllung fällt weiter ab, und es kann eine akute rechts-ventrikuläre Ischämie entstehen. Dieser Prozess bewirkt zusätzlich eine Verstärkung der rechts-ventrikulären Dysfunktion und kann zur akuten Dekompensation und Dilatation des rechten Herzens führen. Bei der akuten Verlegung von Teilen der pulmonalen Strombahn werden humorale vasoaktive Substanzen (Serotonin, Thromboxan A_2) freigesetzt, die zu einer weiteren Aggravierung beitragen [14]. Wenn die Verlegung der Lungenstrombahn 25–30% der Gesamtquerschnittsfläche übersteigt, kommt es zu einem Anstieg der systolischen Wandspannung des rechten Ventrikels und einem Anstieg des pulmonalarteriellen Mitteldrucks. Erst eine Verlegung > 70% führt zur akuten rechts-ventrikulären Dekompensation. Aus der hohen Kompensationsbreite erklärt sich die große Anzahl nicht diagnostizierter Lungenembolien. Beim kardiopulmonal nicht vorerkrankten Patienten korreliert der Anstieg des **mittleren pulmonalarteriellen Drucks (mPAP)** mit dem angiogra-

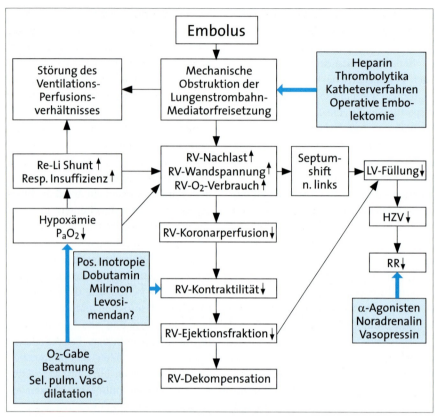

Abb. 2.11: Pathophysiologie der akuten Lungenembolie (**RV** rechter Ventrikel; **HZV** Herzzeitvolumen; **LV** linker Ventrikel; **Re-Li** Rechts-Links) [modifiziert nach 14]

phischen Schweregrad der Lungenembolie. Der mPAP steigt aber in der Regel nicht über 40–45 mmHg an, höhere Anstiege deuten auf ein schon vorgeschädigtes kardiovaskuläres System hin.

Im Gefolge der hämodynamischen Veränderungen tritt eine Zunahme der intrapulmonale Shuntfraktion aufgrund eines gestörten Ventilations-/Perfusions-Verhältnisse auf. Die Einteilung der Lungenembolie erfolgt anhand von klinischen und apparativen Kriterien.

Ursprünglich wurden 4 Schweregrade der Lungenembolie anhand der klinischen Symptomatik und dem Blutdruck im großen und kleinen Kreislauf festgelegt (s. Tab. 2.7). In einer neueren Einteilung wird nur noch zwischen massiver und nicht massiver Lungenembolie unterschieden.

Die **massive Lungenembolie** führt zu einer Schocksituation, bei der die arterielle Hypotension im Vordergrund steht, andere Ursachen einer hämodynamischen In-

2.5 Pathophysiologie der perioperativen Thrombembolien

stabilität müssen ausgeschlossen werden. Führend in der Diagnostik ist die transthorakale oder transösophageale Echokardiographie. Zeichen der Rechtsherzbelastung oder Dekompensation sowie möglicherweise auch der Thrombusnachweis in den Pulmonalarterien ermöglichen die Akutdiagnose am Krankenbett. Bei Vorliegen einer Rechtsherzbelastung in der Echokardiographie und entsprechenden klinischen Zeichen kann die Verdachtsdiagnose submassive Lungenembolie gestellt werden. Goldstandard in der Diagnostik einer akuten Lungenembolie ist die Pulmonalisangiographie, diese bietet zudem den Vorteil der Akutlyse. Eine vergleichbar hohe diagnostische Sicherheit bieten die Spiraltomographie und die Magnetresonanztomographie, beide Verfahren bieten zudem den Vorteil, dass eine zugrunde liegende Beinvenenthrombose diagnostiziert werden kann. In der Therapie der akuten Lungenembolie steht die Lysetherapie im Vordergrund. Diese kann allerdings aufgrund der Gefahr einer chirurgischen Blutung nicht bei allen operativen Patienten durchgeführt werden. Es gibt zurzeit keine allgemeingültigen Richtlinien, bei welchem operativen Patienten eine Lyse durchgeführt werden kann.

Tab. 2.7: Schwergradeinteilung der akuten Lungenembolie. Die allgemein gültige Klassifikation nach Grasser umfasst die Schwergrade 1–4 und ist an klinischen Untersuchungsbefunden orientiert. In anderen Untersuchungen wird nur zwischen massiver und nicht massiver Lungenembolie unterschieden. Bei der massiven Lungenembolie steht die hämodynamische Beeinträchtigung im Vordergrund, und es werden echokardiographische und dynamische Parameter (Abfall des Blutdrucks) einbezogen [modifiziert nach Walther und Böttiger].

A	Nicht massive Lungenembolie	Submassive LE	Massive LE
Kriterien		Echokardiographisch: Rechtsherzbelastung	RR syst. < 90 mmHg RR-Abfall > 40 mmHg für mehr als 15 min*

B	Grad I	Grad II	Grad III	Grad IV
Klinik	Passager, oft unbemerkte Symptomatik	Persistierende, leichte Symptomatik	Persistierende Symptomatik, hämodynamische Veränderungen	Ausgeprägter Schockzustand, Reanimation
Art. RR	Normal	Normal – leicht erniedrigt	Erniedrigt	Stark erniedrigt
PA-Druck	Normal	Normal – leicht erhöht	Erhöht	Deutlich erhöht
ZVD	Normal	Normal	Ggf. gering erhöht	Erhöht

* nach Ausschluss einer Hypovolämie, Sepsis, Arrhythmie

2.5.2 Venöse Thrombosen

Tiefe Beinvenenthrombosen sind eine typische und sehr häufige Komplikation des hospitalisierten Patienten [15]. Die TVT und insbesondere auch die Lungenembolie tragen damit erheblich zur perioperativen Morbidität und Letalität bei.

Zur Entstehung einer Thrombose tragen die von Virchow bereits 1859 zusammengefassten 3 Faktoren bei:
- Schädigung der Gefäßwand
- Hyperkoagulabilität
- Verlangsamung des Blutstromes

Alle diese Faktoren treten regelhaft bei chirurgischen Patienten auf. So kann eine traumabedingte Schädigung der Gefäßwand vorliegen, das Gerinnungssystem kann durch die Operation beeinträchtigt sein und eine Vielzahl von Patienten sind während des stationären Aufenthaltes zumindest zeitweise immobilisiert [15]. Kardiovaskuläre Risikopatienten haben zudem schon aufgrund der Grunderkrankung eine erhöhte Inzidenz von thrombembolischen Komplikationen. So finden sich bei ca. 12% der Patienten mit Herzinsuffizienz und 30–60% der Patienten mit Apoplex thrombembolische Komplikationen [15].

Die Risikofaktoren zur Entwicklung einer tiefen Beinvenenthrombose sind in Tabelle 2.6 zusammengefasst. Zur Prävention der Entwicklung einer Beinvenenthrombose wird in der klinischen Routine eine Kombination aus medikamentöser und physikalischer Therapie empfohlen. Die Wirksamkeit physikalischer und medikamentöser Methoden zur Thrombemboliprophylaxe ist in großen prospektiv, randomisierten Untersuchungen gezeigt worden. Als Basismaßnahmen gelten die Frühmobilisation und die Krankengymnastik. Darüber hinaus ist eine Risikoadaptierte medikamentöse Thromboseprophylaxe indiziert (s.a. Kap. 8).

2.5.3 Zerebrovaskuläre Durchblutungsstörungen, Schlaganfall, transitorisch ischämische Attacke

Neurologische Störungen in der perioperativen Phase umfassen ein weites Spektrum, das von milden neurologischen Einschränkungen bis hin zum manifesten Schlaganfall reicht. Patienten mit vorbestehenden kardiovaskulären Erkrankungen sind in besonderem Maße durch einen Schlaganfall gefährdet. Das höchste Risiko besteht in der Herz- und Karotis-Chirurgie. Dort beträgt die Rate des intra- und postoperativen Schlaganfalls 2–5%. Die Häufigkeit des Schlaganfalls bei nicht herzchirurgischen Patienten wird mit 0,006–0,2% angegeben. Bei diesen Patienten tritt ein Schlaganfall häufig erst mit einer gewissen zeitlichen Latenz zum operativen Eingriff auf. Ursächlich für das Auftreten eines Schlaganfalls sind überwiegend thrombembolische Verschlüsse sowie lokale Thrombosen mit sekundärer Embolie, demgegenüber sind zerebrale Blutungen vergleichsweise selten. Bei einzelnen Operationen und Lagerungsverfahren kann es zur paradoxen Embolie von Gas oder Partikeln über ein persistierendes Foramen ovale kommen. Inwieweit eine arterielle Hypotension mit dem Auftreten des postoperativen Apoplex vergesellschaftet ist, wird weiterhin kontrovers diskutiert. Zurzeit gibt es keine Hinweise, dass eine kurzdauernde arterielle Hypotension das Schlaganfallrisiko erhöht.

Die Überstreckung des Kopfes zur Intubation führt allerdings zu einer Reduktion zerebralen Blutflusses, insbesondere bei Patienten im Stromgebiet der A. vertebralis, es ist denkbar, dass eine längerdauernde Reduktion des Flusses zu Mikroinfarkten im Vertebralisstromgebiet führen kann. Darüber hinaus kann das Absetzen gerinnungshemmender Medikament wie ASS und Kumarinderivate, auch für kleinere Operationen, zu einer erhöhten Inzidenz von Schlaganfällen führen [31].

Literatur

[1] Mangano DT, Perioperative medicine: NHLBI working group deliberations and recommendations. J Cardiothorac Vasc Anesth (2004), 18, 1–6
[2] Bohm M, Perioperative risk and preoperative preparation of the cardiac patient for noncardiac surgery. Internist (2000), 41, 283–291
[3] Hernandez AF, Newby LK, O'Connor CM, Preoperative evaluation for major noncardiac surgery: focusing on heart failure. Arch Intern Med (2004), 164, 1729–1736
[4] Hernandez AF et al., Outcomes in heart failure patients after major noncardiac surgery. J Am Coll Cardiol (2004), 44, 1446–1453
[5] Magner JJ, Royston D, Heart failure. Br J Anaesth (2004), 93, 74–85
[6] Berlatzky Y et al., Prolonged postoperative myocardial ischaemia and infarction in vascular surgery performed under regional anaesthesia. Eur J Vasc Surg (1994), 8, 413–418
[7] Bottiger BW et al., Postoperative 12-lead ECG predicts peri-operative myocardial ischaemia associated with myocardial cell damage. Anaesthesia (2004), 59, 1083–1090
[8] Landesberg G, Monitoring for myocardial ischemia. Best Pract Res Clin Anaesthesiol (2005), 19, 77–95
[9] Landesberg G, The pathophysiology of perioperative myocardial infarction: facts and perspectives. J Cardiothorac Vasc Anesth (2003), 17, 90–100
[10] Landesberg G et al., Perioperative ischemia and cardiac complications in major vascular surgery: importance of the preoperative twelve-lead electrocardiogram. J Vasc Surg (1997), 26, 570–578
[11] Polanczyk CA et al., Supraventricular arrhythmia in patients having noncardiac surgery: clinical correlates and effect on length of stay. Ann Intern Med (1998), 129, 279–285
[12] Amar D et al., The effects of advanced age on the incidence of supraventricular arrhythmias after pneumonectomy in dogs. Anesth Analg (2002), 94, 1132–1136
[13] Amar D, Strategies for perioperative arrhythmias. Best Pract Res Clin Anaesthesiol (2004), 18, 565–577
[14] Motsch J et al., Update in the prevention and treatment of deep vein thrombosis and pulmonary embolism. Curr Opin Anaesthesiol (2006), 19, 52–58
[15] Dohmen B et al., Venous thromboembolism prophylaxis. Anaesthesist (2004), 53, 657–672; quiz 673
[16] Grimm W, Maisch B, Clinical pathway „Acute Coronary Syndrome". Internist (2006), 47, 699–706
[17] Landesberg G et al., Association of cardiac troponin, CK-MB, and postoperative myocardial ischemia with

long-term survival after major vascular surgery. J Am Coll Cardiol (2003), 42, 1547–1554
[18] Landesberg G et al., Myocardial ischemia, cardiac troponin, and long-term survival of high-cardiac risk critically ill intensive care unit patients. Crit Care Med (2005), 33, 1281–127
[19] French GW et al., Peri-operative silent myocardial ischaemia in patients undergoing lower limb joint replacement surgery: an indicator of postoperative morbidity or mortality? Anaesthesia (1999), 54, 235–240
[20] Landesberg G et al., Myocardial infarction after vascular surgery: the role of prolonged stress-induced, ST depression-type ischemia. J Am Coll Cardiol (2001), 37, 1839–1845
[21] Bottiger BW et al., Association between early postoperative coagulation activation and peri-operative myocardial ischaemia in patients undergoing vascular surgery. Anaesthesia (2005), 60, 1162–1167
[22] Frenzel T, Theilmeier G, Pathophysiology of coronary artery disease and heart failure. Anasthesiol Intensivmed Notfallmed Schmerzther (2006), 41, 315–321; quiz 22
[23] Dawood MM et al., Pathology of fatal perioperative myocardial infarction: implications regarding pathophysiology and prevention. Int J Cardiol (1996), 57, 37–44
[24] Cohen MC, Aretz TH, Histological analysis of coronary artery lesions in fatal postoperative myocardial infarction. Cardiovasc Pathol (1999), 8, 133–139
[25] Le Manach Y et al., Early and delayed myocardial infarction after abdominal aortic surgery. Anesthesiology (2005), 102, 885–891
[26] Burger W, Chemnitius JM, Kneissl GD, Rucker G, Low-dose aspirin for secondary cardiovascular prevention – cardiovascular risks after its perioperative withdrawal versus bleeding risks with its continuation – review and meta-analysis. J Intern Med (2005), 257, 399–414
[27] Landesberg G et al., Perioperative myocardial ischemia and infarction: identification by continuous 12-lead electrocardiogram with online ST-segment monitoring. Anesthesiology (2002), 96, 264–270
[28] Landesberg G et al., Cardiac troponin after major vascular surgery: the role of perioperative ischemia, preoperative thallium scanning, and coronary revascularization. J Am Coll Cardiol (2004), 44, 569–575
[29] Lindenauer PK et al., Lipid-lowering therapy and in-hospital mortality following major noncardiac surgery. Jama (2004), 291, 2092–2099
[30] Mangano DT, Aspirin and mortality from coronary bypass surgery. N Engl J Med (2002), 347, 1309–1317
[31] Kertai MD et al., Cardiac risk and perioperative management. J Cardiovasc Surg (Torino) (2003), 44, 431–435
[32] Kertai MD et al., A combination of statins and beta-blockers is independently associated with a reduction in the incidence of perioperative mortality and nonfatal myocardial infarction in patients undergoing abdominal aortic aneurysm surgery. Eur J Vasc Endovasc Surg (2004), 28, 343–352
[33] Banach M, Drozdz J, Okonski P, Rysz J, Immunological aspects of the statins' function in patients with heart failure: a report from the Annual Conference of ESC – Heart Failure 2005. Cell Mol Immunol (2005), 2, 433–437
[34] Sepulveda JL, Mehta JL, C-reactive protein and cardiovascular disease: a critical appraisal. Curr Opin Cardiol (2005), 20, 407–416
[35] Elrod JW, Lefer DJ, The effects of statins on endothelium, inflammation

Literatur

and cardioprotection. Drug News Perspect (2005), 18, 229–236
[36] Spyropoulos AC, Managing oral anticoagulation requires expert experience and clinical evidence. J Thromb Thrombolysis (2006), 21, 91–94
[37] Groban L, Butterworth J, Perioperative management of chronic heart failure. Anesth Analg (2006), 103, 557–575
[38] Older P, Hall A, Preoperative evaluation of cardiac risk. Br J Hosp Med (Lond) (2005), 66, 452–457
[39] Toller WG, Metzler H, Acute perioperative heart failure. Curr Opin Anaesthesiol (2005), 18, 129–135
[40] Amar D, Perioperative atrial tachyarrhythmias. Anesthesiology (2002), 97, 1618–1623
[41] O'Kelly B et al., Ventricular arrhythmias in patients undergoing noncardiac surgery. The Study of Perioperative Ischemia Research Group. Jama (1992), 268, 217–221
[42] Amar D, Postoperative atrial fibrillation. Heart Dis (2002), 4, 117–123
[43] Amar D et al., Symptomatic tachydysrhythmias after esophagectomy: incidence and outcome measures. Ann Thorac Surg (1996), 61, 1506–1509
[44] Smits JP et al., A mutation in the human cardiac sodium channel (E161K) contributes to sick sinus syndrome, conduction disease and Brugada syndrome in two families. J Mol Cell Cardiol (2005), 38, 969–981
[45] Roberts R, Mechanisms of disease: Genetic mechanisms of atrial fibrillation. Nat Clin Pract Cardiovasc Med (2006), 3, 276–282
[46] Balser JR, Inherited sodium channelopathies: models for acquired arrhythmias? Am J Physiol Heart Circ Physiol (2002), 282, H1175–180
[47] Balser JR, Perioperative arrhythmias: incidence, risk assessment, evaluation, and management. Card Electrophysiol Rev (2002), 6, 96–99
[48] Thompson A, Balser JR, Perioperative cardiac arrhythmias. Br J Anaesth (2004), 93, 86–94
[49] Amar D et al., Relationship of early postoperative dysrhythmias and long-term outcome after resection of non-small cell lung cancer. Chest (1996), 110, 437–439
[50] Wichter T et al., Molecular mechanisms of inherited ventricular arrhythmias. Herz (2002), 27, 712–739
[51] Rasche S, Koch T, Hubler M, Long QT syndrome and anaesthesia. Anaesthesist (2006), 55, 229–246
[52] Roberts R, Genomics and cardiac arrhythmias. J Am Coll Cardiol (2006), 47, 9–21
[53] Das SN, Kiran U, Saxena N, Perioperative management of long QT syndrome in a child with congenital heart disease. Acta Anaesthesiol Scand (2002), 46, 221–223
[54] Booker PD, Whyte SD, Ladusans EJ, Long QT syndrome and anaesthesia. Br J Anaesth (2003), 90, 349–366
[55] Wang DW et al., Enhanced Na(+) channel intermediate inactivation in Brugada syndrome. Circ Res (2000), 87, E37–43
[56] Roberts R, Brugada R, Genetics and arrhythmias. Annu Rev Med (2003), 54, 257–267
[57] Inamura M et al., General anesthesia for patients with Brugada syndrome. A report of six cases. Can J Anaesth (2005), 52, 409–412
[58] Brugada R et al., Identification of a genetic locus for familial atrial fibrillation. N Engl J Med (1997), 336, 905–911
[59] Amar D, Prevention and management of dysrhythmias following thoracic surgery. Chest Surg Clin N Am (1997), 7, 817–829

3 Kardioprotektion und Modulation der Sympathikusaktivität

Jan Fräßdorf, Wolfgang Schlack

3.1 Einführung

Bei etwa einem Drittel der 100 Millionen Patienten, die sich weltweit einer nicht herzchirurgischen Operation unterziehen müssen, liegen Risikofaktoren für eine koronare Herzkrankheit (KHK) vor. Abhängig vom Risikoprofil und der durchzuführenden Operation muss bei bis zu einem Drittel dieser Patienten mit einer perioperativen kardialen Komplikation, d.h. z.B. Infarkt, Herzinsuffizienz oder Tod gerechnet werden [1]. Bei bis zu 40% der Risikopatienten können Myokardischämien auftreten. Aus diesem Grunde kommt der Reduktion perioperativer Myokardischämien eine wesentliche Bedeutung zu. Obwohl diese klinisch meist stumm verlaufen, erhöht das Auftreten einer perioperativen Myokardischämie das perioperative Risiko jedoch dramatisch (z.B. um den Faktor 9,2 für das Auftreten einer instabilen Angina pectoris, eines Myokardinfarktes oder Herztodes).

Das sympathische Nervensystem spielt eine wesentliche Rolle in der Pathogenese myokardialer Ischämien: Tachykardie und gesteigerte Kontraktilität erhöhen den Sauerstoffbedarf des Myokards, während gleichzeitig eine Konstriktion poststenotischer Koronargefäße zu einer Verringerung der Durchblutung im subendokardialen Gewebe führen kann. Kommt es dabei zu einem regional kritischen Missverhältnis von Sauerstoffangebot und -verbrauch, so kann dies zur Myokardischämie, gesteigerter Arrhythmieneigung bis hin zum ventrikulären Pumpversagen führen. Eine weitere Gefahr, die bei einer akuten Sympathikusaktivierung vermehrt auftritt, ist die Ruptur einer Koronarplaque, mit der Folge eines akuten Koronarverschlusses.

Maßnahmen zur Senkung des perioperativen kardialen Risikos zielen daher auf die **Risikofaktoren der perioperativen kardiovaskulären Morbidität:**
◂ Sympathikusaktivität
◂ Thrombusentstehung (vgl. Kap. 2)

Darüber hinaus gibt es aktuelle Hinweise, dass speziell volatile Anästhetika kardioprotektive Effekte haben und damit die Wahl des Anästhesieverfahrens einen Einfluss haben könnte.

3.2 Modulation der Sympathikusaktivität

3.2.1 Medikamentöse Sympathikusblockade

Therapie mit β-Blockern

Mangano und Mitarbeiter konnten 1996 erstmals zeigen, dass die perioperative Atenolol-Therapie bei Patienten mit vermuteter oder nachgewiesener KHK zu einer 55%igen Reduktion der 2-Jahres-Letalität führt. Diese deutliche Reduktion der Letalität ist durch eine Reduktion kardialer Ereignisse um 67% im ersten und um 48% im zweiten Jahr nach der OP bedingt. Die Patienten erhielten 5–10 mg Atenolol i.v. kurz vor und nach der OP und 50–100 mg/d vom ersten postoperativen Tag bis zur Entlassung. Bei der Interpretation dieser Studie sind einige Kritikpunkte zu beachten. Erstens wurde bei einigen Patienten der Kontrollgruppe eine bestehende β-Blocker-Therapie für die Studie unterbrochen und zweitens wurden nicht alle Patienten in die Analyse eingeschlossen. Die 6 Patienten der Atenolol-Gruppe, die während des Krankenhausaufenthaltes verstorben sind, wurden nicht in die Analyse eingeschlossen [2]. Schließt man diese Patienten mit ein, so lässt sich kein signifikanter Effekt mehr nachweisen [3].

In einem Hochrisiko-Kollektiv von Patienten für gefäßchirurgische Eingriffe, die in einem präoperativen Stressechokardiogramm Wandbewegungsstörungen aufwiesen, konnten Poldermanns und Mitarbeiter einen noch ausgeprägteren Effekt einer β-Blocker-Therapie nachweisen: Bisoprolol (5–10 mg/d, mindestens 7 Tage präoperativ bis 1 Woche postoperativ) reduzierte die Rate schwerer kardialer Ereignisse (Infarkt und Tod) innerhalb des ersten postoperativen Monats um 90%, d.h. von 34% in der Kontrollgruppe auf 3,4% bei mit β-Blocker behandelten Patienten [1]. Dieser Überlebensvorteil lies sich auch 2 Jahre nach der perioperativen β-Blocker-Therapie noch nachweisen [4]. In einer weiteren Arbeit konnte die gleiche Arbeitsgruppe zeigen, dass auch Patienten, die keine Wandbewegungsstörungen hatten, von einer Therapie mit Bisoprolol profitierten. Dahingegen hatten die Patienten, die ein sehr hohes Risiko für eine myokardiale Ischämie haben, kein Benefit von einer perioperativen β-Blocker-Therapie [5]. Dahingegen konnte Lindenauer et al. [6] in einer retrospektiven Kohortenstudie an über 600 000 Patienten keinen Vorteil einer β-Blocker-Therapie bei Patienten nachweisen, die einen Revised Cardiac Risk Index (RCRI, s. Tab. 3.1) nach Lee [7] von 0 oder 1 hatten. Für den Endpunkt Tod im Krankenhaus fanden die Autoren eine erhöhte Inzidenz bei diesen Patienten, die mit einem β-Blocker therapiert wurden.

Patienten mit einem Diabetes mellitus haben häufig eine KHK und sind somit ein besonderes Risikokollektiv für myokardiale Ischämien. Sowohl in der retrospektiven Studie von Lindenauer [6] als auch in einer randomisierten, placebokontrollierten, verblindeten Multicenter-Studie von Juul et al. [8] konnte aber kein positiver Effekt einer β-Blocker-Therapie bei Patienten mit Diabetes mellitus nachgewiesen werden. In einer Metaanalyse von Devereaux

Tab. 3.1: Revised Cardiac Risk Index nach Lee: Risikofaktoren

Risikofaktor	Kriterium
Hochrisiko-Chirurgie	Intrathorakale, intraperitoneale oder gefäßchirurgische Operation
KHK	Myokardinfarkt, Angina pectoris, positiver Stresstest, pathologische Q-Zacken im EKG, Nitrattherapie
Herzinsuffizienz	Anamnese, Klinik, entsprechender Röntgenbefund
Zerebrovaskuläre Ereignisse	TIA, ischämischer Insult
Diabetes mellitus	Therapie mit Insulin
Niereninsuffizienz	Kreatinin > 2 mg/dl

et al. [9] kommen die Autoren zu der Schlussfolgerung, dass die Therapie mit β-Blockern in der perioperativen Phase von Vorteil sein könnte, die Datenlage aber noch nicht ausreichend sei.

Wird andererseits eine bereits präoperativ durchgeführte Therapie mit β-Blockern unterbrochen, so muss mit einem gefährlichen „Reboundphänomen" gerechnet werden: Wurde bei kardialen Risikopatienten bei einem gefäßchirurgischen Eingriff perioperativ der β-Blocker abgesetzt, stieg die perioperative Letalität von 1,5% auf 50% an [10].

Im Jahr 2002 veröffentlichte das American College of Cardiology und die American Heart Association die Leitlinie zur perioperativen kardiovaskulären Evaluation vor nicht herzchirurgischen Eingriffen [11]. Diese wurde aufgrund der aktuellen Studien im Jahr 2006 überarbeitet [12]. Die wesentlichen Empfehlungen der Leitlinie sind:

◢ Eine bereits präoperativ begonnene Therapie sollte perioperativ fortgeführt werden (Klasse-I-Empfehlung, Evidence Level C).

◢ Bei Patienten mit einem hohen kardialen Risiko sollte vor einem gefäßchirurgischen Eingriff eine β-Blocker-Therapie eingeleitet und so titriert werden, dass eine Ruheherzfrequenz von 50–60 Schlägen pro Minute resultiert (Klasse-I-Empfehlung, Evidence Level C).

◢ Es wird empfohlen, Patienten mit einem hohen kardialen Risiko sowohl vor gefäßchirurgischen Eingriffen als auch vor Eingriffen, die mit einem mittleren operativen Risiko behaftet sind, ebenfalls mit einem β-Blocker zu behandeln (Klasse-IIa-Empfehlung, Evidence Level B). Der Revised Cardiac Risk Index nach Lee [7] kann helfen, Risikopatienten zu identifizieren (s. Tab. 3.1).

◢ Bei absoluten Kontraindikationen (Bradykardie, AV-Block > I°, kardiogenem Schock, schwerem Asthma, *schwerer* COPD sollten β-Blocker nicht angewendet werden (Klasse-III-Empfehlung, Evidence Level C). Hier kann ggf. auf Clonidin ausgewichen werden (s.u.).

Die Empfehlungen der AHA/ACC sind auf den ersten Blick sehr eindeutig; man darf aber nicht außer Acht lassen, dass die Klasse-I-Empfehlungen mit dem Evidenzniveau C versehen sind (Expertenmeinung). Dieses Evidenzproblem wird hoffentlich im Laufe des Jahres 2007 aufgelöst werden, da für Ende 2007 die Ergebnisse der Peri Operative Ischemic Evaluation (POISE) Studie angekündigt sind (www.phri.ca/poise.htm). Hier wurde der Effekt von Metoprolol auf die kardiale Komplikationsrate an über 8000 Patienten in einer randomisierten, doppelblinden multi-center Studie untersucht. Bis hier die endgültigen Ergebnisse vorliegen, sollte nach den gültigen Guidelines jeder Patient, der eine β-Blocker-Therapie nötig hat, diese auch perioperativ erhalten. Die häufig geäußerte Furcht vor Nebenwirkungen ist angesichts der geringen Nebenwirkungsrate (< 1%) nicht zu rechtfertigen, sofern die Kontraindikationen beachtet werden. So kam es in keiner der o.g. Studien wegen der Nebenwirkungen der β-Blocker zu einem Studienabbruch. Die Therapie mit β-Blockern bei Patienten, die ein niedriges Risiko haben, ein kardiales Ereignis perioperativ zu erleiden, scheint nach der aktuellen Datenlage nicht von Vorteil zu sein. Ein potenziell schädlicher Einfluss ist aktuell bei diesen Patienten nicht auszuschließen.

Therapie mit $α_2$-Agonisten
Über eine Stimulation präsynaptischer $α_2$-Rezeptoren kommt es zu einer verminderten Noradrenalinfreisetzung. Die zentrale $α_2$-Stimulation führt zu einer zentralen Reduktion der Sympathikusaktivität. Die perioperative Gabe eines $α_2$-Rezeptoragonisten führt zu einer Reduktion des postoperativen Fibrinogenanstiegs und einer Hemmung der Katecholamin-induzierten Thrombozytenaggregation. Das **Clonidin** die perioperative Inzidenz von Myokardischämien reduziert, ist schon länger bekannt [13] und wurde in einer Metaanalyse bestätigt [14]. Auch Mivazerol und Dexmetiotomidin haben diesen Effekt [15]. Für Clonidin konnte in einer prospektiven, randomisierten Studie gezeigt werden, dass es bei kardialen Risikopatienten nicht nur zu einer perioperativen Ischämiereduktion, sondern auch zu einer Reduktion der 2-Jahres-Letalität von 29% auf 15% kam, ohne dass perioperativ bedeutende hämodynamische Nebenwirkungen auftraten. Clonidin wurde am Vorabend der OP und eine Stunde präoperativ mit je 0,2 mg oral verabreicht sowie für 4 Tage ein Clonidin-Pflaster (Freisetzung von 0,2 mg/Tag) belassen.

Clonidin scheint als Ausweichmedikament bei Vorliegen von Kontraindikationen gegen eine β-Blocker-Therapie gut geeignet zu sein.

Eine Multicenterstudie konnte für Mivazerol keine Reduktion der Infarktrate oder 30-Tage-Letalität zeigen [16].

3.2.2 Neuraxiale Blockaden

Abhängig von der Höhe und der Ausdehnung haben neuraxiale Blockaden unterschiedliche Wirkungen auf das sympathische System. Blockaden in der Höhe von

Th5–L1 modifizieren die Katecholaminausschüttung aus der Nebennierenrinde. Während es bei der epiduralen Blockade lumbaler Segmente zu einer kompensatorisch gesteigerten Aktivität der thorakalen Anteile des Sympathikus kommt, führt die Blockade der Segmente Th1–Th5 zu einer Unterbrechung der sympathischen Innervation des Herzes. Auf der Grundlage pathophysiologischer Überlegungen und tierexperimenteller Befunde ist deshalb von einer thorakalen Epiduralanästhesie eine Dilatation von (poststenotischen) Koronargefäßen, eine Reduktion der Herzfrequenz und des myokardialen Metabolismus sowie eine optimierte Herzfunktion durch reduzierte Vor- und Nachlast und eine bessere Sauerstoffverfügbarkeit zu erwarten [17]. Klinisch führen thorakale Epiduralanästhesie bei Patienten mit konservativ nicht beherrschbarer Angina pectoris Symptomatik zu deutlicher Symptomreduktion bei gleichzeitiger Steigerung der Leistungsfähigkeit [18].

Alle diese Befunde deuten auf einen kardioprotektiven Effekt einer thorakalen Periduralanästhesie hin. Während einzelne Studien immer wieder klare Vorteile gerade auch bei herzchirurgischen Patienten zeigen, wie z.B. niedrigere Troponinwerte und weniger Wandbewegungsstörungen [19], findet eine Metaanalyse bei kardiochirurgischen Patienten zwar deutliche Vorteile einer thorakalen Periduralanästhesie bezüglich postoperativer Lungenfunktion, Analgesiequalität, Auftreten von Herzrhythmusstörungen, jedoch keine Unterschiede bezüglich Infarktrate oder Überleben [20]. Für die nicht kardiochirurgischen Patienten ist die Studienlage insgesamt auch nicht endgültig geklärt. Eine große Metaanalyse konnte zur Frage, ob Regional- oder Allgemeinanästhesie mit einem besseren Outcome vergesellschaftet sind, insgesamt 141 Einzelstudien einschließen [21]. Das Ergebnis der gesamten Studie, die einen Überlebensvorteil für die Regionalanästhesien zeigt, hängt aber letztlich an 9 Studien, in denen eine zum Teil sehr hohe Letalität in der Allgemeinanästhesiegruppe (100 von 1158 Patienten) vorlag. In den 132 weiteren eingeschlossenen Studien mit einer geringeren Letalität in der Allgemeinanästhesiegruppe, fand sich kein Überlebensvorteil für die Regionalanästhesie (s. Abb. 3.1). Beatie fand in seiner Metaanalyse bei Einschluss von 5 [22] bzw. 13 Studien [23] eine Reduktion der perioperativen Infarktrate. Dieses Ergebnis hängt jedoch von dem Einschluss einer umstrittenen Arbeit ab [24], bei der 3 von 26 Patienten in der Kontrollgruppe einen Infarkt erlitten. Ein weiteres Problem ist, dass die größten Unterschiede aufgrund unterschiedlicher Thromboseraten entstehen. Die meisten Studien wurden aber vor der routinemäßigen Thromboembolieprophylaxe durchgeführt.

> Zusammenfassend muss zur *thorakalen* Periduralanästhesie festgestellt werden, dass der aufgrund pathophysiologischer Überlegungen erwartete Nutzen sich bei der derzeitigen Studienlage leider nicht in einer sicheren Reduktion der perioperativen Letalität oder Myokardinfarktrate ausdrückt.

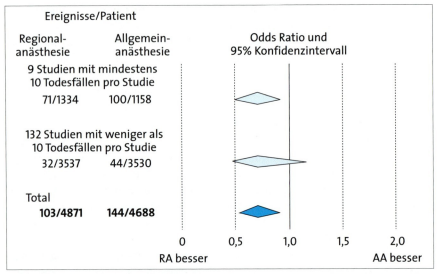

Abb. 3.1: Letalität bei Regionalanästhesie (RA) vs. Allgemeinanästhesie (AA) [modifiziert n. 21]

Gute Hinweise gibt es allerdings für z.B. eine bessere postoperative Lungenfunktion und eine bessere Schmerztherapie. Völlig ungeklärt bleibt erst recht die Frage, ob bei schon bestehender Betablockade von einer thorakalen Periduralanästhesie ein zusätzlicher Vorteil zu erwarten ist. Allerdings zeigen die bisher publizierten Metaanalysen auch keine negativen Effekte auf die untersuchten Parameter. Bei einer Nutzen-Risiko-Abwägung für eine thorakale Periduralanästhesie muss auch berücksichtigt werden, dass gerade kardiale Risikopatienten oft eine therapeutische oder prophylaktische Antikoagulation haben, die dann perioperativ das Legen oder Ziehen des Katheters beeinflusst. Hierzu sei auf die Empfehlungen der DGAI verwiesen [25]. Dabei ist insbesondere die Empfehlung, ASS mehr als 2 Tage vor Anlage oder Ziehen des Katheters abzusetzen, sehr kritisch mit dem erwarteten Nutzen der Periduralanästhesie, verglichen mit dem gesicherten Nutzen der ASS-Therapie (s.u.) abzuwägen.

3.3 Thrombozytenaggregationshemmer

3.3.1 Übersicht

In der Primär- und Sekundärprophylaxe von kardialen und/oder neurologisch-vaskulären Ereignissen ist die Gabe von **Thrombozytenaggregationshemmern (TAH)** seit Jahren ein fester Bestandteil. Die Dauertherapie mit **Acetylsalicylsäure (ASS)** senkt bei diesen Patienten die Morbidität und Letalität deutlich [26]. In den letzten Jahren sind noch weitere TAH hinzugekommen, die sich hinsichtlich ihrer pharmakologischen Eigenschaften deutlich unterschieden. Die **Thienopyridine** sind irreversible Antagonisten der Adenosin-induzierten Thrombozytenaktivierung, wohingegen ASS über die irreversible Hemmung der Cyclooxygenase die Thromboxan-A_2-induzierte Thrombozytenaktivierung blockiert. Dies bedeutet zum einen, dass bei Blockade eines Substrates die Thrombozyten noch andere Aktivierungswege haben und zum anderen, dass eine Regenerierung des Systems nur über eine De-novo-Synthese von Thrombozyten möglich ist. Dies dauert im Allgemeinen ca. 12–14 Tage, wobei nach 2–4 Tagen bereits eine ausreichende Thrombozytenaktivierung wieder in vitro nachgewiesen werden kann [27]. Im Gegensatz dazu sind die **Glykoprotein-IIa/IIIb-Antagonisten** alleine in der Lage, die Thrombozytenaggregation, also die Interaktion der Thrombozyten mit Fibrin durch Blockade der GP-IIa/IIIb-Rezeptoren, vollständig zu unterdrücken. Die Wirkdauer ist dabei abhängig vom verwendeten Antagonisten und beträgt zwischen 1–2 Tagen bei Abciximab (einem monoklonalen GP-IIA/IIIb-Rezeptorantikörper) und 8 h bei Tirofiban bzw. 4 h bei Eptifibatid (kompetitive GP-IIa/ IIIb-Rezeptorantikörper).

3.3.2 Perioperatives Management der Gabe von Thrombozytenaggregationshemmern

Die Frage, ob TAH perioperativ weiter gegeben oder abgesetzt werden sollen, ist nicht pauschal zu beantworten. Die Antwort hängt von der zugrunde liegenden Erkrankung, der Art und Dringlichkeit des Eingriffes und dem angestrebten Anästhesieverfahren ab. Grundsätzlich sind 2 Fragen zu beantworten:
◢ Welches Risiko hat mein Patient, ein kardiales und/oder zerebrovaskuläres Ereignis zu erleiden?
◢ Welches perioperative Blutungsrisiko besteht?

In der Vergangenheit wurde empfohlen, TAH generell ca. 10 Tage vor einem geplanten Eingriff abzusetzen, um so das Blutungsrisiko zu minimieren. Daten aus der jüngeren Vergangenheit zwingen zum Umdenken.

> Es konnte gezeigt werden, dass das Fortführen der Therapie mit ASS die perioperative Letalität bei herzchirurgischen Patienten senken kann, ohne das Blutungsrisiko zu erhöhen.

In dieser prospektiven, randomisierten klinischen Multicenter-Studie mit 5000 Patienten aus der Arbeitsgruppe um Mangano [28] wurde innerhalb von 48 h postoperativ ASS in einer Dosierung zwischen 80 und 650 mg gegeben. Die Therapie wurde dann fortgeführt. Diese Behandlung führte zu einer Reduktion an Myokardinfarkten um 48%, an Schlaganfällen um 50%, dem Auftreten von akutem Nierenversagen um 74% und der Inzidenz von Darmischämien um 62%. Die Autoren weisen in der Diskussion darauf hin, dass dieser Effekt sich vermutlich nicht auf die reine Thrombozytenaggregationshemmung der ASS zurückführen lässt, sondern die anti-inflammatorische Wirkung der ASS mit zu diesem deutlichen Effekt führt. Das präoperative Absetzen von

ASS mit konsekutiver Transfusion von Thrombozyten bei Beendigung der extrakorporalen Zirkulation und die Gabe von Antifibrinolytika erhöhte das Risiko zu sterben oder eine ischämische Komplikation zu erleiden. Diese erhöhte Komplikationsrate konnten zwar durch die postoperative ASS-Therapie reduziert, aber nicht vollständig verhindert werden. Hinsichtlich einer erhöhten Blutungsneigung fanden die Autoren überraschenderweise, dass die mit ASS behandelten Patienten weniger Blutungskomplikationen erlitten. Ferraris und Mitarbeiter [29] konnten in einer retrospektiven Studie durch logistische Regression bei über 2700 Patienten herausarbeiten, dass das Blutungsrisiko nur in Risikopatienten (weibliches Geschlecht, Niereninsuffizienz und längere Bypasszeit) unter ASS-Therapie erhöht ist. Aus diesen Arbeiten lässt sich schlussfolgern, dass bei herzchirurgischen Patienten eine bestehende ASS-Therapie fortgeführt werden kann oder diese innerhalb von 48 h postoperativ initiiert werden sollte.

Die Leitlinien der Deutschen Gesellschaft für Kardiologie empfehlen für Patienten mit einem akuten koronaren Syndrom ohne persistierende ST-Strecken-Hebungen und/oder vor geplanter perkutaner koronarer Intervention (PCI) neben der Gabe von ASS zusätzlich die Gabe Clopidogrel [30, 31]. Der Anteil der Patienten, die notfallmäßig nach einer fehlgeschlagenen PCI einer chirurgischen Revaskularisierung zugeführt werden müssen, wird in der Literatur mit ca. 1% angegeben [32]. Neben diesen Notfallpatienten gibt es auch noch die Patienten, bei denen eine PCI geplant gewesen ist, diese aber aufgrund der Koronarmorphologie nicht durchführbar gewesen ist und somit zumindest eine dringliche Operationsindikation besteht. In der CURE-Studie [33] wurde bei Patienten, die sowohl mit ASS als auch mit Clopidogrel behandelt wurden, eine tendenziell erhöhte Rate an lebensbedrohlichen Blutungen beobachtet (5,6% vs. 4,2% in placebobehandelten Patienten, Unterschied statistisch nicht signifikant). Die Rate an Komplikationen (kardiovaskulärer Tod, Herzinfarkt und Schlaganfall) war aber in dem Therapiearm der Studie signifikant reduziert (2,9% vs. 4,7% in placebobehandelten Patienten).

Der größte Teil der Patienten mit TAH-Therapie muss sich jedoch nicht herzchirurgischen Operationen unterziehen. Welchen Einfluss hat bei diesen Patienten die bisherige Praxis, TAH präoperativ abzusetzen? Darüber liegen bisher keine kontrollierten Studien vor. Es gibt aber Daten von Patienten, die ein akutes koronares Syndrom (ACS) haben und die vorher aus verschiedenen Gründen (Operation, gastroenterologische Intervention, Zahnextraktion, fehlende Compliance des Patienten) die TAH, vor allem ASS, abgesetzt hatten. Hierbei konnte von Collet et al. [34] in einer Kohortenstudie gezeigt werden, dass das Absetzen von ASS ein unabhängiger Prädiktor für die Endpunkte Tod und/oder kardiales Ereignis innerhalb von 30 Tagen ist. Der Anteil der Patienten, die innerhalb von einem Monat vor einem akuten Koronarsyndrom ASS abgesetzt haben, beträgt am Gesamtkollektiv etwa 4% [35]. In der Subgruppe der Rezidivpatienten machte ihr Anteil aber 13,3% aus. Das Absetzen von ASS führte zu einer Verdoppelung der

ST-Strecken-Hebungsinfarkte (STEMI), verglichen mit Patienten, die die ASS-Therapie fortgeführt haben. Innerhalb dieses Kollektivs hatten 20% einen Spätverschluss eines unbeschichteten Stents (15,5±6,5 Monate nach Implantation). Im Durchschnitt kam es nach 10±1,9 Tagen nach Absetzen der ASS zu einem ACS. Bei diesen Studien handelt es sich zwar nicht um randomisierte, kontrollierte klinische Studien, aber sie belegen doch eindeutig, dass das Absetzen von TAH, insbesondere von ASS, das Risiko erhöht, ein ACS zu erleiden. Als Mechanismen werden einerseits ein Rebound-Phänomen der Thromboxan-A_2-Synthese in Thrombozyten und andererseits der Wegfall der anti-inflammatorischen Wirkung der ASS diskutiert.

3.3.3 Thrombozytenaggregationshemmer und Revaskularisierung von Koronararterien

Ein besonderes Problem stellen Patienten dar, bei denen TAH zur Prophylaxe einer Stent-Thrombose nach Koronarstentimplantation gegeben werden.

Erste Hinweise gab die Arbeit von Kaluza und Mitarbeitern [36]. Im Titel der Arbeit sprechen die Autoren von einem „katastrophalen Outcome" bei Patienten, die im Mittel 13 Tage vor einem operativen Eingriff einen Stent erhalten haben. Sie beobachteten bei 40 Patienten 8 kardial bedingte Todesfälle, 7 Myokardinfarkte und 8 schwere Blutungskomplikationen. Eine Studie an einem weiteren, größeren Patientenkollektiv konnte eine Vervierfachung des Risikos beobachten [37]. Ursächlich für diese Häufung an kardiovaskulären Ereignissen scheint eine **In-Stent-Thrombose** zu sein. In der Arbeit von Kaluza et al. waren alle Myokardinfarkte im Versorgungsbereich mit einem Stent versorgter Koronararterien lokalisiert. Die TAH wurde in diesen Patienten entweder als Kombination von Ticlopidin und ASS oder aber teilweise als Monotherapie fortgeführt. Die Patienten, die eine Kombinationstherapie erhielten, hatten auch das größte Risiko, eine Blutungskomplikation zu erleiden.

Es sollte auch berücksichtigt werden, dass Patienten vor einem großen gefäßchirurgischen Eingriff, also Hochrisikopatienten, nicht von einer koronaren Revaskularisierung profitieren [38]. In einer prospektiv randomisierten klinischen Multicenter-Studie an insgesamt über 5800 Patienten konnte kein Überlebensvorteil der revaskularisierten Patienten nachgewiesen werden – unabhängig davon, ob sie mittels ACVB-OP oder PTCA/Stent versorgt wurden. Bei der Analyse der Daten muss man vielmehr auch in Betracht ziehen, dass die Intervention selbst eine eigene Komplikationsrate hat. Auch Patienten, die der weniger invasiven PTCA plus Stent-Implantation zugeführt werden, profitieren von dieser Therapie nicht im perioperativen Umfeld.

> Zusammenfassend kann man sagen, dass das Absetzen der TAH das Risiko für eine In-Stent-Thrombose drastisch erhöht, das Nicht-Absetzen hingegen das Blutungsrisiko. Die Gefahr für den Patienten, die von diesem Blutungsrisiko ausgeht, ist u.a. operationsspezifisch.

Während bei dermatologischen Operationen Blutungen meist keine vital bedrohlichen Ausmaße annehmen, kann bereits eine kleine Blutung, z.b. in der Neurochirurgie oder Ophthalmologie, erhebliche Auswirkungen für den Patienten haben. Inwieweit das Absetzen von Thienopyridinen in der Langzeittherapie das Risiko für ischämische Komplikationen erhöht, ist bislang nicht untersucht.

In allen bisher durchgeführten Studien führte die Gabe von GP-IIa/IIIb-Rezeptorantagonisten zu einer erhöhten Blutungsneigung. Da die Gabe von GP-IIa/IIIb-Rezeptorantagonisten bei Risikopatienten die Wahrscheinlichkeit einer Notfall-ACVB-Operation deutlich reduziert und schwere Blutungskomplikationen überwiegend im perioperativen Umfeld beobachtet wurden, wird im Sinne einer Nutzen-Risiko-Abwägung in diesem Kollektiv die Gabe von GP-IIa/IIIb-Antagonisten empfohlen [39]. Einen Ausweg aus diesem Dilemma stellen die neueren GP-IIa/IIIb-Rezeptorantagonisten Tirofiban und Eptifibatid mit ihrer relativ kurzen Wirkdauer dar. Patienten, die mit diesen TAH im Rahmen einer PTCA/Stent-Implantation behandelt wurden und dann einer Notfall-ACVB unterzogen werden mussten, hatten kein erhöhtes Blutungsrisiko [40, 41].

Gemäß den Leitlinien der Deutschen Gesellschaft für Anästhesiologie und Intensivmedizin wird die Anlage oder das Entfernen eines Periduralkatheters bzw. die Durchführung einer Spinalanästhesie unter TAH zurzeit nicht empfohlen [25]. Nach der aktuellen Datenlage ist bei alleiniger Gabe von ASS nicht mit dem vermehrten Auftreten von spinalen Hämatomen zu rechnen [42, 43]. Da die Patienten, die eine Dauermedikation mit ASS haben, auch ein erhöhtes Risiko für eine perioperative Thrombose haben, bekommen diese zusätzlich Heparine zur Thromboembolieprophylaxe. Diese Komedikation erhöht das Risiko eines spinalen Hämatoms deutlich [44]. Bei fehlender wissenschaftlicher Evidenz hinsichtlich Mortalität und Letalität (s. oben) einer thorakalen Epiduralanästhesie und dem gesicherten Vorteil der Anwendung von ASS und einer adäquaten venösen Thromboembolieprophylaxe hinsichtlich Mortalität und Letalität ist es nach aktueller Datenlage nicht zu empfehlen, diese Medikation zugunsten einer Periduralanästhesie zu unterbrechen. Eine Aktualisierung der Leitlinien ist jedoch zu erwarten.

3.4 Kardioprotektion und Anästhetika

Eine Vielzahl von Befunden weist darauf hin, dass die Auswahl des Anästhetikums von Bedeutung sein kann, wenn es zu Myokardischämien kommt. Im Laborexperiment zeigen sich vor allem für die volatilen Anästhetika und das Edelgas Xenon ausgeprägte Protektionseffekte gegen die Folgen einer Ischämie. Dabei werden 2 Zeitfenster unterschieden, in denen Protektionseffekte ausgelöst werden können.

Die Gabe von volatilen Anästhetika oder Xenon vor einer Ischämie löst einen anhaltenden Protektionseffekt aus, der auch dann noch anhält, wenn das Anästhetikum selbst nicht mehr im Myokard

3.4 Kardioprotektion und Anästhetika

anwesend ist. Dieser Effekt wird als **Anästhetika-induzierte Präkonditionierung** bezeichnet. Im Tierexperiment ist die Protektion so ausgeprägt, dass es zu einer Halbierung der Infarktgröße kommen kann. Die Signaltransduktion dieser Protektion ist sehr komplex und nur z.T. verstanden. Bisher konnte gezeigt werden, dass sowohl Rezeptor vermittelte Prozesse (z.B. ATP-sensitive Kaliumkanäle, Adenosinrezeptoren und Opioidrezeptoren) als auch intrazelluläre Kinasen (Proteinkinasen, Protein-Tyrosinkinasen) und geringe Mengen freier Sauerstoffradikale eine wichtige Rolle spielen. Einen Überblick über die Anästhetika-induzierte Präkonditionierung geben die Abbildung 3.2 und Übersichtsarbeiten [45–48]. Klinisch relevant ist hierbei, dass es einige Pharmaka gibt, die sowohl die endogene als auch die Anästhetika-induzierte Präkonditionierung unterdrücken können. So können Sulfonylharnstoffe [49, 50] und razemisches Ketamin [52] über eine Blockade der ATP-sensitiven Kaliumkanäle diesen Protektionsmechanismus aufheben.

Neben dem präkonditionierenden Effekt, d.h. der prophylaktischen Gabe vor einer Ischämie, zeigen die volatilen Anästhetika auch nach der Ischämie in der Reperfusion eine ausgeprägte Protektionswirkung gegen den Reperfusionsschaden des Myokards, die im Tierexperiment ebenfalls die Myokardinfarktgröße halbieren kann. Diese schon länger beschriebene Protektion gegen den Reperfusionsschaden [53] wurde kürzlich als **Anästhetika-induzierte Postkonditionierung** bezeichnet. Dieser Protektionsmechanismus ist auch dann noch zusätzlich wirksam, wenn schon anti-ischämische Protektionsstrategien wie z.B. verschiedene Kardioplegielösungen angewandt wurden. Einen Überblick über die Auswirkungen von Anästhetika auf den Reperfusionsschaden des Myokards (Postkonditionierung) gibt der Artikel von Preckel und Schlack [54].

Die Kombination beider beschriebenen Protektionsstrategien, d.h. von prä- und postischämischer Gabe eines volatilen Anästhetikums, führt im Tierexperiment zu einer Verstärkung des Protektionseffektes [55]. Dass die ausgeprägte Kardioprotektion der volatilen Anästhetika auch klinisch eine Rolle spielen kann, wurde erstmals von de Hert et al. an Patienten mit koronaren Bypass-Operationen nachgewiesen, die entweder eine Propofol- oder Sevofluran-Anästhesie erhielten [56]. Die Patienten der Sevofluran-Gruppe hatten eine deutlich verminderten Troponinfreisetzung in der Reperfusion als Zeichen eines verminderten Zellunterganges (s. Abb. 3.3) sowie eine deutlich bessere Ventrikelfunktion mit höherem HZV und höherem Blutdruck. Diese klinische Kardioprotektion bei herzchirurgischen Eingriffen wurden inzwischen mehrfach bestätigt [57, 58] u.a. auch für ältere Patienten mit einer schlechten Ventrikelfunktion [59]. Die Troponinfreisetzung nach herzchirurgischen Eingriffen ist zwar nur ein Surogat-Outcome-Parameter, korreliert aber recht gut mit dem Langzeitüberleben [60]. In 2 Studien konnte für eine Inhalationsanästhesie mit Sevofluran oder Desfluran im Vergleich zur TIVA mit Propofol (oder Midazolam) eine signifikante Reduktion der Intensiv-

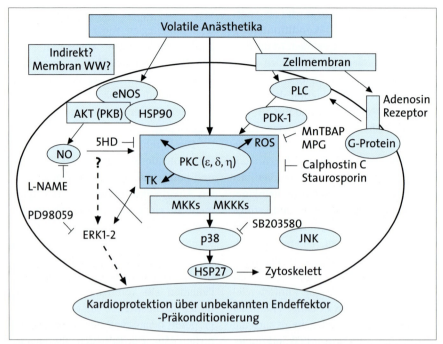

Abb. 3.2: Schematische Darstellung des Signaltransduktionsweges der Anästhetika-induzierten Präkonditionierung (APC). Volatile Anästhetika initiieren als Trigger eine Signaltransduktionskaskade, die über eine Aktivierung eines bislang unbekannten End-Effektors die Kardioprotektion vermittelt. Durch Aktivierung G-Protein-gekoppelter Rezeptoren (z.B. Adenosin-, Opioid-Rezeptoren) wird die Proteinkinase C (**PKC**) mit ihren verschiedenen Isoformen phosphoryliert. Bei Blockade der PKC durch den Inhibitor Calphostin C wird die APC blockiert. Die Inhibition der Bildung reaktiver Sauerstoffspezies (**ROS**) mittels spezifischer Antagonisten (**MnTAB, MPG**) blockiert die APC vermutlich durch eine Hemmung der PKC-Phosphorylierung. Ein weiterer Weg, die PKC zu aktivieren, geht über den sogenannten Phospholipase C (**PLC**) Phosphatidylinositol „dependend" Kinase (**PDK-1**)-Weg. Auch hier könnten Anästhetika angreifen. Durch die Aktivierung der PKC werden in der Signalsduktionskette unterhalb von ihr weitere intrazelluläre Kinasen aktiviert. So kann eine gesteigerte Phosphorylierung der p38-mitogen-aktivierten Kinase (**MAPK**) nach APC beobachtet werden. Diese wird durch mitogen-aktivierte Kinasen Kinasen (**MKK**) und MKK-Kinasen (**MKKK**) aktiviert. Downstream der p38-MAPK wird das Heat shock protein (**HSP**) 27 durch APC phosphoryliert. In der Signaltransduktion lassen sich Unterschiede je nach gewähltem Stimulus nachweisen. Während nach Desfluran APC eine Aktivierung der extrazellulär regulierten Kinasen (**ERK**) 1/2 beobachtet werden kann, spielt dies für die Xenonvermittelte Myokardprotektion keine Rolle. Die endotheliale Stickstoffmonoxid (**NO**)-Synthase (**eNOS**) und die **AKT** (Proteinkinase B, **PKB**) könnten an der Kardioprotektion durch APC beteiligt sein.

3.4 Kardioprotektion und Anästhetika

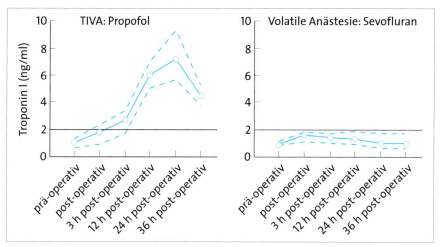

Abb. 3.3: Troponin-I-Plasmaspiegel im Zeitverlauf nach koronarer Bypass-Chirurgie unter Verwendung der Herz-Lungen-Maschine. **Links:** Total intravenöse Anaesthesie (Propofol/Remifentanil). **Rechts:** Balancierte Anästhesie (Sevofluran/Remifentanil). Als Cutt-off-Wert wurde von den Autoren 2 ng/ml festgelegt; schwarze Linie [modifiziert n. 56].

bzw. Krankenhausverweildauer gezeigt werden [57, 61]. Eine aktuelle Metaanalyse zeigt auch eine Reduktion von Morbidität (perioperative Infarkte) und Letalität bei der Verwendung von Sevofluran und Desfluran bei kardiochirurgischen Eingriffen [51].

Dabei ist zurzeit nicht vollständig geklärt, welcher der beschriebenen Schutzmechanismen für die klinische Kardioprotektion entscheidend ist. Während sich klinisch sowohl ein Präkonditionierungseffekt [58] als auch ein Postkonditionierungseffekt nachweisen ließen, konnte gezeigt werden, dass die Reduktion der Troponinfreisetzung und vor allem auch die Verkürzung der Intensivverweildauer bei einer kontinuierlichen Inhalationsanästhetikagabe besser war, als wenn die Substanz nur vor oder nach der Ischämie gegeben wurde [57].

Zusammenfassend lässt sich sagen, dass es zurzeit Hinweise gibt, dass volatile Anästhetika kardioprotektiv sind und sich dies bei kardiochirurgischen Patienten auch in einer deutlichen Reduktion des Zellschadens (Troponin), einer besseren postoperativen Ventrikelfunktion und einer verkürzten Intensiv- und Krankenhausverweildauer äußert.

Eine groß angelegte Outcome-Studie und Untersuchungen an nicht herzchirurgische Patienten liegen zurzeit noch nicht vor, sodass eine abschließende Bewertung noch nicht endgültig möglich ist. Aus der bisherigen Datenlage lässt sich auch nicht sicher beantworten, ob die Kardioprotektion eher im Sinne einer Prä- oder Postkonditionierung auszulösen ist und wie hier eine optimale Dosierung wäre. Deshalb erscheint es zurzeit am sinnvollsten, das volatile Anästhetikum während der gesamten Prozedur zu verabreichen, um einen potenziellen kardioprotektiven Effekt zu nutzen.

Literatur

[1] Poldermans D et al., The effect of bisoprolol on perioperative mortality and myocardial infarction in high-risk patients undergoing vascular surgery. Dutch Echocardiographic Cardiac Risk Evaluation Applying Stress Echocardiography Study Group. N Engl J Med (1999), 341, 1789–1794
[2] Mangano DT et al., Effect of atenolol on mortality and cardiovascular morbidity after noncardiac surgery. Multicenter Study of Perioperative Ischemia Research Group. N Engl J Med (1996), 335, 1713–1720
[3] Swedberg K, Wedel H, 2 year survival with atenolol administration. Evid Based Cardiovasc Med (1998), 2 (1), 33
[4] Poldermans D et al., Bisoprolol reduces cardiac death and myocardial infarction in high-risk patients as long as 2 years after successful major vascular surgery. Eur Heart J (2001), 22, 1353–1358
[5] Boersma E et al., Predictors of Cardiac Events After Major Vascular Surgery: Role of Clinical Characteristics, Dobutamine Echocardiography, and {beta}-Blocker Therapy. JAMA (2001), 285, 1865–1873
[6] Lindenauer PK et al., Perioperative Beta-Blocker Therapy and Mortality after Major Noncardiac Surgery. N Engl J Med (2005), 353, 349–361
[7] Lee TH et al., Derivation and prospective validation of a simple index for prediction of cardiac risk of major noncardiac surgery. Circulation (1999), 100, 1043–1049
[8] Juul AB et al., Effect of perioperative beta blockade in patients with diabetes undergoing major non-cardiac surgery: randomised placebo controlled, blinded multicentre trial. BMJ (2006), 332, 1482
[9] Devereaux PJ et al., How strong is the evidence for the use of perioperative {beta} blockers in non-cardiac surgery? Systematic review and meta-analysis of randomised controlled trials. BMJ (2005), 331, 313–321
[10] Shammash JB et al., Perioperative beta-blocker withdrawal and mortality in vascular surgical patients. Am Heart J (2001), 141, 148–153
[11] Eagle KA et al., ACC/AHA guideline update for perioperative cardiovascular evaluation for noncardiac surgery – executive summary a report of the American College of Cardiology/American Heart Association Task Force on Practice Guidelines (Committee to Update the 1996 Guidelines on Perioperative Cardiovascular Evaluation for Noncardiac Surgery). Circulation (2002), 105, 1257–1267
[12] Fleisher LA et al., ACC/AHA 2006 Guideline Update on Perioperative Cardiovascular Evaluation for Noncardiac Surgery: Focused Update on Perioperative Beta-Blocker Therapy: A Report of the American College of Cardiology/American Heart Association Task Force on Practice Guidelines (Writing Committee to Update the 2002 Guidelines on Perioperative Cardiovascular Evaluation for Noncardiac Surgery) Developed in Collaboration With the American Society of Echocardiography, American Society of Nuclear Cardiology, Heart Rhythm Society, Society of Cardiovascular Anesthesiologists, Society for Cardiovascular Angiography and

Interventions, and Society for Vascular Medicine and Biology. J Am Coll Cardiol (2006), 47, 2343–2355
[13] Stuhmeier KD et al., Small, oral dose of clonidine reduces the incidence of intraoperative myocardial ischemia in patients having vascular surgery. Anesthesiology (1996), 85, 706–712
[14] Nishina K et al., Efficacy of clonidine for prevention of perioperative myocardial ischemia: a critical appraisal and meta-analysis of the literature. Anesthesiology (2002), 96, 323–329
[15] Wijeysundera DN, Naik JS, Beattie WS, Alpha-2 adrenergic agonists to prevent perioperative cardiovascular complications: a meta-analysis. Am J Med (2003), 114, 742–752
[16] Oliver MF, Goldman L, Julian DG, Holme I, Effect of mivazerol on perioperative cardiac complications during non-cardiac surgery in patients with coronary heart disease: the European Mivazerol Trial (EMIT). Anesthesiology (1999), 91, 951–961
[17] Meissner A, Rolf N, Van AH, Thoracic epidural anesthesia and the patient with heart disease: benefits, risks, and controversies. Anesth Analg (1997), 85, 517–528
[18] Olausson K et al., Anti-ischemic and anti-anginal effects of thoracic epidural anesthesia versus those of conventional medical therapy in the treatment of severe refractory unstable angina pectoris. Circulation (1997), 96, 2178–2182
[19] Berendes E et al., Reversible cardiac sympathectomy by high thoracic epidural anesthesia improves regional left ventricular function in patients undergoing coronary artery bypass grafting: a randomized trial. Arch Surg (2003), 138, 1283–1290
[20] Liu SS, Block BM, Wu CL, Effects of perioperative central neuraxial analgesia on outcome after coronary artery bypass surgery: a meta-analysis. Anesthesiology (2004), 101, 153–161
[21] Rodgers A et al., Reduction of postoperative mortality and morbidity with epidural or spinal anaesthesia: results from overview of randomised trials. BMJ (2000), 321, 1493
[22] Beattie WS, Badner NH, Choi P, Epidural analgesia reduces postoperative myocardial infarction: a meta-analysis. Anesth Analg (2001), 93, 853–858
[23] Beattie WS, Badner NH, Choi PT, Meta-analysis demonstrates statistically significant reduction in postoperative myocardial infarction with the use of thoracic epidural analgesia. Anesth Analg (2003), 97, 919–920
[24] Yeager MP et al., Epidural anesthesia and analgesia in high-risk surgical patients. Anesthesiology (1987), 66, 729–736
[25] Buerkle H et al., Rückenmarksnahe Regionalanästhesien und Thromboembolieprophylaxe/antithrombotische Medikation – Überarbeitete Leitlinien der Deutschen Gesellschaft für Anästhesiologie und Intensivmedizin. Anästh Intensivmed (2003), 44, 218–230
[26] Collaborative overview of randomised trials of antiplatelet therapy – I: Prevention of death, myocardial infarction, and stroke by prolonged antiplatelet therapy in various categories of patients. Antiplatelet Trialists' Collaboration. BMJ (1994), 308, 81–106
[27] Harder S, Klinkhardt U, Alvarez JM, Avoidance of bleeding during surgery in patients receiving anticoagulant and/or antiplatelet therapy: pharmacokinetic and pharmacodynamic considerations. Clin Pharmacokinet (2004), 43, 963–81
[28] Mangano DT, Aspirin and mortality from coronary bypass surgery. N Engl J Med (2002), 347, 1309–1317

[29] Ferraris VA et al., Aspirin and postoperative bleeding after coronary artery bypass grafting. Ann Surg (2002), 235, 820–827
[30] Hamm CW, Guidelines: Acute coronary syndrome (ACS). II: Acute coronary syndrome with ST-elevation. Z Kardiol (2004), 93, 324–341
[31] Hamm CW, Guidelines: acute coronary syndrome (ACS). 1: ACS without persistent ST segment elevations. Z Kardiol (2004), 93, 72–90
[32] Haan CK et al., Trends in emergency coronary artery bypass grafting after percutaneous coronary intervention, 1994–2003. Ann Thorac Surg (2006), 81, 1658–1665
[33] Fox KAA et al., Benefits and Risks of the Combination of Clopidogrel and Aspirin in Patients Undergoing Surgical Revascularization for Non-ST-Elevation Acute Coronary Syndrome: The Clopidogrel in Unstable angina to prevent Recurrent ischemic Events (CURE) Trial. Circulation (2004), 110, 1202–1208
[34] Collet JP et al., Impact of prior use or recent withdrawal of oral antiplatelet agents on acute coronary syndromes. Circulation (2004), 110, 2361–2367
[35] Ferrari E et al., Coronary syndromes following aspirin withdrawal: a special risk for late stent thrombosis. J Am Coll Cardiol (2005), 45, 456–459
[36] Kaluza GL et al., Catastrophic outcomes of noncardiac surgery soon after coronary stenting. J Am Coll Cardiol (2000), 35, 1288–1294
[37] Wilson SH et al., Clinical outcome of patients undergoing non-cardiac surgery in the two months following coronary stenting. J Am Coll Cardiol (2003), 42, 234–240
[38] McFalls EO et al., Coronary-artery revascularization before elective major vascular surgery. N Engl J Med (2004), 351, 2795–2804
[39] Platelet glycoprotein IIb/IIIa receptor blockade and low-dose heparin during percutaneous coronary revascularization. The EPILOG Investigators. N Engl J Med (1997), 336, 1689–1696
[40] Marso SP et al., Enhanced efficacy of eptifibatide administration in patients with acute coronary syndrome requiring in-hospital coronary artery bypass grafting. PURSUIT Investigators. Circulation (2000), 102, 2952–2958
[41] Effects of platelet glycoprotein IIb/IIIa blockade with tirofiban on adverse cardiac events in patients with unstable angina or acute myocardial infarction undergoing coronary angioplasty. The RESTORE Investigators. Randomized Efficacy Study of Tirofiban for Outcomes and REstenosis. Circulation (1997), 96, 1445–1453
[42] CLASP: a randomised trial of low-dose aspirin for the prevention and treatment of pre-eclampsia among 9364 pregnant women. CLASP (Collaborative Low-dose Aspirin Study in Pregnancy) Collaborative Group. Lancet (1994), 343, 619–629
[43] Horlocker TT et al., Risk assessment of hemorrhagic complications associated with nonsteroidal antiinflammatory medications in ambulatory pain clinic patients undergoing epidural steroid injection. Anesth Analg (2002), 95, 1691–1697
[44] Horlocker TT et al., Regional anesthesia in the anticoagulated patient: defining the risks (the second ASRA Consensus Conference on Neuraxial Anesthesia and Anticoagulation). Reg Anesth Pain Med (2003), 28, 172–197
[45] Ebel D, Schlack W, Kardioprotektion und Präkonditionierung: Was muss der Anästhesist wissen? Anasthesiol Intensivmed Notfallmed Schmerzther (2005), in press

[46] Weber NC, Schlack W, The concept of anaesthetic induced cardioprotection-Mechanisms of action. Renaissance of Inhalational Anaesthesia (2005), 429–443
[47] Zaugg M et al., Anaesthetics and cardiac preconditioning. Part I. Signalling and cytoprotective mechanisms. Br J Anaesth (2003), 91, 551–565
[48] Zaugg M et al., Anaesthetics and cardiac preconditioning. Part II. Clinical implications Anaesthetics and cardiac preconditioning. Part I. Signalling and cytoprotective mechanisms. Br J Anaesth (2003), 91, 566–576
[49] Gross GJ, The role of mitochondrial KATP channels in cardioprotection. Basic Res Cardiol (2000), 95, 280–284
[50] Fisman EZ et al., Oral antidiabetic therapy in patients with heart disease. A cardiologic standpoint. Herz (2004), 29, 290–298
[51] Landoni G et al., Desflurane and Sevoflurane in Cardiac Surgery: A Meta-Analysis of Randomized Clinical Trials. Journal of Cardiothoracic and Vascular Anesthesia (im Druck); Onlineveröffentlichung 7. Mai 2007 (http://dx.doi.org/10.1053/j.jvca.2007.02.013)
[52] Mullenheim J et al., Ketamine, but not S(+)-ketamine, blocks ischemic preconditioning in rabbit hearts in vivo. Anesthesiology (2001), 94, 630–636
[53] Schlack W et al., Halothane reduces reperfusion injury after regional ischaemia in the rabbit heart in vivo. Br J Anaesth (1997), 79, 88–96
[54] Preckel B, Schlack W (2002) Drug effects on ischaemia-reperfusion injury of the heart. In: Vincent L, ed. Yearbook of Intensive Care and Emergency Medicine 2002, 177–185. Springer, Berlin

[55] Obal D, Dettwiler S, Favoccia C, Scharbatke H, Preckel B, Schlack W, Influence of mitochondrial K_{ATP}-channels in the Cardioprotection of Pre- and Postconditioning by Sevoflurane in the Rat in vivo. Anesthesia Analgesia. (2005), in press
[56] De Hert SG et al., Sevoflurane but not propofol preserves myocardial function in coronary surgery patients. Anesthesiology (2002), 97, 42–49
[57] De Hert SG et al., Cardioprotective properties of sevoflurane in patients undergoing coronary surgery with cardiopulmonary bypass are related to the modalities of its administration. Anesthesiology (2004), 101, 299–310
[58] Julier K et al., Preconditioning by sevoflurane decreases biochemical markers for myocardial and renal dysfunction in coronary artery bypass graft surgery: a double-blinded, placebo-controlled, multicenter study. Anesthesiology (2003), 98, 1315–1327
[59] De Hert SG et al., Effects of Propofol, Desflurane, and Sevoflurane on Recovery of Myocardial Function after Coronary Surgery in Elderly Highrisk Patients. Anesthesiology (2003), 99, 314–323
[60] Lehrke S et al., Cardiac troponin T for prediction of short- and long-term morbidity and mortality after elective open heart surgery. Clin Chem (2004), 50, 1560–1567
[61] De Hert SG et al., Choice of primary anesthetic regimen can influence intensive care unit length of stay after coronary surgery with cardiopulmonary bypass. Anesthesiology (2004), 101, 9–20

4 Präoperative Evaluation des kardiovaskulären Risikopatienten

Daniel A. Reuter, Alwin E. Goetz

4.1 Zielsetzungen der präoperativen Evaluation kardialer Risikopatienten

Erkrankungen des kardiovaskulären Systems stellen in den westlichen Industrieländern eine der führenden Todesursachen dar [1]. Vorbestehende kardiovaskuläre Erkrankungen tragen erheblich zur perioperativen Morbidität und Letalität bei nicht-herzchirurgischen Eingriffen bei [2–4]. Daher kommt der prä-anästhesiologischen Visite eine große Bedeutung zu. Ziel hierbei ist die Identifizierung von Patienten, die aufgrund vorbestehender kardiovaskulärer Vorerkrankungen ein erhöhtes perioperatives Risiko aufweisen.

Werden Patienten mit einem erhöhten kardialen Risiko identifiziert, erfolgt im Rahmen der präoperativen Visite eine zielgerichtete Beurteilung des aktuellen Gesundheitszustandes. Gegebenenfalls sind zusätzliche diagnostische Maßnahmen zur adäquaten Einschätzung des individuellen perioperativen Risikos erforderlich. Schließlich muss der Anästhesist entscheiden, ob vor Durchführung des geplanten operativen Eingriffs weitere therapeutische Maßnahmen zur Verminderung des individuellen kardialen Risikos durchzuführen sind [5]. Basierend auf diesem Vorgehen wird eine individuelle Planung des perioperativen Vorgehens zur Minimierung der kardiovaskulären Gefährdung möglich. Dies erfordert eine enge Zusammenarbeit von Anästhesist, Chirurg und eventuell konsiliarisch hinzugezogenen Kollegen anderer Fachdisziplinen.

In der Vergangenheit beschäftigten sich zahlreiche Studien mit dem Versuch, zum einen Patienten mit erhöhtem kardialem Risiko präoperativ zu identifizieren und zum anderen standardisierte Vorgehensweisen zur Risikostratifizierung, wie auch zum weiteren Patienten-Management zu implementieren. Diese Studienergebnisse resultierten in der Entwicklung von Risiko-Scoring-Systemen [6], wie auch in der Vorstellung von Vorgehensempfehlungen seitens des American College of Cardiologists (ACC) und der American Heart Association (AHA) [7], welche 2002 und 2006 in überarbeiteter Form vorgestellt wurden [8].

4.2 Identifizierung kardialer Risikopatienten und Beurteilung des aktuellen Gesundheitszustands

Die Identifizierung und Beurteilung von Patienten mit einem erhöhten perioperativen Risiko aufgrund einer kardiovaskulären Grunderkrankung ist die Grundvoraussetzung für ein sinnvolles Risikomanagement. Daher kommt gerade bei Patienten, bei denen der Verdacht auf ein erhöhtes kardiales Risiko besteht, der präoperativen Anamneseerhebung und der körperlichen Untersuchung eine entscheidende Bedeutung zu. Bei Patienten mit bekannten kardiovaskulären Vorerkrankungen, die im idealen Falle bereits Vorbefunde mitbringen, ist dies einfach. Aber auch hier ist eine sorgfältige Anamneseerhebung zur Einschätzung der *aktuellen* Krankheitssituation und der körperlichen Belastbarkeit sehr wichtig. Wesentlich schwieriger stellt sich jedoch die Identifizierung von Risikopatienten dar, bei denen bisher keine spezifische kardiovaskuläre Vorgeschichte bekannt ist. Bestehende Symptome werden von den Patienten häufig negiert oder bagatellisiert. Gerade bei diesen Patienten ist daher eine gründliche Anamneseerhebung wie auch eine zielgerichtete körperliche Untersuchung von entscheidender Wichtigkeit.

4.2.1 Anamnese

Zur Abklärung eines erhöhten kardialen Risikos sollte der Patient gezielt neben speziellen kardiovaskulären Beschwerden bzw. Symptomen nach der allgemeinen körperlichen Belastbarkeit befragt werden. Hierzu eignet sich die Gradierung in sogenannte **metabolische Äquivalente (Metabolic Equivalents, MET)**: Ein MET entspricht hierbei dem aeroben Bedarf des Organismus in Ruhe (ca. 3,5 ml O_2/kg KG). Die körperliche Belastbarkeit wird nun anhand standardisierter Fragen als ein Vielfaches dieser MET angegeben (s. Tab. 4.1).

Hierbei gilt das Risiko, perioperative kardiovaskuläre Komplikationen zu erleiden als deutlich erhöht, wenn weniger als 4 MET (entsprechen ca. 50–75 Watt) im Rahmen der normalen körperlichen Aktivität verrichtet werden können [9–11]. Dies ist in Abbildung 4.1 illustriert.

Weiter sollte nach spezifischen kardiovaskulären Risikofaktoren gefragt werden. Hierbei ist insbesondere auf die folgenden Punkte zu achten:

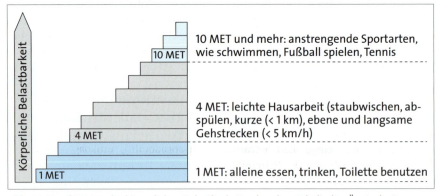

Abb. 4.1: Einschätzung der körperlichen Belastbarkeit anhand metabolischer Äquivalente

Tab. 4.1: Metabolische Äquivalente (MET) zur Graduierung der körperlichen Belastbarkeit

MET	Tätigkeit
1	Alleine essen, alleine Toilette benutzen
2	Selbstständig anziehen
3	Auf ebenem Untergrund laufen
4	Leichte Haushaltstätigkeit (z.B. Staubwischen, Abspülen)
5	Eine Etage Treppensteigen
6	Schwere Haushaltsarbeit (z.B. Putzen, Waschen etc.)
7	Leichte Freizeitaktivitäten (Radfahren, Tanzen etc.)
8	Tragen von mehr als 30 kg
9	Joggen von mehr als 6 km/h
> 10	Starke sportliche Betätigung (z.B. Schwimmen, Fußballspielen, Tennis)

- Angina pectoris: Diese sollten, wenn zutreffend, gemäß der CCS-Klassifikation dokumentiert werden (s. Tab. 4.2).
- Myokardinfarkt: Hier ist insbesondere nach dem Zeitpunkt eines abgelaufenen Infarkts zu fragen.
- Zeichen der Herzinsuffizienz: Ödeme, Nykturie, Dyspnoe, Hustenattacken, Zyanose, Müdigkeit, Abgeschlagenheit, verminderte Belastbarkeit. Auch hier sollte eine Dokumentation gemäß den AHA-Kriterien erfolgen (s. Tab. 4.3).
- Vorbehandlung: Eventuell bereits durchgeführte kardiologische Evaluationen bzw. Therapien (EKG, Belastungs-EKG, Langzeit-EKG, Echokardiographie, Vormedikation (siehe unten), Herzkatheter, interventionelle Angioplastie, Stents, herzchirurgische Eingriffe etc.) sollten erfragt und existente Befunde eingesehen werden. Wichtig ist auch hier der Zeitpunkt, wann koronare Interventionen vorgenommen wurden (siehe unten).
- Relevante Begleiterkrankungen/Risikofaktoren: Hier sind insbesondere spezielle Risikofaktoren für eine koronare Herzerkrankung zu evaluieren [12]: Neben einem Alter von > 65 Jahren gelten insbesondere eine positive Nikotin-Anamnese, arterielle Hypertonie, eine Hypercholesterinämie und der Diabetes mellitus als besonders relevante Faktoren.
- Symptomatische Rhythmusstörungen, eventuelle Schrittmacher- oder ICD-Implantation.
- Medikamentenanamnese: Hier sollte eine genaue Aufstellung der Wirkstoffe und der täglichen Dosierung erhoben werden (insbesondere β-Blocker, Kalziumantagonisten, Nitrate, Antihypertensiva, Diuretika, Antiarrhythmika, Digitalis, Kalzium-Sensitizer (Molsidomin), Antikoagulanzien (Kumarine, Cyclooxygenasehemmer, ADP-Antagonisten, GP-IIb/IIIa-Antagonisten etc.).

Tab. 4.2: Schweregrade der Angina pectoris gemäß der CCS-Klassifikation

Grad	Klinik
I	Beschwerdefreiheit bei normaler körperlicher Belastung; erst schwere Anstrengung führt zu Angina-pectoris-Symptomen
II	Leichte Einschränkung der Leistungsfähigkeit; Angina-pectoris-Symptomatik tritt auf beim Treppensteigen, bei Kälte, nach dem Essen oder bei emotionalem Stress
III	Deutliche Einschränkung der Leistungsfähigkeit; Angina-pectoris-Symptomatik tritt auf beim normalen Gehen oder beim Treppensteigen von weniger als einem Stockwerk
IV	Angina-pectoris-Beschwerden in Ruhe oder bei kleinster Belastung

Tab. 4.3: Schweregrade der Herzinsuffizienz gemäß der NYHA-Klassifikation

Grad	Klinik
I	Beschwerdefreiheit, normale Belastungsfähigkeit
II	Beschwerden bei schwerer körperlicher Belastung
III	Beschwerden bei leichter körperlicher Belastung
IV	Beschwerden in Ruhe

4.2.2 Körperliche Untersuchung

Die körperliche Untersuchung nimmt ebenfalls eine zentrale Stellung in der Identifikation und individuellen Evaluation des kardialen Risikopatienten ein. Insbesondere sollte diese Untersuchung folgende Aspekte beinhalten:

- Subjektive Einschätzung der körperlichen Belastbarkeit (gegebenenfalls sollte hier mit dem Patienten eine einfache Überprüfung der Belastbarkeit wie dem Treppensteigen erfolgen)
- Erfassung der Herzfrequenz, des Herzrhythmus und des Blutdrucks (gemessen an beiden Armen)
- Palpation der Arterien (Karotiden, Aa. radiales, Aa. femorales, Aa. tibiales post.)
- Auskultation von Strömungsgeräuschen über den Karotiden
- Beurteilung der Venenverhältnisse, insbesondere der Vv. jugulares externae (potenzielle Stauung)
- Periphere Ödeme
- Palpation der Leber (Hepatomegalie)
- Inspektion, Perkussion und Auskultation von Thorax, Herz und Lungen

Die erhobenen Befunde dienen dazu, ein individuelles kardiales Risikoprofil für den einzelnen Patienten zu erstellen. Die Objektivierung des individuellen kardialen Risikos ist jedoch in der Praxis sehr schwierig, und es liegen diesbezüglich keine Daten aus großen, randomisierten klinischen Studien vor. Risikoscores, wie der „Modified Cardiac Risk Index" des American College of Physicians von 1997 [13] oder der Risikoscore nach Lee und Goldman aus dem Jahre 1990 bzw. 1996 [14] bieten hier prinzipiell klinisch um-

Tab. 4.4: Kardiale Risikostratifizierung nach Lee und Goldman

Risikofaktoren	• Hochrisiko-Operationen • KHK (positiver Stresstest, Angina pectoris, Myokardinfarkt) • Herzinsuffizienz (Anamnese, Klinik) • Zerebrovaskuläre Ereignisse (TIA, PRIND, Apoplex) • Insulinpflichtiger Diabetes mellitus • Niereninsuffizienz (Serum-Kreatinin > 2 mg dl^{-1})	
Bewertung	**Anzahl der Risikofaktoren**	**Kardiale Morbidität**
	> 0	0,4–0,5 %
	> 1	0,9–1,3 %
	> 2	4,0–7,0 %
	> 3	9,0–11,0 %

setzbare Ansatzpunkte (s. Tab. 4.4 u. Tab. 4.5).

4.2.3 Spezifische Vorerkrankungen

Arterieller Hypertonus
Ein manifester arterieller Hypertonus, insbesondere mit systolischen Blutdruckwerten von mehr als 180 mmHg und diastolischen Werten von mehr als 110 mmHg sollte präoperativ medikamentös eingestellt werden. Optimalerweise erfolgt dies bereits mittelfristig in der prähospitalen Phase, wobei sich hier vor allem die Therapie mit β-Blockern anbietet (siehe unten). Jedoch erscheinen auch kurzfristige, in der unmittelbaren präoperativen bzw. intraoperativen Phase mit schnell wirksamen Substanzen durchgeführte Therapiemaßnahmen sinnvoll. Eine Fortführung der Blutdruckregulierung während des gesamten perioperativen Prozesses, das heißt sowohl intra- als auch postoperativ, ist besonders zu fordern.

Erkrankungen der Herzklappen
Symptomatische Stenosen von Herzklappen sind mit einem erhöhten perioperativen Risiko eines Herzversagens verbunden. Daher sollte in diesen Fällen gegebenenfalls eine perkutane Valvuloplastie bzw. eine herzchirurgische Rekonstruktion/Klappenersatz angestrebt werden. Das Risiko einer solchen Intervention muss jedoch auch unter Berücksichtigung der langfristigen Prognose des Patienten mit dem Risiko des geplanten nicht-herzchirurgischen Eingriffs abgewogen werden. Demgegenüber werden Herzklappeninsuffizienzen in aller Regel besser toleriert. Hier ist aber auf eine intensivierte, sowohl peri- als auch postoperative Überwachung und Optimierung der hämodynamischen Situation zu achten. Letztlich gelten bezüglich der Indikation zur Rekonstruktion bzw. zum Klappenersatz sowohl für Stenosen als auch für Insuffizienzen von Herzklappen die Kriterien der nichtoperativen Bereiche.

Tab. 4.5: Modified Cardiac Index

Risikofaktoren			Punkte
Koronare Herzkrankheit: • Myokardinfarkt < 6 Monate präoperativ • Myokardinfarkt > 6 Monate präoperativ			10 5
CCS-Score (s. Tab. 4.1): • III: Angina pectoris bei Belastung • IV: Angina pectoris bei bereits leichter Belastung oder in Ruhe			10 20
Lungenödem: • < 1 Woche präoperativ • > 1 Woche präoperativ			10 5
Verdacht auf kritische Aortenstenose			20
Arrhythmien: • Fehlender Sinusrhythmus oder supraventrikuläre Extrasystolen im EKG • Weniger als 5 ventrikuläre Extrasystolen im EKG			5 5
Schlechter Allgemeinzustand: entweder paO$_2$ < 60 mmHg, p$_a$CO$_2$ > 50 mmHg, Kalium > 5 mmol l^{-1}, Kreatinin > 260 µmol l^{-1} oder Bettlägrigkeit			5
Alter > 70 Jahre			5
Notfalleingriff			10
Bewertung	**Klassen**	**Stratifizierung**	**Punkte**
	Ia	Niedriges Risiko	0–15
	Ib	Mittleres Risiko: wie Klasse Ia plus zusätzlich mindestens 2 der folgenden, zusätzlichen Risikofaktoren: Alter > 70 Jahre, Angina pectoris, Diabetes mellitus, Q-Zacken im EKG, ventrikuläre Arrhythmien	
	II	Höheres Risiko	20–30
	III	Hohes Risiko	> 30

Herzrhythmusstörungen

Das Vorliegen von Herzrhythmusstörungen sollte immer eine Evaluation der zugrunde liegenden Erkrankung nach sich ziehen. Dies umfasst beispielsweise neben einer Koronarsklerose oder anderer kardiopulmonaler Erkrankungen insbesondere auch Medikamenten-Wechselwirkungen bzw. -Toxizität. Eine Therapie sollte in erster Linie demnach auf die zu den Rhythmusstörungen führende Grunderkrankung abzielen. Die Therapiewürdigkeit von Herzrhythmusstörungen entspricht derjenigen der nichtoperativen

Bereiche. Gehäufte supraventrikuläre Extrasystolen sowie moderate, selbstlimitierende ventrikuläre Tachykardien ohne klinische Symptomatik sind nach bisheriger Datenlage nicht mit einem erhöhten intraoperativen kardialen Risiko assoziiert [15].

Kardiomyopathien
Sowohl dilatative als auch hypertrophe Kardiomyopathien sind mit einem erhöhten Risiko der perioperativen Dekompensation einer Herzinsuffizienz assoziiert. Daher sollte bei diesen Patienten in der präoperativen Phase eine optimale pharmakologische Einstellung der kardiovaskulären Situation sowie eine Einschätzung der kardialen Belastbarkeit angestrebt werden. Auch ist bei diesen Patienten insbesondere eine intensivierte, postoperative Überwachung und Betreuung anzustreben.

Herzschrittmacher und implantierte Defibrillatoren (ICD)
Natürlich sollte eine weitest mögliche Evaluation sowohl von Funktion eines implantierten Schrittmachers bzw. eines ICD sowie der Schrittmacher-Abhängigkeit präoperativ erfolgen. Die Möglichkeit einer solchen Evaluation ist natürlich abhängig von der Dringlichkeit des bevorstehenden Eingriffs. Elektrokauter und hier insbesondere unipolar arbeitende Modelle sollten zur Vermeidung von Fehlfunktionen des ICD bzw. Schrittmachers intraoperativ vermieden werden bzw. der Abstand zwischen ableitender Elektrode des Kauters und ICD bzw. Schrittmacher sollte maximal gewählt werden. Optimalerweise sollten ICD für die intraoperative Phase ausgeschaltet und in jedem Falle ein externer Defibrillator mit aufgeklebten perkutanen Elektroden bereitgestellt sein.

4.3 Identifizierung von klinischen Prädiktoren und Stratifizierung des eingriffspezifischen Risikos

Als pragmatische Ansätze wurden, basierend auf den Ergebnissen zahlreicher Einzelstudien, im Jahre 1996 vom American College of Cardiologists (ACC) und der American Heart Association (AHA) erstmals generelle Stratifizierungs- und Vorgehensalgorithmen vorgestellt. Entscheidend ist hier, dass zur Umsetzung konkreter Vorgehensstrategien bzw. Algorithmen die individuelle Gesundheitssituation des Patienten anhand sogenannter klinischer Prädiktoren objektiviert und stratifiziert wird. Diese klinischen Prädiktoren, welche in die Kategorien „gering", „mittel" bzw. „hoch" eingeteilt werden, sind in Tabelle 4.6 zusammengefasst.

Neben den patientenindividuellen klinischen Prädiktoren ist das Risiko, aufgrund kardiovaskulärer Risiken im Rahmen nicht-herzchirurgischer Eingriffe schwerwiegende Komplikationen zu erleiden, ganz wesentlich von der Art des Eingriffs an sich als auch mit den mit diesem Eingriff verbundenen hämodynamischen Veränderungen bzw. Belastungen assoziiert. Aus diesem Grunde muss in die Evaluation des individuellen perioperativen Risikos unbedingt auch die Art des Ein-

Tab. 4.6: Klinische Prädiktoren eines erhöhten kardialen Risikos

Gering	Mittel	Hoch
EKG-Veränderungen	Leichte Angina pectoris (CCS I-II)	• Instabiles Koronarsyndrom • Akuter/subakuter Myokardinfarkt mit klinischem Hinweis auf hohes Ischämie-Risiko • Instabile Angina pectoris (CCS III-IV)
Kein Sinusrhythmus	Stattgehabter Myokardinfarkt oder pathologische Q-Wellen	• Symptomatische Arrhythmie • Hochgradiger AV-Block • Symptomatische ventrikuläre Arrhythmien • Supraventrikuläre Arrhythmien mit unkontrollierter ventrikulärer Frequenz
Geringe körperliche Belastbarkeit	Kompensierte Herzinsuffizienz	Dekompensierte Herzinsuffizienz
Fortgeschrittenes Alter	Diabetes mellitus	Schwere Herzklappenerkrankung
Unbehandelte arterielle Hypertonie	Niereninsuffizienz	
Bekannter Apoplex		

Tab. 4.7: Einteilung in Eingriffe mit hohem, mittlerem und niedrigem Risiko

Eingriffe	Risiko-Einteilung
• Große Notfalloperationen • Große gefäßchirurgische Eingriffe • Periphere gefäßchirurgische Eingriffe • Lang andauernde Eingriffe mit großen Flüssigkeitsverschiebungen	Hohes Risiko (geschätzte Letalität > 5 %)
• Kopf- und Halseingriffe • Karotis-Endatherektomie • Intrathorakale und intraperitoneale Eingriffe • Orthopädische Eingriffe • Prostata-Chirurgie	Mittleres Risiko (geschätzte Letalität < 5%)
• Endoskopische Eingriffe • Hauteingriffe • Brustchirurgie • Augenchirurgie	Niedriges Risiko (geschätzte Letalität < 1%)

4.3 Identifizierung von klinischen Prädiktoren

griffs wie auch die Dringlichkeit zu dessen Durchführung einbezogen werden. Basierend auf den ACC/AHA-Guidelines sollte daher eine Einteilung in Eingriffe mit hohem, mittlerem sowie niedrigem Risiko durchgeführt werden (s. Tab. 4.7). Hierbei ist neben den lang andauernden Operationen mit großen Flüssigkeitsverschiebungen und jeder Form der großen Notfalleingriffe insbesondere jede Art von gefäßchirurgischen Operationen mit einem hohen Risiko verbunden. Demgegenüber sind jedoch orthopädische Eingriffe, zeitlich limitierte thorakale und intraperitoneale Operationen oder die Prostata-Chirurgie im Allgemeinen nur mit einem mittleren Risiko assoziiert. Wichtig ist jedoch, dass hier aufgrund weiterer, situativer Faktoren fließende Übergänge zwischen diesen Kategorien bestehen können: So kann auch aufgrund eines unerfahrenen Operateurs eine im Allgemeinen nur mit einem mittleren Operationsrisiko verbundene Implantation einer Hüftgelenksprothese aufgrund einer extensiven Operationszeit oder massiverer

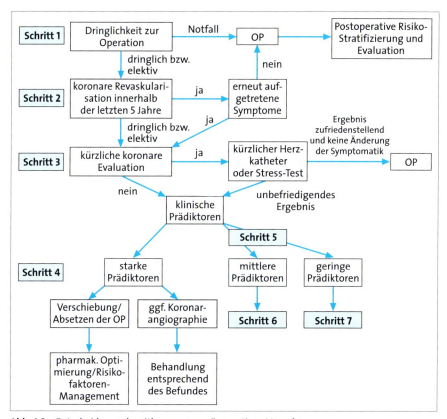

Abb. 4.2a: Entscheidungsalgorithmen zum präoperativen Vorgehen

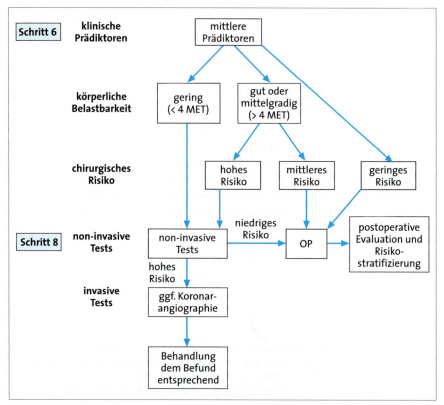

Abb. 4.2b: Entscheidungsalgorithmen zum präoperativen Vorgehen

Flüssigkeitsumsätze die Kriterien eines Hochrisikoeingriffes erfüllen. Auf der anderen Seite können natürlich auch schnelle Operationszeiten und blutungsarme Operationstechniken zu einer niedrigeren Risikoeinteilung führen.

In diese in Tabelle 4.7 aufgeführte allgemeine Letalität gehen neben kardiovaskulären Komplikationen auch alle übrigen perioperativen Zwischenfälle mit ein. In der Konsequenz werden bei unterschiedlich risikoreich gewichteten Eingriffen auch unterschiedliche Vorgehensweisen impliziert, wie in den Abbildungen 4.2a–c dargestellt.

4.4 Präoperative therapeutische Optionen

Weiter ist die Entscheidung zu fällen, ob durch eine präoperative Optimierung des Patienten, sei diese pharmakologischer oder kardiologisch-interventioneller Natur, das festgestellte, individuelle perioperative Risiko, eine kardiovaskuläre Kom-

4.4 Präoperative therapeutische Optionen

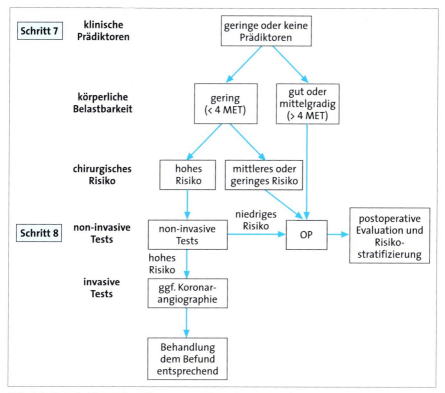

Abb. 4.2c: Entscheidungsalgorithmen zum präoperativen Vorgehen

plikation zu erleiden, gesenkt werden kann.

4.4.1 Entscheidungsalgorithmen zum präoperativen Vorgehen

Zur Umsetzung der oben genannten, zur gesamten Risikostratifizierung beitragenden Faktoren eignen sich Algorithmen wie der in überarbeiteter Form von der ACC vorgeschlagene (s. Abb. 4.2a-c). In maximal 8 Einzelschritten kann anhand dieses Vorgehensmusters für einen Großteil der Patienten, die sich einem nicht kardiochirurgischen Eingriff unterziehen müssen, eine präoperative Evaluation und somit ein situativ individuelles, optimiertes perioperatives Management für den kardialen Risikopatienten festgelegt werden.

Schritt 1

Im ersten Schritt wird die Dringlichkeit für den chirurgischen Eingriff beurteilt. Bei einer Notfall-Operationsindikation besteht häufig nicht die Möglichkeit einer differenzierten präoperativen Abklärung.

In diesem Falle sollte jedoch gegebenenfalls postoperativ eine weitere kardiale Diagnostik erfolgen.

Schritt 2

Ist eine elektive Operation geplant oder besteht bei dringlicher Indikation ohne vitale Gefährdung die Zeit, eine weitere Evaluation des Patienten vorzunehmen, sollte in Erfahrung gebracht werden, ob der Patient innerhalb der letzten fünf Jahre sich einer koronaren Revaskularisierung (Herzkatheter, Bypass-OP) unterzogen hat. Ist dies der Fall und ist seitdem der klinische Befund bzw. die Symptomatik stabil geblieben, besteht keine Notwendigkeit weiterer kardialer Funktionsuntersuchungen.

Schritt 3

Sind jedoch erneut Symptome einer myokardialen Ischämie aufgetreten bzw. ist es zu einer Verschlechterung der Symptomatik gekommen, so sollte evaluiert werden, ob eine weitere Diagnostik innerhalb der letzten 2 Jahre vorgenommen wurde. Ist diese mit zufriedenstellenden Ergebnissen (stabiler Befund) erfolgt, besteht in aller Regel keine Veranlassung zur Wiederholung einer solchen Diagnostik.

Schritt 4

Erfolgte jedoch keine kardiale Evaluation innerhalb der letzten zwei Jahre oder ergab eine solche Evaluation unbefriedigende Untersuchungsergebnisse (Befundverschlechterung, neu aufgetretene Pathologien), sollten des Weiteren ganz gezielt die in Tabelle 4.6 aufgeführten klinischen Prädiktoren für ein erhöhtes Risiko, kardiale Komplikationen zu erleiden, objektiviert werden. Das Vorliegen eines starken Prädiktors (eine dekompensierte Herzinsuffizienz, eine instabile Angina pectoris, symptomatische Arrhythmien sowie symptomatische Herzklappenerkrankungen) sollte zu einer Verschiebung des elektiven nicht-herzchirurgischen Eingriffs und einer primären Behandlung dieser Pathologien führen.

Schritt 5

Liegen keine starken Prädiktoren vor, so kann weiter stratifiziert werden zwischen Patienten, bei denen mittlere Prädiktoren, wie eine mäßige, kompensierte Herzinsuffizienz, eine stabile Angina pectoris Symptomatik, ein Diabetes mellitus oder ein stattgehabter Myokardinfarkt (s.a. Tab. 4.6) oder schwache bzw. keine der Prädiktoren erkennbar sind. Für beide Gruppen ergibt sich daraus ein unterschiedliches Vorgehen zur präoperativen Risikominimierung.

Schritt 6

Patienten, die keine starken, sondern nur mittlere klinische Prädiktoren aufweisen, können sich normalerweise ohne weitere kardiale Funktionsdiagnostik chirurgischen Eingriffen mit niedrigem oder mittlerem Risiko (s. Tab. 4.7) unterziehen. Auf der anderen Seite sollte bei allen Patienten, welche sich nur deutlich eingeschränkt körperlich belasten können (≤ 4 MET) bzw. bei den Patienten, die sich zwar moderat belasten können (> 4 MET), aber sich Hochrisiko-Eingriffen unterziehen müssen, weitere nicht invasive kardiale Funktionsdiagnostik durchgeführt werden. Dies gilt insbesondere für Patienten, die zwei oder mehr mittlere Prädiktoren aufweisen. Je nach Ergebnis der nicht invasiven Diagnostik sind gegebenenfalls dann auch invasive Folgemaßnahmen (Koronarangiographie) indiziert.

Schritt 7
Patienten ohne oder mit nur geringen klinischen Prädiktoren, welche eine gute oder nur mäßig eingeschränkte körperliche Belastungsfähigkeit (> 4 MET) aufweisen, benötigen in aller Regel keine weitere Funktionsdiagnostik vor nicht-herzchirurgischen Eingriffen. Natürlich sind hier individuelle Entscheidungen zu treffen für Patienten, die zwar keine objektivierbaren klinischen Prädiktoren aufweisen, jedoch in ihrer körperlichen Belastungsfähigkeit deutlich eingeschränkt sind, insbesondere wenn Operationen mit hohem chirurgischem Risiko oder gefäßchirurgische Eingriffe anstehen.

Schritt 8
Basierend auf den Ergebnissen der nicht invasiven Funktionsdiagnostik sollte die Entscheidung getroffen werden, ob ein invasiveres Verfahren und gegebenenfalls interventionelle Schritte, wie eine Koronarangiographie und -plastie bzw. eine Bypass-Operation, primär angestrebt werden sollten. Hierbei muss jedoch auch abgewogen werden, ob das Risiko dieser weiterführenden Interventionen nicht eventuell das Risiko der eigentlich geplanten, nicht-herzchirurgischen Operation überwiegt. In die Entscheidung für bzw. gegen eine Intervention sollte daher auch immer die Langzeitprognose des Patienten mit einbezogen werden.

4.4.2 Weiterführende präoperative Untersuchungs- und Therapiemaßnahmen

Weiterführende präoperative kardiale Untersuchungsverfahren sowie gegebenenfalls therapeutische Maßnahmen zur Verbesserung der kardialen Funktion sollten für jeden Patienten und für jede klinische Situation (Dringlichkeit des operativen Eingriffs, Art des Eingriffs) individuell festgelegt werden. Das Ruhe-12-Kanal-EKG, kann bei den meisten kardialen Risikopatienten als erstes, zielführendes Untersuchungsverfahren angesehen werden. Die weiteren Untersuchungsverfahren – wie das Belastungs-EKG, die transthorakale Echokardiographie in Ruhe, das Stress-Echokardiogramm oder das myokardiale Szintigramm – werden hingegen hinsichtlich ihrer Wertigkeit kontrovers diskutiert. Anhand der derzeitigen Datenlage werden für diese einzelnen Untersuchungen unterschiedlich gewichtete Empfehlungen bezüglich der klinischen Aussagekraft bzw. Prädiktivität, eine perioperative Komplikation vorauszusagen, ausgesprochen. Diese sind in verschiedene Klassen abgestuft, wie in Tabelle 4.8 dargestellt.

12-Kanal-EKG
Grundlegend ist festzuhalten, dass sich anhand eines 12-Kanal-EKG in Ruhe in aller Regel nichts über die kardiale Belastbarkeit bzw. über die funktionelle kardiale Reserve eines Patienten aussagen lässt. Dies gilt vor allem für Eingriffe mit geringem kardialem Risiko, sodass bei solchen Eingriffen auch nicht zwingend auf ein Ruhe-EKG als präoperative Routinediag-

Tab. 4.8: Klassifikation der Relevanz einzelner Untersuchungen, Behandlungen bzw. Therapien, einen klinischen Nutzen zu erzielen

Klasse	Relevanz
I	Die angestrebte Untersuchung, Behandlung oder Therapie hat einen bewiesenen Nutzen
II	Der Nutzen der angestrebten Untersuchung, Behandlung oder Therapie ist strittig: IIa: Die Beweiskraft und die Anhaltspunkte sprechen für eine Wirksamkeit IIb: Die Wirksamkeit ist weniger bewiesen
III	Maßnahmen, für die bewiesen ist oder ein allgemeines Verständnis besteht, dass die angestrebte Therapie in der Regel *nicht nützlich* ist oder in manchen Fällen sogar *schädlich* sein kann

nostik bestanden werden sollte [16]. Als generelle Empfehlungen lassen sich festhalten:

Ein 12-Kanal-EKG sollte präoperativ durchgeführt werden
- bei Patienten mit hohen oder mittleren klinischen Prädiktoren, bei denen kürzlich eine Angina-pectoris-Symptomatik oder andere Zeichen einer akuten Ischämie aufgetreten sind und diese Patienten sich einem Eingriff mit hohem oder mittlerem chirurgischem Risiko unterziehen müssen (*Klasse I*)
- bei asymptomatischen Patienten mit einem Diabetes mellitus (*Klasse IIa*)
- bei Patienten mit einer vorausgegangenen koronaren Revaskularisierung (*Klasse IIb*)
- bei asymptomatischen männlichen Patienten, die älter als 45 Jahre sind, bzw. weibliche Patienten, die älter als 55 Jahre sind, welche jeweils mindestens 2 Risikofaktoren für eine koronare Herzerkrankung aufweisen (*Klasse IIb*)
- bei einem früheren Krankenhausaufenthalt aufgrund kardialer Symptomatik (*Klasse IIb*)

Ein routinemäßig durchgeführtes 12-Kanal-EKG bei asymptomatischen Patienten, die für eine Operation mit niedrigem kardialem Risiko vorgesehen sind, wird nur als *Klasse-III*-(Nicht-)Empfehlung angesehen und ist daher in diesen Fällen in aller Regel nicht angezeigt.

Bestimmung der linksventrikulären Funktion mittels Ruhe-Echokardiographie
Häufig wird zur präoperativen Einschätzung der linksventrikulären Pumpfunktion eine echokardiographische Untersuchung in Ruhe gefordert. Die tatsächliche Wertigkeit dieser Untersuchung bezüglich ihres klinischen Nutzens in dieser Situation wird sehr kontrovers diskutiert. Jedoch ermöglicht die Echokardiographie zusätzlich auch die Erkennung bzw. Beurteilung von eventuell vorliegenden Herzvitien. Basierend auf den ACC/AHA-Richtlinien lassen sich für dieses im Übrigen sehr untersucherabhängige Verfahren folgende Empfehlungen aussprechen:

Eine Echokardiographie unter Ruhebedingungen sollte präoperativ durchgeführt werden

- bei Patienten mit akuter oder nur mangelhaft behandelter Herzinsuffizienz (*Klasse I*)
- bei Patienten mit anamnestisch bekannter Herzinsuffizienz bzw. bestehender Dyspnoe unbekannter Genese (*Klasse IIa*)

Als ein Routineverfahren bei Patienten ohne stattgehabter Herzinsuffizienz ist dieses Untersuchungsverfahren nicht angezeigt (*Klasse III*).

Belastungstests, wie Belastungs-EKG und Stress-Echokardiographie

Belastungstests, wie das Belastungs-EKG oder die Stress-Echokardiographie (Dobutamin-Stress-Echo) eignen sich prinzipiell gut, die funktionelle kardiale Reserve eines Patienten präoperativ zu beurteilen. Auch ermöglichen diese Untersuchungsverfahren, myokardiale Ischämien unter körperlicher Belastung zu identifizieren und den Patienten gegebenenfalls weiterer Diagnostik zuzuführen. Jedoch ist die Qualität und damit die Wertigkeit der Stress-Echokardiographie entscheidend von der Expertise des Untersuchers abhängig. Bezüglich der routinemäßigen Verwendung dieser Verfahren lassen sich, basierend auf den Richtlinien der ACC/AHA, folgende Empfehlungen abgeben:

Belastungstests sollten präoperativ zur kardialen Beurteilung eingesetzt werden
- zur Diagnose bei Erwachsenen, bei denen mit erhöhter Wahrscheinlichkeit (mittlere klinische Prädiktoren) eine koronare Herzerkrankung vermutet werden muss (*Klasse I*)
- bei Patienten zur prognostischen Beurteilung, die sich erstmals mit vermuteter oder bekannter koronarer Herzerkrankung vorstellen, bzw. bei Patienten, deren klinischer Status sich signifikant verschlechtert (*Klasse I*)
- zum Nachweis einer myokardialen Ischämie im Vorfeld einer koronaren Revaskularisierung (*Klasse I*)
- zur Beurteilung des Erfolgs einer eingeleiteten medikamentösen Therapie sowie zu einer prognostischen Beurteilung nach stattgehabtem akutem Koronarsyndrom (*Klasse I*)
- zur Beurteilung der körperlichen Belastbarkeit, wenn eine direkte Einschätzung tatsächlich nicht möglich ist (*Klasse IIa*)
- bei Patienten mit geringen klinischen Prädiktoren wie auch bei Patienten mit starken klinischen Prädiktoren; weiter bei Patienten mit ST-Streckenveränderungen von weniger als 1 mm, bei Patienten unter Digitalis-Therapie und solchen mit Zeichen der Linksherz-Hypertrophie im EKG (*Klasse IIb*)
- bei Patienten in der Frühphase nach koronarer Revaskularisierung zum Ausschluss einer Re-Stenose (*Klasse IIb*)

Nicht empfohlen werden kann demgegenüber der Einsatz dieser Verfahren zur Beurteilung der Belastbarkeit bei Patienten mit Ruhe-EKG-Veränderungen, die eine adäquate Beurteilung unmöglich machen, wie Prä-Exzitationssyndrome, ventrikuläre Schrittmacher, ST-Veränderungen in Ruhe von mehr als 1 mm oder Linksschenkelblock. Auch sollten diese

Verfahren nicht zur Routine-Untersuchung bei kardial asymptomatischen Patienten oder bei jungen Patienten mit vereinzelten Extrasystolen eingesetzt werden. Weiter sollten diese Verfahren auch nicht bei solchen Patienten eingesetzt werden, bei denen das Untersuchungsergebnis keine therapeutische Konsequenz hätte, wie zum Beispiel aufgrund schwerer Komorbiditäten oder maximal schlechter Prognose, die eine koronare Revaskularisierung nicht möglich machen bzw. nicht sinnvoll erscheinen lassen (alles *Klasse III*).

Koronarangiographie
Eine präoperativ durchgeführte Koronarangiographie ermöglicht die präziseste Aussage über den Status der myokardialen Blutversorgung bei dem Verdacht auf eine koronare Herzerkrankung. Gleichzeitig ist im Rahmen dieser Untersuchung gegebenenfalls auch eine grundlegende Therapie, nämlich eine Rekanalisierung einer stenosierten Koronararterie möglich. Jedoch birgt diese interventionelle Untersuchung selbst erhebliche Risiken für den Patienten, sodass eine gewissenhafte Abwägung bei der Indikationsstellung vorgenommen werden muss. Gemäß den Richtlinien der ACC/AHA lassen sich für eine präoperative Koronarangiographie vor nicht-herzchirurgischen Eingriffen folgende Empfehlungen zusammenfassen:

Eine Koronarangiographie sollte präoperativ durchgeführt werden
- bei Patienten mit vermuteter oder bekannter koronarer Herzkrankheit und hohem Risiko basierend auf den Ergebnissen nicht invasiver Funktionstests (Belastungs-EKG, Stress-Echokardiographie) (*Klasse I*)
- bei Patienten mit vermuteter oder bekannter koronarer Herzkrankheit und Angina pectoris, die sich durch medikamentöse Therapie nicht bessern lässt (*Klasse I*)
- bei Patienten mit vermuteter oder bekannter koronarer Herzkrankheit und instabiler Angina pectoris, insbesondere wenn Eingriffe mit hohem oder mittlerem chirurgischen Risiko (s. Tab. 4.7) anstehen (*Klasse I*)
- bei Patienten mit vermuteter oder bekannter koronarer Herzkrankheit und uneindeutigen Resultaten der nichtinvasiven Funktionstests, wenn starke klinische Prädiktoren (s. Tab. 4.6) bestehen und ein operativer Eingriff mit hohem chirurgischen Risiko (s. Tab. 4.7) ansteht (*Klasse I*)
- bei Patienten, bei denen mehrere mittlere klinische Prädiktoren (s. Tab. 4.6) vorliegen und bei denen ein gefäßchirurgischer Eingriff geplant ist; hier sollten jedoch auch primär erst nicht invasive Funktionstests erfolgen (*Klasse IIa*)
- bei Patienten, die im Rahmen nicht invasiver Funktionstests Zeichen einer moderaten bis starken myokardialen Ischämie aufwiesen, auch wenn keine Hochrisikofaktoren oder eine deutlich eingeschränkte linksventrikuläre Pumpfunktion vorliegen (*Klasse IIa*)
- bei Patienten, die sich dringlich nichtherzchirurgischen Eingriffen unterziehen müssen nach kürzlich überstandenem Myokardinfarkt (*Klasse IIa*)

4.4 Präoperative therapeutische Optionen

- bei Patienten mit perioperativem Myokardinfarkt (*Klasse IIb*)
- bei Patienten mit medikamentös stabilisierter Angina-pectoris-Symptomatik III-IV und geplanten Eingriffen mit niedrigem bzw. mittlerem chirurgischem Risiko (*Klasse IIb*)

Nicht empfohlen werden kann demgegenüber nach bisheriger Datenlage eine präoperative Koronarangiographie bei Patienten mit bekannter koronarer Herzkrankheit und negativen Befunden aus nichtinvasiven Funktionstests, die sich Eingriffen mit niedrigem chirurgischem Risiko (s. Tab. 4.7) unterziehen müssen. Dies gilt weiter auch für asymptomatische Patienten nach koronarer Revaskularisation und guter körperlicher Belastbarkeit (≥ 4 MET) sowie für Patienten mit niedriggradiger, stabiler Angina pectoris-Symptomatik und guter linksventrikulärer Pumpfunktion sowie negativer Befunde aus nichtinvasiven Funktionstests. Auf der anderen Seite kann auch eine präoperative Koronarangiographie bei solchen Patienten nicht empfohlen werden, bei denen aufgrund von gravierenden Begleiterkrankungen eine relative Kontraindikation für ein solches invasives Vorgehen besteht, wie auch bei Patienten mit einer linksventrikulären Ejektionsfraktion von weniger als 20%, bzw. bei Patienten die eine Koronarangiographie ablehnen. Auch im Rahmen von Leber-, Lungen oder Nierentransplantationen ist bei jüngeren Patienten unter 40 Jahren in aller Regel eine Koronarangiographie nicht erforderlich, soweit nicht invasive Funktionstests nicht gegenteilige Befunde aufzeigen (*alles Klasse-III-Empfehlungen*).

4.4.3 Präoperative Therapiemaßnahmen

Die präoperativen Therapieoptionen umfassen im Wesentlichen die koronare Revaskularisierung als kausale Therapie zur Verbesserung der kardialen Pumpfunktion bzw. die Optimierung der medikamentösen Therapie.

Koronare Revaskularisierung

Möglichkeiten zur koronaren Revaskularisierung sind zum einen eine aortokoronare Bypass-Operation oder eine perkutane koronare Angioplastie im Rahmen einer Herzkatheter-Untersuchung.

Aortokoronare Bypass-Operation

Eine aortokoronare Bypass-Operation ist nur sehr selten ausschließlich zur präoperativen Optimierung eines Patienten indiziert, der vor einem elektiven nicht-herzchirurgischen Eingriff steht. Die Indikation zu einer Bypass-Operation sollte in aller Regel nur dann gestellt werden, wenn eine koronare Revaskularisierung auch unabhängig von dem geplanten nicht-herzchirurgischen Eingriff notwendig ist. In diesem Falle sollte jedoch, wie die Ergebnisse der CASS-Studie nahe legten und wie es in die Empfehlungen der AHA/ACC aufgenommen wurde, wenn möglich die aortokoronare Bypass-Operation vor dem nicht-herzchirurgischen Eingriff erfolgen [17, 18]. Die Ergebnisse der CASS-Studie zeigten, dass das perioperative Risiko bei gefäß-, thorax-, halskopf- und abdominalchirurgischen Eingriffen signifikant niedriger war, wenn eine notwendige aortokoronare Bypass-

Operation vor dem nicht-herzchirurgischen Eingriff durchgeführt worden war. Jedoch sind in der Folge weitere Untersuchungen veröffentlicht worden, die diese Vorgehensweise nicht vorbehaltlos unterstützen [19], sodass hier die Ergebnisse weiterer Studien abgewartet werden müssen. Entscheidend sollte aber immer in die Abwägung einbezogen werden, mit welcher Dringlichkeit der nicht-herzchirurgische Eingriff durchgeführt werden muss; dies sollte dann, bei hoher Dringlichkeit, gegebenenfalls den Ausschlag zur perioperativen pharmakologischen Optimierung (z.B. mittels β-Blocker-Therapie, s.u.), sowie der Erweiterung der intra-operativen hämodynamischen Überwachungsmöglichkeiten (z.B. transösophageale Echokardiographie, kontinuierliches HZV-Monitoring) geben. Eine gründliche Abwägung des Einzelfalles ist jedoch, aufgrund fehlender, abschließender Daten zwingend erforderlich.

Perkutane koronare Angioplastie
Die perkutane koronare Angioplastie (PTCA) als minimal invasivere Therapieoption zur Beseitigung relevanter Koronarstenosen bietet sich als weitere Möglichkeit der präoperativen kardialen Optimierung vor nicht-herzchirurgischen Eingriffen an. Wie sich in einigen Fallberichten zeigen ließ, scheint sich bei bestimmten Patienten potenziell durch eine präoperativ durchgeführte PTCA das Risiko, eine kardiale Komplikation intraoperativ zu erleiden, senken zu lassen [20, 21]. Die Durchführung einer PTCA an sich birgt jedoch auch selbst potenzielle Risiken [22]. Zwei systematische Studien bei Patienten, die sich großen gefäßchirurgischen Eingriffen unterziehen mussten, konnten jedoch keine entscheidende perioperative Risikominimierung zeigen, wenn präoperativ eine PTCA durchgeführt wurde [23, 24]. Von besonderer Bedeutung ist vor allem der Zeitraum, der zwischen Koronarangiographie mit Intervention und dem folgenden nicht-herzchirurgischen Eingriff liegt. So gibt es Hinweise, dass bei einem zu kurzen Zeitraum zwischen beiden Eingriffen das perioperative Risiko, eine schwere kardiale Komplikation zu erleiden, stark erhöht zu sein scheint: Bei einer Ballon-Dilatation einer Koronarstenose sollte demzufolge zumindest eine Woche abgewartet werden, um eine Heilung der entstandenen koronaren Endothelläsion zu gewährleisten; ist jedoch eine Stent-Implantation erfolgt, die in aller Regel eine antikoagulatorische Therapie nach sich zieht, sollte eine Zeitspanne von 6 Wochen nicht unterschritten werden [25, 26].

4.4.4 Präoperative medikamentöse Therapieoptimierung

β-Blocker
Eine präoperative medikamentöse Optimierung der Herz-Kreislauf-Funktionen bei kardialen Risikopatienten vor nicht-herzchirurgischen Eingriffen ist eine weitere, wichtige Option zur Vermeidung perioperativer kardialer Komplikationen. In erster Linie ist hier die Therapie mit β-Blockern zu nennen, wie in inzwischen zahlreichen Studien gezeigt werden konnte [27–31]. Der Beginn der Therapie sollte

4.5 Zusammenfassung

bei Patienten mit Verdacht auf eine koronare Herzkrankheit wenn möglich bereits frühzeitig präoperativ einschleichend begonnen werden, um die Ruhe-Herzfrequenz auf 50–60 Schläge pro Minute zu reduzieren [8]. Wichtig ist hierbei, dass diese β-Blocker-Therapie auch während der perioperativen Phase beibehalten wird.

Eine perioperative Therapie mit β-Blockern sollte demnach bei Patienten mit symptomatischer Angina pectoris, symptomatischen Herzrhythmusstörungen und arterieller Hypertonie durchgeführt werden; weiter ist die Gabe empfohlen bei Patienten, bei denen ein gefäßchirurgischer Eingriff ansteht und die ein hohes Risiko für kardiovaskuläre Komplikationen (s. Tab. 4.7) bzw. die Zeichen für eine myokardiale Ischämie während der präoperativen Abklärung aufweisen (*alles Klasse-I-Empfehlungen*).

Auch sollten Patienten, bei denen in der präoperativen Untersuchung eine unbehandelte arterielle Hypertonie, eine KHK oder Risikofaktoren für eine KHK festgestellt wird, vor nicht-herzchirurgischen Eingriffen mit β-Blockern behandelt werden (*Klasse-IIa-Empfehlung*).

$α_2$-Agonisten

Auch die Gabe von $α_2$-Agonisten wie Clonidin oder Mizaverol scheinen bei kardialen Risikopatienten die Häufigkeit kardiovaskulärer Komplikationen während der peri- und postoperativen Phase nicht-herzchirurgischer Eingriffe zu senken [32, 33]. Hier ist die Datenlage jedoch noch nicht so eindeutig, wie für die Therapie mit β-Blockern; gemäß den Empfehlungen der AHA/ACC wird die Gabe von $α_2$-Agonisten daher vor allem empfohlen zur perioperativen Kontrolle von arterieller Hypertonie oder bei Patienten mit bekannter KHK oder Risikofaktoren für eine KHK, bei denen eine Kontraindikation für β-Blocker besteht (*Klasse-IIb-Empfehlung*).

Lipidsenker

Auch für Lipidsenker aus der Gruppe der Statine (3-HMG-CoA-Reduktase-Inhibitoren) gibt es erste Hinweise, dass sie zur Minimierung perioperativer kardiovaskulärer Komplikationen bei kardialen Risikopatienten beitragen können [34, 35]. Diese protektiven Effekte scheinen neben der lipidsenkenden Wirkung dieser Substanzen auch auf deren sogenannten pleiotropen Eigenschaften zu beruhen, welche mit einer Stabilisierung von arteriosklerotischen Plaques, einer verringerten Inflammation und einer Verbesserung der Endothelfunktion vergesellschaftet sind [36, 37]. Jedoch liegen hier bisher noch keine ausreichenden Daten vor, aus denen allgemein verbindliche Therapieempfehlungen für eine perioperative Gabe abgeleitet werden können.

4.5 Zusammenfassung

Die präoperative Evaluation des kardialen Risikopatienten ist zur Minimierung potenziell schwerwiegender perioperativer Komplikationen wichtig. Die detaillierte Erhebung der Patientenanamnese und insbesondere eine objektivierte Beurteilung der körperlichen Belastbarkeit sind hierzu wichtige klinische Hilfsmittel. Die

Verwendung von Scoring-Systemen, welche auch die Art und die Dringlichkeit des geplanten Eingriffes mit einbeziehen, erleichtert die patientenindividuelle Risikostratifizierung, sowie die Entscheidung, ob und gegebenenfalls welche diagnostischen und therapeutischen Maßnahmen präoperativ ergriffen werden sollten. Hierbei scheinen in vielen Situationen viele hochinvasive präoperative Untersuchungsmethoden nicht mehr zwingend indiziert. Die medikamentöse präoperative Optimierung von Patienten mit deutlich erhöhtem kardialem Risiko mit β-Blockern scheint hingegen insbesondere vor Hochrisikoeingriffen sehr sinnvoll.

Literatur

[1] Kochanek KD et al., Deaths: final data for 2002. Natl Vital Stat Rep (2004), 53, 1–115
[2] Mangano DT et al., Association of perioperative myocardial ischemia with cardiac morbidity and mortality in men undergoing noncardiac surgery. The Study of Perioperative Ischemia Research Group. N Engl J Med (1990), 323, 1781–1788
[3] Mangano DT, Perioperative cardiac morbidity. Anesthesiology (1990), 72, 153–184
[4] Howell SJ, Sear JW, Perioperative myocardial injury: individual and population implications. Br J Anaesth (2004), 93, 3–8
[5] Almanaseer Y et al., Implementation of the ACC/AHA guidelines for preoperative cardiac risk assessment in a general medicine preoperative clinic: improving efficiency and preserving outcomes. Cardiology (2005), 103, 24–29
[6] Goldman L et al., Comparative reproducibility and validity of systems for assessing cardiovascular functional class: advantages of a new specific activity scale. Circulation (1981), 64, 1227–1234
[7] American College of Cardiology/American Heart Association Task Force, Special report: guidelines for perioperative cardiovascular evaluation for noncardiac surgery. (Committee on Perioperative Cardiovascular Evaluation for Noncardiac Surgery). J Cardiothorac Vasc Anesth (1996), 10, 540–552
[8] Eagle KA et al., ACC/AHA guideline update for perioperative cardiovascular evaluation for noncardiac surgery – Executive summary: a report of the American College of Cardiology/American Heart Association Task Force on Practice Guidelines (Committee to Update the 1996 Guidelines on Perioperative Cardiovascular Evaluation for Noncardiac Surgery). Circulation (2002), 105, 1257–1267
[9] Bartels C et al., Cardiac risk stratification for high-risk vascular surgery. Circulation (1997), 95, 2473–2475
[10] Older P, Hall A, Hader R, Cardiopulmonary exercise testing as a screening test for perioperative management of major surgery in the elderly. Chest (1999), 116, 355–362
[11] Reilly DF et al., Self-reported exercise tolerance and the risk of serious perioperative complications. Arch Intern Med (1999), 159, 2185–2192
[12] Mangano DT et al., Effect of atenolol on mortality and cardiovascular morbidity after noncardiac surgery. Multicenter Study of Perioperative Ischemia Research Group. N Engl J Med (1996), 335, 1713–1720
[13] Guidelines for assessing and managing the perioperative risk from coronary artery disease associated with

major non-cardiac surgery. American College of Physicians. Ann Intern Med (1997), 127: 309–312
[14] Lee TH et al., Derivation and prospective validation of a simple index for prediction of cardiac risk of major noncardiac surgery. Circulation (1999), 100: 1043–1049
[15] Mahla E et al., Perioperative ventricular Dysrhythmias in patients with structural heart disease undergoing noncardiac surgery. Anesth Analg (1998), 86: 16–21
[16] Schein OD et al., The Study of Medical Testing for Cataract Surgery. The value of routine preoperative medical testing before cataract surgery. N Engl J Med (2000), 342, 168–175
[17] Eagle KA et al., Cardiac risk of noncardiac surgery: influence of coronary disease and type of surgery in 3368 operations. CASS Investigators and University of Michigan Heart Care Program. Coronary Artery Surgery Study. Circulation (1997), 96, 1882–1887
[18] Eagle KA et al., ACC/AHA guidelines for coronary artery bypass graft surgery: a report of the American College of Cardiology/American Heart Association Task Force on Practice Guidelines (Committee to Revise the 1991 Guidelines for Coronary Artery Bypass Graft Surgery). American College of Cardiology/American Heart Association. J Am Coll Cardiol (1999), 34, 1262–1347
[19] McFalls EO et al., Coronary-artery revascularization before elective major vascular surgery. N Engl J Med (2004), 351, 2795–2804
[20] Allen JR, Helling TS, Hartzler GO, Operative procedures not involving the heart after percutaneous transluminal coronary angioplasty. Surg Gynecol Obstet (1991), 173, 285–288
[21] Huber KC et al., Outcome of noncardiac operations in patients with severe coronary artery disease successfully treated preoperatively with coronary angioplasty. Mayo Clin Proc (1992), 67, 15–21
[22] Singh M et al., Comparison of Mayo Clinic risk score and American College of Cardiology/American Heart Association lesion classification in the prediction of adverse cardiovascular outcome following percutaneous coronary interventions. J Am Coll Cardiol (2004), 44, 357–361
[23] McFalls EO et al., Coronary-artery revascularization before elective major vascular surgery. N Engl J Med (2004), 351, 2795–2804
[24] Godet G et al., Does preoperative coronary angioplasty improve perioperative cardiac outcome? Anesthesiology (2005), 102: 739–746
[25] Kaluza GL et al., Catastrophic outcomes of noncardiac surgery soon after coronary stenting. J Am Coll Cardiol (2000), 35, 1288–1294
[26] Wilson SH et al., Clinical outcome of patients undergoing non-cardiac surgery in the two months following coronary stenting. J Am Coll Cardiol (2003), 42, 234–240
[27] Mangano DT et al., Effect of atenolol on mortality and cardiovascular morbidity after noncardiac surgery. Multicenter Study of Perioperative Ischemia Research Group. N Engl J Med (1996), 335, 1713–1720
[28] Boersma E et al., Predictors of cardiac events after major vascular surgery: role of clinical characteristics, dobutamine echocardiography, and beta-blocker therapy. JAMA (2001), 285, 1865–1873
[29] Poldermans D et al., The effect of bisoprolol on perioperative mortality and myocardial infarction in high-risk patients undergoing vascular surgery. Dutch Echocardiographic Cardiac Risk Evaluation Applying Stress

Echocardiography Study Group. N Engl J Med (1999), 341, 1789–1794

[30] Wallace A et al., Prophylactic atenolol reduces postoperative myocardial ischemia. McSPI Research Group. Anesthesiology 19998; 88, 7–17

[31] Lindenauer P et al., Perioerative Beta-Blocker therapy and mortality after major noncardiac surgery. New Engl J Med (2005), 353: 349–361

[32] Stuhmeier KD et al., Small, oral dose of clonidine reduces the incidence of intraoperative myocardial ischemia in patients having vascular surgery. Anesthesiology (1996), 85, 706–712

[33] Oliver MF et al., Effect of mivazerol on perioperative cardiac complications during non-cardiac surgery in patients with coronary heart disease: the European Mivazerol Trial (EMIT). Anesthesiology (1999), 91, 951–961

[34] Poldermans D et al., Statins are associated with a reduced incidence of perioperative mortality in patients undergoing major noncardiac vascular surgery. Circulation (2003), 107, 1848–1851

[35] Abbruzzese TA et al., Statin therapy is associated with improved patency of autogenous infrainguinal bypass grafts. J Vasc Surg (2004), 39, 1178–1185

[36] Landmesser U et al., Statin-induced improvement of endothelial progenitor cell mobilization, myocardial neovascularization, left ventricular function, and survival after experimental myocardial infarction requires endothelial nitric oxide synthase. Circulation (2004), 110, 1933–1939

[37] Nissen SE et al., the Reversal of Atherosclerosis with Aggressive Lipid Lowering (REVERSAL) Investigators. Statin therapy, LDL cholesterol, c-reactive protein, and coronary artery disease. N Engl J Med (2005), 352, 29–38

5 Anästhesie beim kardiovaskulären Risikopatienten

Steffen Rex, Wolfgang Buhre

5.1 Anästhesieverfahren

5.1.1 Allgemeinanästhesie und das kardiovaskuläre System

Durch eine Allgemeinanästhesie sollen Bewusstlosigkeit, Analgesie, eine Dämpfung vegetativer Reflexe und – wenn erforderlich – auch eine Muskelrelaxation erzielt werden. Die Komponenten der Allgemeinanästhesie werden durch die Verabreichung einer **Medikamentenkombination** erzeugt, bestehend aus intravenösen oder inhalativen Anästhetika, Opioiden und Muskelrelaxanzien. Nahezu alle in der klinischen Routine eingesetzten Substanzen weisen mehr oder minder starke Interaktionen mit dem Herz-Kreislauf-System auf, entweder durch direkte Effekte auf das kardiovaskuläre System oder indirekt durch Interaktion mit neuro-humoralen Kontrollmechanismen.

> Die Auswahl und Dosierung der zur Anästhesie beim Risikopatienten eingesetzten Medikamente kann somit erheblich zur hämodynamischen Stabilität bzw. Instabilität des Patienten während Narkose und Operation beitragen.

Intravenöse Anästhetika

Barbiturate. Barbiturate werden nahezu ausschließlich zur Induktion einer Allgemeinanästhesie verwendet. Alle verfügbaren Barbiturate führen zu einer signifikanten Beeinträchtigung des kardiovaskulären Systems. Dies ist sowohl auf zentrale wie auf periphervaskuläre Effekte zurückzuführen. Barbiturate führen zu einer peripheren Vasodilatation und damit zu einem Pooling des Blutes im venösen System [54]. Daneben weisen Barbiturate eine direkte negativ-inotrope Wirkung am Herzen auf. Die periphere und zentrale Sympathikusaktivität ist ebenfalls herabgesetzt [49, 103]. In der Folge kommt es zu einer Abnahme des Herzzeitvolumens (HZV) und des systemischen Blutdrucks, die eine kompensatorische Zunahme der Herzfrequenz zur Folge hat.

Etomidate. Das einzigartige kardiovaskuläre Wirkungsprofil unterscheidet Etomidate von anderen Induktionsanästhetika. Auch in höheren Dosierungen und selbst beim kardial vorerkrankten Patienten resultiert die Bolusgabe von Etomidate nur in geringen Veränderungen der globalen Hämodynamik [67]. Obwohl Etomidate experimentell einen dosisabhängigen negativ-inotropen Effekt besitzt, ist dieser bei Verwendung klinisch gebräuchlicher Dosierungen nur von minimaler und untergeordneter Bedeutung [202]. Etomidate führt zu einer Abnahme des myokardialen Sauerstoffangebots und -verbrauchs, sodass das Gleichgewicht dieser beiden Parameter insgesamt nicht gestört wird [111]. Die Wahrung der hämodynamischen Stabilität unter Etomidate ist vor allem dadurch begründet, dass die Substanz nur wenig mit dem sympathischen Nervensystem und dem Barorezeptorreflex interagiert [52]. Daher kann Etomidate die mit starken Stimuli (Laryngoskopie und endotracheale Intubation) verbundene Aktivierung des sympathischen Nervensystems auch nicht vollständig unterdrücken. Etomidate wird deshalb immer in Kombination mit einem Opioid gegeben [73].

Etomidate wird aufgrund der geringen hämodynamischen Nebenwirkungen von vielen Klinikern bei Risikopatienten mit kompromittiertem Herz-Kreislauf-System und kompensatorisch erhöhtem Sympathikotonus als Induktionsanästhetikum der Wahl eingesetzt.

Propofol. Die Verabreichung einer Induktionsdosis (1,5–2–2,5 mg kg^{-1}) Propofol ist mit einer signifikanten Abnahme des arteriellen Blutdrucks um 25–40% verbunden. Daneben kommt es zu einer Reduktion des Herzzeitvolumens um ca. 15%, des Schlagvolumens um 20% und des systemisch-vaskulären Widerstands um 15–25% [203]. Pulmonalarterieller Druck und pulmonalkapillärer Verschlussdruck fallen nach Einleitung einer Narkose mit Propofol signifikant ab. Diese Effekte sind in erster Linie auf eine Vasodilatation zurückzuführen, die auf einer konzentrationsabhängigen Abnahme der Sympathikusaktivität beruht [52]. Darüber hinaus bewirkt Propofol eine Hemmung der endothelialen Prostazyklinsynthese [229] und eine Stimulation der NO-Synthese [43]. Unter Propofol kommt es zu einer Abnahme der über α-adrenerge Rezeptoren vermittelten sympathischen Stimulation am Herzen [113]. Die Antwort auf β-adrenorezeptorstimulierende Substanzen wird durch Propofol dagegen nicht unterdrückt. Ein direkt negativ inotroper Effekt konnte in In-vitro-Untersuchungen nicht gezeigt werden. Propofol steigert die Herzfrequenz nicht relevant, da es den Barorezeptorreflex hemmt [35]. Propofol ist in der Lage, supraventrikuläre Tachykardien zu supprimieren, und sollte deshalb zur Sedierung bei elektrophysiologischen Untersuchungen und Eingriffen nicht eingesetzt werden [228]. Das Gleichgewicht von myokardialem Sauerstoffverbrauch und -angebot wird durch Propofol nicht beeinträchtigt, da beide Parameter gleichsinnig gesenkt werden [111, 203].

Benzodiazepine. In erster Linie werden Benzodiazepine zur medikamentösen Prämedikation und zur Sedierung z.B. im Rahmen diagnostischer Prozeduren eingesetzt. Die Substanzgruppe hat nur geringe hämodynamische Effekte und führt in erster Linie zu einer geringen Abnahme des arteriellen Blutdrucks, im Gefolge einer Abnahme des systemisch-vaskulären Widerstands [131].

Die Kreislaufreflexe werden durch Benzodiazepine nur gering beeinträchtigt [131]. Daher können Benzodiazepine auch als Induktionsanästhetikum bei Hochrisikopatienten eingesetzt werden.

Herzfrequenz und Herzzeitvolumen werden nicht beeinträchtigt. Sympathische Reflexreaktionen auf schmerzhafte Stimuli werden durch Benzodiazepine nicht unterdrückt, sodass zur Intubation eine Kombination mit Opioiden zwingend erforderlich ist.

Ketamin und S-(+) Ketamin. Ketamin unterscheidet sich von allen anderen intravenösen Anästhetika, da es als einzige Substanz zu einem Anstieg von Herzfrequenz, Blutdruck und Herzzeitvolumen führt. Das seit einigen Jahren verfügbare S-(+)-Enantiomer weist dabei das gleiche hämodynamische Nebenwirkungsprofil wie das Racemat auf [42]. Die unter Ketamin beobachteten hämodynamischen Veränderungen führen zu einem Anstieg des myokardialen Sauerstoffbedarfs, der im gesunden Herzen durch eine Abnahme des koronarvaskulären Widerstands kompensiert werden kann [199]. Die hämodynamischen Nebenwirkungen von Ketamin sind nicht streng dosisabhängig, treten also schon bei Verwendung subanästhetischer Dosierungen auf. Ketamin besitzt bei gesunden wie bei kardial vorerkrankten Patienten ein vergleichbares hämodynamisches Profil [68, 201]. Bei Patienten mit kongenitalen Herzfehlern werden Shunt-Flüsse und -Fraktionen wie auch die systemische Oxigenierung durch Ketamin nicht beeinflusst [70, 139]. Bei Patienten mit einem sekundären pulmonalen Hypertonus scheint Ketamin den pulmonalvaskulären Gefäßwiderstand in einem stärkeren Maß als den systemischvaskulären Widerstand zu steigern [70, 83, 139, 201]. Die Mechanismen, durch die Ketamin eine Stimulation des Herz-Kreislauf-Systems bewirkt, sind vielfältig und in erster Linie auf eine Interaktion mit zentralnervösen Strukturen zurückzuführen [226]. So stimuliert Ketamin die Noradrenalin-Ausschüttung im ZNS und hemmt die Barorezeptorfunktion durch einen NMDA-Antagonismus am Nucleus tractus solitarius [147]. Im peripheren Nervensystem hemmt Ketamin die extra- und intraneuronale Aufnahme von Noradrenalin [86].

Die Stimulation des Herz-Kreislauf-Systems durch Ketamin kann durch Vorabgabe von Benzodiazepinen unterdrückt oder gemildert werden.

Dennoch bleibt der Einsatz von Ketamin beim kardiovaskulären Risikopatienten wohl nur speziellen Indikationen vorbehalten, wie z.B. der Einleitung eines Patienten im Kreislaufschock bei perforiertem Aortenaneurysma.

Opioide. Die Effekte der Opioide auf das Herz-Kreislauf-System sind insgesamt nur gering ausgeprägt und in erster Linie zentral vermittelt. Die am häufigsten beobachtete Nebenwirkung der Opioide ist die Induktion einer Bradykardie, die bei einer Vormedikation mit Calcium-Antagonisten oder β-Rezeptoren-Blockern verstärkt werden kann. Während Fentanyl die AV-Überleitungszeit und das RR-Intervall verlängert [182], scheinen Sufentanil und Alfentanil die Reizleitungssysteme nicht zu beeinflussen, auch nicht bei Patienten mit WPW-Syndrom [193].

Auch wenn widersprüchliche Angaben zur Beeinflussung der myokardialen Kontraktilität durch Opioide vorliegen, bleibt festzuhalten, dass auch hohe Dosen von Fentanyl und Sufentanil ohne hämodynamische Beeinträchtigung toleriert werden [132]. Opioide lassen den Koronarkreislauf unbeeinflusst [19] und haben nur geringe Effekte auf die Barozeptorfunktion [142].

> Allerdings können auch hohe Dosen an Opioiden die sympathische Reflexantwort auf schmerzhafte Stimuli nicht vollständig unterdrücken.

Bei herzchirurgischen Patienten konnten weder hochdosiertes Sufentanil (10 μg kg^{-1} & 0,15 μg kg^{-1} min^{-1}) noch moderat dosiertes Sufentanil (1 μg kg^{-1} & 0,015 μg kg^{-1} min^{-1}) in Kombination mit Lachgas (30% O_2/70% N_2O) einen Anstieg des Blutdrucks und der Noradrenalinplasmakonzentrationen bei der Sternotomie verhindern (s. Abb. 5.1) [200]. Daher sollte eine Opioid-Monoanästhesie auch bei kardiovaskulären Risikopatienten nicht durchgeführt werden.

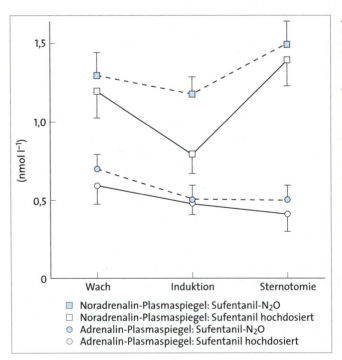

Abb. 5.1: Effekte einer Sufentanil-Monoanästhesie (10 μg kg^{-1} & 0,15 μg kg^{-1} min^{-1}) und einer Kombinationsanästhesie aus Sufentanil (1 μg kg^{-1} & 0,015 μg kg^{-1} min^{-1}) und Lachgas (30% O_2/70% N_2O) auf die Plasmaspiegel von Noradrenalin und Adrenalin bei aortokoronaren Bypass-Patienten. Nähere Erläuterungen im Text [modifiziert nach 200].

Inhalationsanästhetika

Halogenierte Inhalationsanästhetika

Alle volatilen Anästhetika führen dosisabhängig zu einer Senkung des arteriellen Blutdrucks [25, 56, 204, 219].

Hierfür sind verschiedene Ursachen verantwortlich. Zum einen besitzen alle Inhalationsanästhetika sowohl in vitro wie auch in vivo negativ-inotrope Effekte. Die myokardiale Kontraktilität wird von den unterschiedlichen Anästhetika in folgender Reihung reduziert: Halothan = Enfluran > Isofluran = Desfluran = Sevofluran [152]. Die negativ-inotropen Effekte werden in erster Linie durch Interaktionen mit dem intrazellulären Ca^{++}-Stoffwechsel hervorgerufen [183]. So interagieren volatile Anästhetika u.a. mit Ca^{++}-Kanälen vom L- und T-Typ und reduzieren somit den transsarcolemmalen Ca^{++}-Transienten. Dadurch kommt es zu einer Abnahme des für die Kontraktion zur Verfügung stehenden Ca^{++}, zu einer verminderten Ca^{++}-Freisetzung aus dem sarkoplasmatischen Retikulum (SR) und zu einer verminderten Speicherung von Ca^{++} im SR [97, 98, 126, 225]. Die bei Verwendung von Halothan und Enfluran beobachtete Reduktion des arteriellen Blutdrucks lässt sich am ehesten den negativ-inotropen Effekten dieser beiden Anästhetika zuschreiben [152]. Dahingegen beruhen die blutdrucksenkenden Effekte von Isofluran, Sevofluran und Desfluran in erster Linie auf einem zentral und peripher vermittelten Abfall des systemischen Gefäßwiderstandes bei weitgehend unverändertem Herzzeitvolumen [47, 55]. Mit Ausnahme von Desfluran und in geringerem Maß auch Isofluran reduzieren alle Inhalationsanästhetika die Aktivität des sympathischen Nervensystems, indem sie die das prä- wie auch postganglionäre sympathische Neuron hemmen und die Noradrenalin-Plasmaspiegel senken [39, 40, 190]. Im Gegensatz zu Halothan und Enfluran kommt es bei Verwendung von Isofluran und Desfluran zu einem signifikanten Anstieg der Herzfrequenz, da der Barozeptorreflex deutlich weniger beeinträchtigt wird [105, 220]. Eine rasche Steigerung der inspiratorischen Desflurankonzentration kann zu einem weiteren Anstieg der Herzfrequenz und des arteriellen Blutdrucks führen, da Desfluran das sympathische Nervensystem zu aktivieren vermag [51, 223]. Ähnliche Anstiege der Herzfrequenz können auch beobachtet werden, wenn die Isoflurankonzentration rasch gesteigert wird [223]. Als Mechanismen hierfür wird die Aktivierung tracheopulmonaler und systemischer Rezeptoren postuliert [221], die durch Gabe von $β_1$-Rezeptor-Antagonsiten, $α_2$-Rezeptoragonisten und Opioiden abgeschwächt werden kann [222]. Sevofluran führt im Gegensatz zu Isofluran und Desfluran zu keinem Anstieg der Herzfrequenz und stimuliert auch bei raschen Steigerungen der inspiratorischen Konzentration das kardiovaskuläre System nicht [47].

> Im erkrankten Herzen besitzen volatile Anästhetika z.T. deutlich andere Wirkungen als beim gesunden Herzen [152]. Bei Patienten mit korona-

rer Herzkrankheit oder links-ventrikulärer Dysfunktion wird die Herzfrequenz nicht oder nur deutlich geringer als bei gesunden Patienten gesteigert.

Dies beruht wahrscheinlich auf einer veränderten Barozeptorempfindlichkeit und einem gesteigerten Sympathikotonus bei diesen Patienten. Beim Vorliegen einer Herzinsuffizienz oder einer koronaren Herzerkrankung üben volatile Anästhetika eine starke Venodilatation aus, was zu einer kritischen Verminderung der kardialen Vorlast führen kann [152]. Alle volatilen Anästhetika sind koronare **Vasodilatatoren**, deren Wirkung im Vergleich zu klassischen Koronardilatatoren wie Adenosin oder Dipyridamol aber nur schwach ausgeprägt ist [152]. Für Halothan und Isofluran konnte gezeigt werden, dass die koronare Vasodilatation über eine Öffnung ATP-abhängiger Kaliumkanäle und eine Stimulation von Adenosin$_1$-Rezeptoren vermittelt wird [34]. Obwohl volatile Anästhetika die koronare Autoregulation zu einem gewissen Grade beeinträchtigen [84], scheint dies bei klinisch üblichen Konzentrationen keine relevanten Auswirkungen zu haben. Von klassischen Koronardilatatoren wie Adenosin ist bekannt, dass sie beim Vorliegen einer koronaren Herzerkrankung ein **Coronary-Steal-Phänomen** induzieren können [75]. Ähnliches war zunächst auch für die volatilen Anästhetika und insbesondere für Isofluran befürchtet worden. Inzwischen konnte jedoch eine Vielzahl von Studien diese Hypothese widerlegen (Übersicht bei [152]).

Volatile Anästhetika einschließlich Isofluran führen selbst bei einer typischen Steal-Anatomie (Verschluss einer Koronararterie mit kollateraler Versorgung des distal des Verschlusses gelegenen Gebietes durch eine ebenfalls kritisch stenosierte Koronararterie) nicht zu einem Coronary-Steal-Phänomen. Isofluran ist daher im Gegensatz zu früherer Lehrbuchmeinung bei Patienten mit koronarer Herzkrankheit ausdrücklich **nicht** kontraindiziert.

Lachgas. Auch Lachgas weist eine negativ-inotrope Wirkung auf, sowohl in vitro [205] als auch in vivo [151]. Eine inspiratorische Konzentration von 70% Lachgas reduziert die Kontraktilität im gleichen Maße wie 1 MAC Isofluran, wobei die negativ-inotropen Effekte beim Vorliegen einer Herzinsuffizienz ausgeprägter sind [134]. Lachgas führt zu einer milden Steigerung des Sympathikotonus [48] und beeinträchtigt nicht die sympathisch vermittelte Vasokonstriktion, mit der der Organismus auf einen Blutdruckabfall reagiert [46]. Die sympathomimetischen Eigenschaften von Lachgas können die negativ-inotropen Wirkungen kompensieren [48]. Dies gilt allerdings nicht für Patienten mit ischämischer oder valvulärer Herzerkrankung, da diese regelhaft eine schon gesteigerte Aktivität des sympathischen Nervensystems aufweisen [89].

> Zusammenfassend führt Lachgas nur zu einer geringen Beeinträchtigung von Herzfrequenz, Blutdruck, Herzzeitvolumen und systemisch-vaskulärem Widerstand [151].

Im Gegensatz zu anderen gasförmigen Anästhetika führt Lachgas zu einer Steigerung des venösen Gefäßtonus und einer Abnahme des Blutvolumens im Niederdrucksystem [59]. Daneben steigert Lachgas die pulmonal-arteriellen Drücke und den pulmonalvaskulären Widerstand [178], sodass der Einsatz von Lachgas bei Patienten mit pulmonaler Hypertonie oder kongenitalen Herzfehlern ungeeignet erscheint [85].

Xenon. Als Edelgas nimmt Xenon eine besondere Stellung ein. Klinische Erfahrungen liegen nur in begrenztem Umfang vor, und insbesondere bei kardialen Risikopatienten ist die Datenlage sehr unvollständig. Eine Xenon-Anästhesie zeichnet sich insgesamt durch eine hohe kardiovaskuläre Stabilität aus. Weder die systemische noch die pulmonale Hämodynamik werden durch Xenon signifikant beeinträchtigt [125, 180]. Auch die myokardiale Kontraktilität wird durch Xenon nicht oder nur in geringem Ausmaße reduziert [81, 125, 217]. Daneben hat Xenon nur geringe Einflüsse auf die neurohumorale Funktion [21]. Xenon ist seit dem Oktober 2005 in Deutschland als Anästhetikum zugelassen. Ob Xenon angesichts seines einzigartigen hämodynamischen Profils bei kardiovaskulären Risikopatienten von Vorteil sein kann, muss in der Zukunft in klinischen Studien geklärt werden.

5.1.2 Regionalanästhesie und das kardiovaskuläre System

Periphere Leitungsanästhesien beeinträchtigen – wenn lege artis und komplikationsfrei durchgeführt – das kardiovaskuläre System in aller Regel nicht oder nur marginal. Der Schwerpunkt dieses Abschnitts liegt daher auf den zentralen neuraxialen Blockadetechniken.

Spinalanästhesie (SPA)
Die SPA führt obligat zu einer Sympathikolyse, da die sympathischen Afferenzen und Efferenzen der vorderen und hinteren Spinalwurzeln blockiert werden. Das Lokalanästhetikum diffundiert auch ins Rückenmark und kann dort sympathische Neurone im Nucleus intermediolateralis hemmen [233]. Die Ausprägung der Sympathikolyse ist bei der SPA oftmals nur schwer zu kontrollieren und übersteigt das Niveau der sensorischen Blockade um bis zu 6 Dermatome.

> Die Sympathikolyse führt zu einer Abnahme des systemisch-vaskulären Widerstands und zu einer Erweiterung der venösen Kapazitätsgefäße. Diese Effekte resultieren in einer Umverteilung des zentralen Blutvolumens in die untere Extremität und das Splanchnikusgebiet [120]. Ein Blutdruckabfall, der unter Umständen sehr ausgeprägt sein kann, ist daher die häufigste hämodynamische Nebenwirkung einer SPA.

Die Gesamtinzidenz der Hypotension (systolischer Blutdruck < 90 mmHg) liegt bei nicht geburtshilflichen Patienten bei bis zu 33% [27]. Ähnliche hämodynamische Nebenwirkungen konnten auch bei kardiovaskulären Risikopatienten beobachtet werden: Die SPA ist mit einer Abnahme des mittleren arteriellen Blutdrucks um mehr als 30% assoziiert [177]. Der venöse Rückstrom zum Herzen und der systemisch-vaskuläre Widerstand sind reduziert (–26%), ebenso Herzzeitvolumen (–10%) und Schlagvolumen (–10%). Die Herzfrequenz wurde in diesem Kollektiv nur geringfügig und statistisch nicht signifikant gesenkt [177].

Als Risikofaktoren für das **Auftreten einer arteriellen Hypotension** gelten:
- Blockade höher als Dermatom Th5
- Alter > 40 Jahre
- Präoperative Hypotension (systolischer Blutdruck < 120 mm Hg)
- Punktion höher als L3–L4 [27]

Eine unilaterale Blockade kann das Ausmaß der Hypotension vermindern helfen [120]. Es gilt mittlerweile als gesichert, dass die präoperative Gabe von bis zu 2000 ml kristalloider Infusionslösungen nicht zur Prophylaxe der mit der SPA assoziierten Hypotension geeignet ist [120]. Dagegen konnte durch die Vorabgabe von 1000 ml Hydroxyethylstärke (HAES 6%) die Inzidenz der schweren Hypotonie im Vergleich zur Gabe von 1500 ml kristalloider Lösung oder 500 ml HAES 6% verringert werden [209]. Diese Befunde wurden allerdings nur bei einer kleinen Zahl von schwangeren Patientinnen, die sich einer elektiven Sectio caesarea unterzogen, erhoben (n = 36). Inwieweit die Vorgabe von Flüssigkeit und die Wahl der Substanzklasse (Kolloide vs. Kristalloide) die Inzidenz der Hypotension beeinflussen hilft, ist daher zurzeit nicht sicher bekannt.

Die zweite häufige Nebenwirkung der SPA ist die **Bradykardie** (Herzfrequenz < 50 min^{-1}), die bei nicht geburtshilflichen Patienten mit einer Inzidenz von 15% auftritt [27]. Risikofaktoren sind:
- Präoperative Herzfrequenz < 60 min^{-1}
- ASA-Status I
- Einnahme von β-Blockern
- Verlängertes PR-Intervall im EKG
- Blockadehöhe > Th5 (Blockade der Fasern Th1–T4) [27]

Häufig treten die Bradykardien unvermittelt auf, manchmal auch noch lange Zeit nach Anlage der SPA. Es ist nicht mit letzter Sicherheit geklärt, welche Mechanismen zum Auftreten einer Bradykardie führen. Diskutiert werden eine autonome Dysbalance mit Dominanz des Parasympathikus, die Abnahme der Herzfrequenz durch verminderte ventrikuläre Füllung (Bainbridge-Reflex) sowie die Aktivierung ventrikulärer Mechanorezeptoren durch die plötzliche Abnahme des links-ventrikulären Volumens (Bezold-Jarisch-Reflex) [120]. Eine unter Spinalanästhesie auftretende Bradykardie sollte immer als ernstes Alarmzeichen gewertet werden, da sie einer Asystolie vorausgehen kann. Ein Herz-Kreislauf-Stillstand unter SPA scheint häufiger zu sein als bisher angenommen. So wurden in einer französischen Untersuchung bei über 40 000 Spinalanästhesien, 26 Fälle eines Herz-Kreislauf-Stillstands beobachtet (6,4:10 000), von denen 6 tödlich verliefen (1,5:10 000) [11].

In allen Fällen ging der Asystolie eine Bradykardie voraus. Es muss betont werden, dass die Gabe von **Atropin in dieser Situation oft wirkungslos** ist, da die Bradykardie eine Reflexantwort auf den verminderten venösen Rückstrom darstellt.

Epiduralanästhesie (EDA)
Ähnlich wie die SPA führt auch die EDA zu einer **Sympathikolyse**. Die Sympathikolyse ist allerdings v.a. bezüglich der regionalen Ausdehnung besser zu steuern als bei der SPA. Die hämodynamischen Nebenwirkungen einer EDA sind daher in der Regel weniger ausgeprägt als bei der SPA. Zu beachten ist, dass die mit einer lumbalen EDA verbundene Sympathikolyse im Bereich der unteren Körperhälfte zu einer kompensatorischen Sympathikusaktivierung im Bereich der ungeblockten thorakalen Segmente führen kann. Dies kann die myokardiale Blutversorgung kritisch einschränken und regionale Wandbewegungsstörungen am Herzen nach sich ziehen [184]. Durch eine thorakale EDA wird dagegen eine selektive Blockade der das Herz versorgenden sympathischen Nervenfasern (Th1–Th5) erzielt. Da ein gesteigerter Sympathikotonus bei KHK-Patienten zu einer Konstriktion erkrankter Gefäßabschnitte führt, kann durch eine thorakale EDA mit Blockade der kardialen Fasern eine Dilatation der betroffenen Koronararterien erreicht werden [20]. Bei Patienten mit instabiler Angina pectoris, die auf eine konventionelle medikamentöse Therapie nicht (mehr) ansprechen, zeigt eine thorakale EDA anti-anginöse und anti-ischämische Effekte, die der Standardtherapie deutlich überlegen sind [149]. Im Tierexperiment kommt es durch eine thorakale EDA zu einer Umverteilung des koronaren Blutflusses von epikardial nach endokardial [104], zu einer Verkleinerung der Infarktgröße nach Koronararterienokklusion [37] und zu einer verbesserten postischämischen Erholung des Myokards [176].

Die thorakale EDA beeinflusst darüber hinaus auch die mit ausgedehnteren operativen Eingriffen assoziierte neuroendokrine Stressreaktion. So wird die Katecholaminausschüttung durch die thorakale EDA abgeschwächt [102, 138] und die Plasmakonzentrationen freier Fettsäuren möglicherweise gesenkt [88]. Nach größeren Operationen kann regelhaft eine Hyperkoagulabilität des Blutes nachgewiesen werden [133]. Die Hyperkoagulabilität kann möglicherweise durch den Einsatz einer EDA abgeschwächt werden. So wurden bei gefäßchirurgischen Patienten mit EDA 24 h postoperativ niedrigere Spiegel des Plasminogen-Aktivator-Inhibitors gefunden als bei der Kontrollgruppe mit Allgemeinanästhesie [179]. Dieser Befund war für die EDA-Gruppe mit einer deutlich geringeren Rate an arteriellen Thrombosen nach Bypass-Anlage an der unteren Extremität verbunden [179]. Verantwortlich hierfür scheint nicht nur der mit der Sympathikolyse verbesserte Blutfluss zu sein, sondern auch ein direkter inhibitorischer Effekt des ins Blut diffundierten Lokalanästhetikums auf das hämostatische System [80].

5.1.3 Wahl des Anästhesieverfahrens

Perioperative Myokardischämien treten in der überwiegenden Zahl der Fälle in den ersten 24–48 postoperativen Stunden auf, während intraoperative Myokardischämien deutlich seltener sind [108, 163].

> Die Anästhesie stellt *per se* keinen eigenständigen Risikofaktor für das Auftreten perioperativer Myokardischämien dar [108].

Es findet sich kein gerichteter Zusammenhang zwischen dem Auftreten einer Myokardischämie und Veränderungen der systemischen Hämodynamik. Eine Ausnahme stellt die Tachykardie dar, die offensichtlich eine erhöhte Inzidenz von Myokardischämien hervorrufen kann. Neuere Untersuchungen haben gezeigt, dass auch schon Herzfrequenzen zwischen 90–100/min, wie sie häufig in der Ausleitungsphase nach der Operation beobachtet werden, zu einer Myokardischämie führen können. Inwieweit das Auftreten einer arteriellen Hypotension zu einer Zunahme der Inzidenz von Myokardischämien führt, ist nicht abschließend geklärt. Daher gilt, dass bei Patienten mit ischämischer Herzerkrankung die Auswahl des Anästhesieverfahrens und der verwendeten Anästhetika eine hämodynamisch stabile Narkoseführung ermöglichen soll. Für nicht ischämische Herzerkrankungen ist ein Zusammenhang zwischen Anästhesie und postoperativen kardialen Komplikationen nicht systematisch untersucht. Bisher konnte nicht bewiesen werden, dass die perioperative Letalität des kardiovaskulären Risikopatienten durch ein bestimmtes Anästhesieverfahren positiv beeinflusst werden kann.

Intravenöse vs. Inhalationsanästhesie
Es gibt nur wenige Studien, in denen unterschiedliche Verfahren der Allgemeinanästhesie hinsichtlich ihrer Auswirkungen auf das Outcome von kardiovaskulären Risikopatienten miteinander verglichen werden. In einer Studie an 1012 aortokoronaren Bypass-Patienten konnte Slogoff 1989 zeigen, dass die Wahl des primären Anästhetikums keinen Einfluss auf das Patienten-Outcome hatte [195]. Jeweils 25% der Patienten erhielten entweder Halothan, Enfluran, Isofluran oder Sufentanil als primäres Anästhetikum. Tachykardien (Herzfrequenz $\geq$ 110 min^{-1}) traten bei allen Anästhetika gleich häufig auf (4,3–9,1%). Hypertensive Episoden wurden in der Sufentanil-Gruppe signifikant häufiger beobachtet; hypotone Phasen bei Patienten, die einem volatilen Anästhetikum zugeordnet waren. Hingegen unterschieden sich die einzelnen Gruppen nicht bezüglich der Anzahl perioperativer Myokardinfarkte (3,6–4,7%) oder hinsichtlich der Krankenhausletalität (1,2–2,4%) [195]. In weiteren Untersuchungen unterschieden sich auch die „neueren" volatilen Anästhetika Sevofluran und Desfluran hinsichtlich der Rate kardiovaskulärer Komplikationen nicht von Isofluran [50, 115]. Tierexperimentell ist gut belegt, dass volatile Anästhetika einen kardioprotektiven Effekt ausüben können, indem sie zu einer Präkonditio-

nierung führen [198, 230, 231] und den postischämischen Reperfusionsschaden des Myokards modulieren [212] (s. Kap. 3). Erste klinische Untersuchungen scheinen diesen günstigen Effekt bei koronarchirurgischen Patienten für Sevofluran und Desfluran zu bestätigen [38, 93]. Außerdem konnte durch die Präkonditionierung mit Sevofluran eine verminderte Rate kardialer Ereignisse im ersten postoperativen Jahr erreicht werden [64]. Allerdings wurden in den bisher zu diesem Thema publizierten Untersuchungen nur sehr geringe Patientenzahlen an einzelnen Zentren eingeschlossen, sodass vor einer endgültigen Beurteilung die Ergebnisse multizentrischer Studien mit einer höheren Aussagekraft abgewartet werden müssen.

Allgemein- vs. Regionalanästhesie
Alle größeren Operationen gehen mit einer Aktivierung des sympathischen Nervensystems einher. Ein gesteigerter Sympathikotonus führt zu einem Anstieg der Herzfrequenz, des Blutdrucks, der Kontraktilität und des myokardialen Sauerstoffbedarfs. Gleichzeitig wird die myokardiale Sauerstoffversorgung kritisch eingeschränkt, da bei KHK-Patienten durch die gesteigerte Aktivität des sympathischen Nervensystems eine poststenotische Vasokonstriktion im Bereich der erkrankten Koronarien ausgelöst werden kann [82]. Ein weiterer Risikofaktor für das Auftreten myokardialer Ischämien ist eine unzureichende Analgesie und Stressabschirmung in der unmittelbaren postoperativen Phase. Daher sollte eine zentrale neuraxiale Blockade und insbesondere die Epiduralanästhesie beim kardiovaskulären Risikopatienten die Morbidität und Letalität positiv beeinflussen können, da eine Sympathikolyse induziert wird und die Analgesie ohne wesentliche Beeinträchtigung von Vigilanz und Atmung bis weit in die postoperative Phase hinein ausgedehnt werden kann. Die zur Verfügung stehenden Untersuchungen zeigen allerdings keine einheitlichen Ergebnisse.

So untersuchten O'Hara und Mitarbeiter bei 9425 Patienten, die wegen einer Schenkelhalsfraktur operiert wurden, den Einfluss des Anästhesieverfahrens (Allgemeinanästhesie vs. SPA bzw. EDA) auf die perioperative Morbidität und Letalität [146]. Primärer Endpunkt der Studie war die 30-Tage-Letalität der Patienten, erfasst wurden zusätzlich u.a. die Inzidenz eines perioperativen Myokardinfarkts und das Auftreten einer Herzinsuffizienz. Die 30-Tage-Letalität betrug in der Gruppe der Patienten mit Allgemeinanästhesie 4,4%, wohingegen in der Regionalanästhesiegruppe 5,4% der Patienten verstarben. Die Rate eines perioperativen Myokardinfarktes betrug 2,0% vs. 1,9%, die einer neu aufgetretenen Herzinsuffizienz 4,6% vs. 4,1%. Die Autoren schlussfolgerten demzufolge, dass das Anästhesieverfahren die Letalität und die Rate schwerwiegender kardiovaskulärer Nebenwirkungen nicht beeinflusst. Es handelt sich bei der Untersuchung allerdings um eine retrospektive Analyse von Daten, die über einen Zeitraum von mehr als 10 Jahren erhoben wurden (1983–1993) [146]. Rodgers und Mitarbeiter analysierten die Daten von 141 randomisierten Vergleichsstudien, die zwischen 1971 und 1997 durchgeführt wurden [175]. Insgesamt wurden über 9500 Patienten eingeschlossen, die intraoperativ entweder eine rückenmarknahe Anästhesie (SPA oder EDA), eine Allgemeinanästhesie oder eine Kombination beider Verfahren erhielten. Mit der Regionalanästhesie waren die Letalität um 30%, die Myokardinfarktrate um 33% sowie die Pneumonierate um 39% reduziert. Bei Analyse der Daten stellt sich jedoch heraus, dass nur für die thorakale EDA und die SPA unabhängig vom chirurgischen Eingriff eine Reduktion des Risikos gezeigt werden konnte. Die lumbale EDA war nur bei orthopädischen Patienten mit einer Reduktion des perioperativen Risikos verbunden. Bei gefäß- oder allgemeinchirurgischen Patienten konnte kein Vorteil der Regionalanästhesie gesichert werden. Die Kombination von Allgemeinanästhesie und Regionalanästhesie führte nicht zu einer Abnahme der Komplikationen. Die Mehrzahl (82%) der in die Analyse eingegangenen Untersuchungen wurden allerdings vor 1990 durchgeführt. Zum Stellenwert der Kombination von Allgemeinanästhesie und Epiduralanästhesie führten Park und Mitarbeiter an über 1000 Patienten eine multizentrische Studie durch [155]. Hierbei wurden Patienten untersucht, die sich Operationen an der abdominalen Aorta oder viszeralchirurgischen Eingriffen unterzogen. Die Patienten erhielten entweder eine Allgemeinanästhesie mit postoperativer Analgesie durch parenterale Opioid-Applikation oder aber eine Kombinationsanästhesie, bestehend aus Allgemeinanästhesie und EDA. Letztere wurde postoperativ mit Morphin weitergeführt.

Insgesamt fanden sich zwischen beiden Gruppen keine Unterschiede hinsichtlich Letalität und Morbidität innerhalb der ersten 30 Tage. Patienten mit EDA benötigten bei deutlich besserer Analgesiequalität signifikant weniger Analgetika. Nur bei Patienten mit Eingriffen an der abdominalen Aorta konnte durch die Kombinationsanästhesie die Gesamtinzidenz von Tod und bedeutsamen Komplikationen gesenkt werden.

Inzwischen wurden 3 weitere große Studien zum Stellenwert der Kombinationsanästhesie speziell bei Hochrisikopatienten und unter Einschluss operativer Eingriffe an der abdominellen Aorta publiziert [145, 157, 172]. In keiner dieser Studien konnte durch die Wahl des Anästhesieverfahrens die perioperative (kardiale) Morbidität und Letalität beeinflusst werden. Nur in einer Untersuchung konnte durch die Kombinationsanästhesie die Rate an respiratorischem Versagen reduziert werden [172]. Das Anästhesieverfahren hatte in allen 3 Untersuchungen keinen Einfluss auf die Verweilzeiten auf der Intensivstation und die Krankenhausverweildauer.

> Zusammenfassend existiert demzufolge bis heute keine Evidenz, die eine generelle Anwendung der Kombination aus Allgemeinanästhesie und Epiduralanästhesie zur Verringerung der Rate an kardiovaskulären Komplikationen begründen könnte.

Allerdings ist unstritten, dass die Epiduralanästhesie postoperativ die pulmonale Situation des Patienten verbessern kann

[12] und die Rate an Frühverschlüssen von peripheren Gefäßbypässen reduziert [179]. Darüber hinaus kann mit einer Epiduralanästhesie eine ausgezeichnete Analgesiequalität in der postoperativen Phase gewährleistet werden [155, 172].

5.1.4 Anästhesieführung bei kardiovaskulären Erkrankungen

Koronare Herzkrankheit
Da die normalen Regulationsmechanismen des koronaren Blutflusses bei der koronaren Herzerkrankung eingeschränkt oder aufgehoben sind, sollte die Anästhesieführung in erster Linie daran orientiert sein, das Gleichgewicht von myokardialem Sauerstoffangebot und -verbrauch zu erhalten oder zu verbessern (s. Abb. 5.2). Vermieden werden sollten daher ein Anstieg des myokardialen O_2-Verbrauchs und eine Abnahme des myokardialen O_2-Angebots (s. Tab. 5.1). Der Wechsel zwischen Phasen hoher Schmerzintensität (z.B. Intubation, Hautschnitt, Sternotomie, Zug am Peritoneum) und niedriger Stimulationsintensität (z.B. Narkoseeinleitung bis zur Intubation, Lagerung, Hautdesinfektion) erfordert ein vorausschauendes anästhesiologisches Management, um Schwankungen der systemischen Hämodynamik zu vermeiden. Ein stabiler Narkoseverlauf kann dabei in erster Linie durch eine der chirurgischen Stimulation angepasste Anästhesietiefe, die

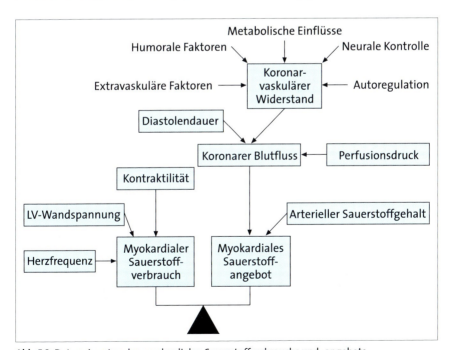

Abb. 5.2: Determinanten des myokardialen Sauerstoffverbrauchs und -angebots

Tab. 5.1: Faktoren, die zu einem Ungleichgewicht zwischen myokardialem Sauerstoffverbrauch und -angebot führen

Anstieg des myokardialen Sauerstoffverbrauchs	Abfall des myokardialen Sauerstoffangebots
Tachykardie	Tachykardie (Verkürzung der Diastolendauer und damit der koronaren Perfusion)
Zunahme der ventrikulären Nachlast (Anstieg der myokardialen Wandspannung)	Hypotonie (Abfall des diastolischen Blutdrucks und damit des koronaren Perfusionsdruckes)
	Anstieg des links-ventrikulären enddiastolischen Drucks (LVEDP) (Abnahme der subendokardialen Durchblutung)
	Abfall des arteriellen Sauerstoffgehalts
	Anstieg des koronar-vaskulären Widerstands (Abnahme des koronaren Blutflusses)

ausgewogene Wahl der Anästhetika hinsichtlich ihres kardiovaskulären Profils und die Optimierung der kardialen Füllung erreicht werden. Im Einzelfall müssen vasoaktive Substanzen verwendet werden, um den koronaren Perfusionsdruck aufrechtzuerhalten.

Erkrankungen der Herzklappen

Die Anästhesie für operative Eingriffe bei Patienten mit Klappenvitien richtet sich in erster Linie nach der für das jeweilige Vitium charakteristischen Pathophysiologie. Daneben weisen Patienten mit Erkrankungen der Herzklappen häufig zusätzliche kardiovaskuläre Erkrankungen wie z.B. eine KHK, Herzrhythmusstörungen oder einen arteriellen Hypertonus auf, die bei der Narkoseführung ebenfalls berücksichtigt werden müssen. Daher ist ein differenziertes hämodynamisches Management entscheidend, welches für die häufigsten Herzklappenerkrankungen anhand der jeweiligen hämodynamischen Besonderheiten übersichtsartig dargestellt ist.

Aortenstenose

- **Vorlast:** Aufgrund der vorbestehenden konzentrischen Hypertrophie weist der linke Ventrikel eine diastolische Funktionsstörung mit erhöhtem links-ventrikulärem enddiastolischem Druck (LVEDP) auf. Die verminderte Compliance des linken Ventrikels erfordert eine erhöhte Vorlast zur Aufrechterhaltung eines ausreichenden Schlagvolumens. Vorlastsenkende Medikamente wie z.B. Nitroglycerin können das Herzzeitvolumen (HZV) kritisch reduzieren.
- **Herzfrequenz:** Es werden Herzfrequenzen im Bereich von 50–70/min angestrebt. Eine höhere Herzfrequenz verkürzt die Diastolendauer und kann

bei hypertrophiertem Ventrikel zu einer weiteren Verminderung der subendokardialen Durchblutung führen, die schon durch den erhöhten linksventrikulären enddiastolischen Druck eingeschränkt ist. Eine zu niedrige Herzfrequenz verringert das HZV, da der hypertrophierte linke Ventrikel ein fixiertes Schlagvolumen aufweist. Während bei gesunden Patienten die Vorhofkontraktion ca. 20–30% der Ventrikelfüllung ausmacht, steigt dieser Anteil bei Patienten mit AS auf bis zu 40%. Neu aufgetretenes Vorhofflimmern reduziert daher erheblich das HZV. Daher muss unverzüglich versucht werden, das Vorhofflimmern elektrisch oder pharmakologisch zu konvertieren.
- **Kontraktilität**: Die Aortenstenose kann nur durch den Aufbau eines hohen links-ventrikulären endsystolischen Drucks (LVESP) überwunden werden. Eine anästhetikabedingte Beeinträchtigung der Kontraktilität sollte daher vermieden werden. Eine weitere Steigerung der Kontraktilität führt zu einer Zunahme des myokardialen Sauerstoffbedarfs, der aufgrund der Hypertrophie und kritisch verminderten Kapillardichte nicht gedeckt werden kann. Der Einsatz von positiv inotropen Medikamenten sollte vermieden werden, insbesondere weil diese zu einer weiteren Einschränkung der diastolischen Funktion führen können und – bei ausgeprägter Septumhypertrophie – zur Ausbildung eines intraventrikulären Druckgradienten beitragen können.
- **SVR**: Die wesentliche Determinante der links-ventrikulären Nachlast ist die stenosierte Aortenklappe. Eine Senkung des systemischen Blutdrucks durch Minderung des systemisch-vaskulären Widerstandes (SVR) resultiert daher nicht in einer Abnahme der links-ventrikulären Nachlast. Ein Abfall des SVR führt hingegen zu einer Abnahme des diastolischen Blutdrucks und damit auch des koronaren Perfusionsdrucks (CPP). Da die subendokardiale Durchblutung des linken Ventrikels aufgrund der Hypertrophie besonders gefährdet ist, können hypotensive Kreislaufverhältnisse den koronaren Blutfluss unter eine kritische Schwelle senken. Der SVR sollte daher im hochnormalen Bereich gehalten werden. Ein Blutdruckabfall muss umgehend mit Vasopressoren wie z.B. Noradrenalin therapiert werden. Vasodilatatoren sollten bei diesen Patienten nicht verwendet werden.

Aorteninsuffizienz
- **Vorlast**: Aufgrund der chronischen Volumenbelastung durch das Regurgitationsvolumen weist der linke Ventrikel ein erhöhtes LVEDV und LVESV (bei zunächst noch normalem LVEDP) auf. Der LV ist daher auf eine erhöhte Vorlast zur adäquaten Füllung angewiesen.
- **Herzfrequenz**: Es werden Herzfrequenzen im Bereich von 80–90/min angestrebt. Niedrigere Herzfrequenzen verlängern die Dauer der Diastole, vergrößern das Regurgitationsvolu-

men und senken das HZV. Eine Bradykardie führt – aufgrund des relativen Anstiegs der Regurgitationsfraktion zum Gesamt-HZV – zu einem verminderten diastolischen Blutdruck und möglicherweise zu einer Beeinträchtigung der subendokardialen Durchblutung.
- **Kontraktilität:** Durch die Anästhesie sollte die Kontraktilität möglichst unbeeinflusst bleiben. Zur inotropen Unterstützung eignen sich v.a. reine β-Agonisten sowie Inodilatatoren (PDE-III-Inhibitoren) aufgrund der Kombination von positiver Inotropie und Nachlastsenkung.
- **SVR:** Ein Anstieg des systemischen Widerstandes führt zu einer Vergrößerung des Regurgitationsvolumens mit Anstieg des LVEDP, sodass eine Reduktion des systemischen HZV auftreten kann. Durch eine Nachlastsenkung kann die Herzfunktion dagegen verbessert werden (Abnahme des LVEDP, Anstieg des HZV).
- **PVR:** Eine spezielle medikamentöse Therapie des pulmonalvaskulären Widerstands (PVR) ist außer bei der mit schwerer LV-Dysfunktion einhergehenden dekompensierten Aorteninsuffizienz nicht erforderlich.

Mitralstenose

- **Vorlast:** Patienten mit isolierter Mitralstenose sind auf eine adäquate Vorlast angewiesen, da für einen ausreichenden transmitralen Blutfluss ein hoher diastolischer Druckgradient zwischen linkem Vorhof und Ventrikel aufgebaut werden muss. Auf der anderen Seite darf die Flüssigkeitsgabe nicht unkritisch erfolgen, da es bei ohnehin schon chronisch erhöhtem links-atrialem Druck (LAP) bei Einstrombehinderung zwischen linkem Vorhof und Ventrikel zur Ausbildung eines Lungenödems kommen kann.
- **Herzfrequenz:** Es werden Herzfrequenzen im Bereich von 50–70/min angestrebt, um eine ausreichend lange Diastolendauer zu gewährleisten und die Zeitdauer für den transmitralen Blutfluss zu verlängern. Höhere Herzfrequenzen führen zur Reduktion des transmitralen Blutflusses und somit zu einer Abnahme des HZV. Herzfrequenzen unterhalb von 50/min können das HZV ebenfalls kritisch einschränken, da der linke Ventrikel aufgrund seiner chronisch reduzierten Füllung ein fixiertes Schlagvolumen aufweist. Aufgrund der chronischen Überdehnung des linken Vorhofes besteht bei den Patienten häufig schon präoperativ ein chronisches Vorhofflimmern. Akut auftretendes Vorhofflimmern reduziert durch Wegfall der atrialen Kontraktion das Herzzeitvolumen um bis zu 30%. Sollen die Patienten mit einem Herzschrittmacher atrio-ventrikulär sequenziell stimuliert werden, ist ein ausreichend langes PR-Intervall (0,15–0,2 ms) zu wählen, um den Zeitraum für den transmitralen Blutfluss zu vergrößern.
- **Kontraktilität:** Gelegentlich ist die Gabe von Inotropika erforderlich, da die chronisch reduzierte Füllung eine Kontraktilitätsschwäche des linken Ventrikels bewirkt und aufgrund der

sekundären pulmonalen Hypertonie häufig eine rechts-ventrikuläre Funktionsstörung besteht.
- **SVR**: Der systemische Gefäßwiderstand wird im normalen Bereich gehalten.
- **PVR**: Aufgrund der Volumen- und Druckbelastung des linken Vorhofs entwickeln die Patienten häufig einen sekundären pulmonal-arteriellen Hypertonus. Eine weitere Steigerung des PVR z.B. durch Hypoxie, Azidose und Hyperkapnie muss daher unbedingt vermieden werden. Bei Patienten mit relevanter pulmonal-arterieller Hypertonie sollte eine engmaschige Überwachung der rechts-ventrikulären Funktion erfolgen, z.B. mittels transösophagealer Echokardiographie oder pulmonal-arteriellem Katheter, um frühzeitig ein drohendes Rechtsherzversagen erkennen zu können. Die rechts-ventrikuläre Nachlast kann selektiv durch den Einsatz inhalierter Vasodilatatoren wie z.B. Prostacycline oder Stickstoffmonoxid gesenkt werden [124].

Mitralinsuffizienz
- **Vorlast**: Diese Patienten sind auf eine ausreichende Vorlast angewiesen, um eine adäquate Füllung und damit ein ausreichendes Schlagvolumen zu ermöglichen. Eine zu ausgeprägte Volumenbelastung kann allerdings zu einer weiteren Dilatation des Mitralringes führen und damit die Regurgitationsfraktion erhöhen. In dieser Situation besteht die Gefahr der Entwicklung eines Lungenödems. Die Volumengabe bei Patienten mit kritischer Mitralinsuffizienz muss daher titrierend und unter engmaschiger hämodynamischer Überwachung erfolgen. Den Goldstandard der Überwachung stellt hier die intraoperative Anwendung der TEE dar.
- **Herzfrequenz**: Es werden Herzfrequenzen im Bereich von 70–90/min angestrebt, um durch eine Verkürzung der Diastole das links-ventrikuläre und damit auch das Regurgitationsvolumen zu verringern. Aufgrund der Überdehnung und Vergrößerung des linken Vorhofes besteht bei den Patienten häufig ein chronisches Vorhofflimmern.
- **Kontraktilität**: Der linke Ventrikel ist auf eine ausreichende Kontraktilität angewiesen, um das Herzzeitvolumen aufrechterhalten zu können. Aufgrund der häufig vorliegenden pulmonalen Hypertonie ist die Nachlast des rechten Ventrikels erhöht, was mit einer Einschränkung der systolischen RV-Funktion einhergehen kann.
- **SVR**: Eine Steigerung des systemischen Gefäßwiderstandes führt zu einem Anstieg der Regurgitationsfraktion und damit zu einer Abnahme des peripheren HZV. Daher wird der SVR bei hämodynamischer Instabilität gesenkt. Dazu werden entweder Vasodilatatoren als Monotherapie oder – bei erforderlicher Kontraktilitätssteigerung – Inodilatatoren verwendet.
- **PVR**: Aufgrund der Volumen- und Druckbelastung des linken Vorhofs weisen die Patienten oft einen pulmonalen Hypertonus auf. Ein akuter An-

stieg des PVR z.B. durch Sympathikusaktivierung, Hypoxie, Azidose und Hyperkapnie muss daher vermieden werden. Wie auch bei Patienten mit Mitralstenose sollte eine engmaschige Kontrolle der rechts-ventrikulären Funktion erfolgen (TEE), um eine drohende rechts-ventrikuläre Dekompensation frühzeitig erkennen zu können. Die rechts-ventrikuläre Nachlast kann selektiv durch den Einsatz inhalierter Vasodilatatoren wie z.B. Prostacycline oder Stickstoffmonoxid gesenkt werden [124].

Linksherzhypertrophie

Die links-ventrikuläre Hypertrophie ist eine verhältnismäßig häufig anzutreffende Veränderung, die kompensatorisch im Gefolge einer hypertensiven Herzerkrankung oder einer Aortenstenose auftritt. Bei Patienten mit Herzinsuffizienz auf dem Boden einer chronischen arteriellen Hypertension besteht regelhaft eine Linksherzhypertrophie.

- **Vorlast:** Der linke Ventrikel weist eine primär diastolische Funktionsstörung mit erhöhtem links-ventrikulärem enddiastolischem Druck (LVEDP) auf. Die verminderte Compliance des linken Ventrikels erfordert eine erhöhte Vorlast zur Aufrechterhaltung eines ausreichenden Schlagvolumens. Vorlastsenkende Medikamente wie z.B. Nitroglycerin können das Herzzeitvolumen (HZV) kritisch reduzieren.
- **Herzfrequenz:** Es werden Herzfrequenzen im Bereich von 50–70/min angestrebt. Eine höhere Herzfrequenz kann beim hypertrophierten Ventrikel zu einer weiteren Verminderung der subendokardialen Durchblutung führen, die schon durch den erhöhten enddiastolischen Druck und die verminderte Kapillardichte eingeschränkt ist. Während bei gesunden Patienten die Vorhofkontraktion ca. 20–30% der Ventrikelfüllung ausmacht, steigt dieser Anteil bei Patienten mit Linksherzhypertrophie auf bis zu 40%. Neu aufgetretenes Vorhofflimmern reduziert daher erheblich das HZV und muss unverzüglich elektrisch oder pharmakologisch konvertiert werden.
- **Kontraktilität:** Eine Steigerung der Kontraktilität führt zu einer Zunahme des myokardialen Sauerstoffbedarfs. Der Einsatz von Medikamenten, die den myokardialen Sauerstoffverbrauch erhöhen, sollte daher vermieden werden.
- **SVR:** Durch die bei einem Großteil der Patienten bestehende muskuläre Hypertrophie ist der myokardiale Sauerstoffverbrauch erhöht. Da bei Patienten mit Linksherzhypertrophie gleichzeitig oft eine koronare Herzkrankheit vorliegt, kann eine kritische Beeinträchtigung der koronaren Perfusion auftreten, wenn der systemische Widerstand signifikant abfällt. Der SVR sollte deswegen im hochnormalen Bereich gehalten werden. Einem Blutdruckabfall muss umgehend mit Vasopressoren wie z.B. Noradrenalin entgegengesteuert werden. Vaso- und Inodilatatoren sind nur selten notwendig.

5.2 Intraoperative Überwachung des kardiovaskulären Systems

Kardiale ischämische Ereignisse (wie z.b. nicht letaler und letaler Myokardinfarkt, instabile Angina pectoris, eine akut auftretende Herzinsuffizienz, lebensbedrohliche Arrhythmien und plötzlicher Herztod) sind für etwa ein Drittel aller perioperativen Komplikationen und für die Hälfte aller perioperativen Todesfälle verantwortlich [127].

Um hämodynamische Instabilitäten frühzeitig zu erkennen, liegt ein Schwerpunkt des klinischen Monitorings in der Überwachung des kardiozirkulatorischen Systems. Die kontinuierliche Überwachung des EKG, verbunden mit einer automatischen ST-Segment-Analyse, dient der Erfassung von intraoperativen Myokardischämien. Es konnte allerdings bis heute in keiner Studie gezeigt werden, dass durch die Anwendung eines einzelnen Überwachungsverfahrens die Letalität und Morbidität der Patienten signifikant verbessert werden kann. Dies gilt gleichermaßen für den anästhesiologischen wie auch den intensivmedizinischen Bereich. Hingegen ist gesichert, dass die Anwesenheit eines gut ausgebildeten und erfahrenen Anästhesisten entscheidend zur Verringerung der Inzidenz von Komplikationen beiträgt [57, 58, 164]. Schon seit Mitte der 1980er-Jahre ist auch belegt, dass die engmaschige Kontrolle und zeitgerechte Therapie einer Tachykardie beim kardialen Risikopatienten einen Outcome-relevanten Faktor darstellt: In einer Studie von Slogoff und Keats aus dem Jahre 1985 zeigte sich, dass die Inzidenz von perioperativen Myokardinfarkten bei einem von 7 Anästhesisten höher war, da die Patienten auch die höchste Inzidenz von Tachykardien und Myokardischämien aufwiesen [194].

Die Sorgfalt, Erfahrung und Ausbildung des einzelnen Anästhesisten und des Anästhesieteams hat vermutlich einen größeren Einfluss auf die Häufigkeit intraoperativer kardiovaskulärer Komplikationen als die Wahl des Anästhesieregimes und des Überwachungsverfahrens.

Dies konnte in einer Multicenterstudie an über 800 000 Patienten bestätigt werden, in der der Einfluss des anästhesiologischen Managements auf Letalität und Morbidität untersucht wurde (s. Tab. 5.2) [10]. In dieser Untersuchung wurde gezeigt, dass die **Anwesenheit von 2 Personen des Anästhesieteams** (bspw. Arzt und Pflegekraft) während Ein- und Ausleitung einer Anästhesie zu einem signifikanten Abfall der Todesrate während der ersten 24 h nach Operation beitrug. Es konnte ebenfalls gezeigt werden, dass die standardisierte Überprüfung der Gerätschaften und Medikamente zu einer Reduktion von Komplikationen beitrug [10].

Tab. 5.2: Mit der Anästhesie assoziierte Risikofaktoren für Koma und postoperative Mortalität innerhalb der ersten 24 h nach der Operation [nach 10]

	Risikofaktor	Kategorie	Odds Ratio (adjustiert)	p-Wert (zweiseitig)
Präoperativ	Überprüfung der Gerätschaften	Mit Protokoll und Checkliste	0,640	0,03
		Ohne	Standard	
	Dokumentation der Überprüfung	Ja	0,607	0,02
		Nein	Standard	
Intraoperativ	Verfüg- und Erreichbarkeit eines Anästhesisten	Direkt	0,455	<0,01
		Indirekt	Standard	
	Intraoperative Ablösung des Anästhesisten durch einen anderen	Nein	0,444	0,05
		Ja	Standard	
	Anwesenheit einer Anästhesiepflegekraft	Vollzeitbeschäftigt	0,408	<0,01
		Teilzeitbeschäftigt	Standard	
	Anwesenheit bei Ausleitung und Beendigung der Anästhesie	Zwei Personen	0,687	0,05
		Eine Person	Standard	
	Antagonisierung	Opioide	0,636	0,63
		Muskelrelaxanzien	0,101	<0,01
		Opioide und Muskelrelaxanzien	0,290	<0,01
		Nein	Standard	
Postoperativ	Art der postoperativen Schmerzmedikation	Opioide	0,165	<0,01
		Lokalanästhetika	0,061	<0,01
		Kombination	0,324	0,01
		Keine	Standard	
	Applikationsweg der postoperativen Opioide	Epidural	0,226	0,03
		Intramuskulär	0,130	<0,01
		Intravenös	Standard	

5.2.1 Standardmonitoring

Ein Basismonitoring des kardiovaskulären Systems muss bei jedem Patienten, der sich einer Anästhesie unterzieht, durchgeführt werden – unabhängig von der Wahl der Anästhesietechnik, der Art der Operation und des Zustandes des individuellen Patienten (s. Tab. 5.3) [23].

Das Basismonitoring besteht aus der kontinuierlichen Ableitung des Elektrokardiogramms (EKG) und der intermittierenden nicht invasiven Messung des systemischen Blutdrucks. Das EKG dient zur Überwachung der Herzfrequenz, des Herzrhythmus (Art und Schwere von Rhythmusstörungen) und zur Detektion von Myokardischämien.

Die **diskontinuierliche, nicht invasive Messung des arteriellen Blutdrucks** (NIBP) wird bei jedem Patienten im Abstand von höchstens 5 min durchgeführt. Eine kontinuierliche Registrierung des arteriellen Blutdruckes erfordert die direkte arterielle Kanülierung, die jedoch (wenn auch selten) Komplikationen wie eine Thrombose, eine Nervenverletzung, Hämatome, Infektionen oder versehentliche intraarterielle Injektionen nach sich ziehen kann [188]. Die Indikation für eine invasive arterielle Blutdruckmessung sollte daher sorgfältig abgewogen werden, ist aber bei allen hämodynamisch instabilen Patienten gegeben. Bei kardio-, thorax-, gefäß-, und neurochirurgischen Eingriffen kommt es ebenso wie bei großen viszeral- und unfallchirurgischen Operationen häufig zu Veränderungen des intravaskulären Volumenstatus und rapiden Blutdruckschwankungen. Bei diesen Eingriffen erfolgt daher eine invasive kontinuierliche Überwachung des arteriellen Blutdrucks. Ähnliche Indikationen gelten auch für die Anlage eines zentralen Venenkatheters. Intravasale Katheter bieten darüber hinaus eine verlässliche Möglichkeit, wiederholt Blutproben abzunehmen, und ermöglichen damit die Überwachung der Blutgase, des Elektrolythaushaltes, des Metabolismus und der Gerinnungsparameter.

Eine **Basisüberwachung des respiratorischen Systems** ist bei jedem anästhesierten Patienten und bei jedem von einem Anästhesisten überwachten Eingriff notwendig. Hierzu werden 2 Verfahren routinemäßig eingesetzt: Kapnometrie und Pulsoxymetrie. Die **Kapnometrie**

Tab. 5.3: Bestandteile des Basismonitorings [23]

	Kreislauf:	Atmung:	Körpertemperatur:
Essentielles Monitoring	EKG Nicht invasive Blutdruckmessung Klinische Beobachtung	Kapnographie Pulsoxymetrie Klinische Beobachtung	Temperatursonde
Verfügbares Monitoring	Bei Verwendung von Muskelrelaxanzien: Neuromuskuläres Monitoring		Bei Gebrauch von volatilen Anästhetika: Überwachung der inspiratorischen und exspiratorischen Gaskonzentration

wird regelhaft nur bei beatmeten Patienten eingesetzt, wohingegen die Pulsoxymetrie bei allen Patienten verwendet werden sollte [218]. Die Kapnometrie bzw. -graphie überwacht nicht nur die respiratorische Funktion, sondern liefert auch Informationen über die globale Hämodynamik (z.B. Abfall der endtidalen CO_2-Konzentrationen bei Lungenembolie oder erniedrigtem Herzzeitvolumen), über den Metabolismus (z.B. Anstieg der CO_2-Konzentration in der Sepsis oder bei der malignen Hyperthermie) und über geräteseitige Fehlfunktionen (z.B. Anstieg der CO_2-Konzentration bei Verbrauch des CO_2-Absorbers). Aus diesen Gründen werden Kapnometrie und -graphie dem zwingend erforderlichen Basismonitoring zugeordnet [23, 57, 218]. Bei der Intubation ist der Nachweis von CO_2 in der Exspiration hinweisend, wenn auch nicht beweisend, für die korrekte endotracheale Tubuslage. Mit der **Pulsoxymetrie** wird die Sauerstoffsättigung des Blutes bestimmt (SpO_2). Es ist weitestgehend akzeptiert, dass alle Patienten während der Anästhesie und im Aufwachraum pulsoxymetrisch überwacht werden sollten, da eine unbemerkte Hypoxämie zu schwersten bleibenden Schäden führen kann [137, 218]. Gerade beim kardiovaskulären Risikopatienten sollte die **Temperaturmessung** ebenfalls zum Basismonitoring gehören, da eine perioperative Hypothermie als ein unabhängiger Prädiktor für das Auftreten kardiovaskulärer Ereignisse identifiziert werden konnte [61] (s.a. Abschnitt 5.3.3).

5.2.2 Erweitertes hämodynamisches Monitoring

Indikationen

Als erweitertes hämodynamisches Monitoring wird üblicherweise die kontinuierliche Messung von invasiv gemessenem arteriellem Blutdruck und ZVD bezeichnet. Die kontinuierliche Überwachung des arteriellen Blutdrucks ist ein unabdingbarer Bestandteil der Überwachung des kardiovaskulären Risikopatienten, da eine arterielle Hypotonie unmittelbar die Perfusion des koronaren, renalen und zerebralen Stromgebiets gefährdet [47]. Das Herzzeitvolumen (HZV) ist ein globaler und sehr unspezifischer Parameter der globalen Hämodynamik, welcher von 3 Komponenten abhängig ist, der kardialen Vorlast, der myokardialen Kontraktilität und der biventrikulären Nachlast. Idealerweise sollte ein erweitertes hämodynamisches Monitoring die kontinuierliche Überwachung des HZV und der kardialen Vor- wie auch Nachlast ermöglichen. In Kenntnis dieser Parameter kann dann eine differenzierte Flüssigkeits- und/oder medikamentöse Therapie durchgeführt werden.

Pulmonalarterienkatheter

Zur Bestimmung des HZV wird weltweit am häufigsten der Pulmonalarterienkatheter (PAK) eingesetzt [206]. Mithilfe des PAK können der zentrale Venendruck (ZVD), der pulmonalarterielle Verschlussdruck (PAOD), das HZV, die pulmonalarteriellen Drücke und die gemischtvenöse Sauerstoffsättigung (SvO_2) bestimmt werden. Anhand der direkt gemessenen Parameter und zahlreicher abgeleiteter Variablen (systemischer Gefäßwiderstand, pulmonaler Gefäßwiderstand, Schlagvolumen etc.) kann ein detailliertes hämodynamisches Profil erstellt werden.

Trotz über 1,5 Mio. Anwendungen pro Jahr allein in den USA konnte allerdings bis heute nicht belegt werden, dass durch die Verwendung des PAK und darauf basierender Optimierung der Hämodynamik die Letalität und Morbidität signifikant verbessert werden kann [16]. Im Gegenteil – Connors und Mitarbeiter zeigten im Jahre 1996 an 5735 Intensivpatienten aus 5 Zentren, dass der Einsatz des PAK mit einer erhöhten Letalität, einer längeren Liegedauer auf der Intensivstation und höheren Behandlungskosten einherging [33]. Die Untersuchung führte in den USA zur Einberufung einer Konsensus-Konferenz durch das National Heart, Lung, and Blood Institute und der Federal Drug Administration [16]. Dieses Expertengremium forderte die Durchführung groß angelegter, prospektiver multizentrischer Untersuchungen bei klar definierten Patientenkollektiven, um definitiven Aufschluss über den medizinischen Nutzen bzw. das Risiko des PAK zu erhalten.

Inzwischen wurden zahlreiche große Studien zur Effektivität des PAK durchgeführt (Tab. 5.4). In keiner der Untersuchungen konnte durch den Einsatz des PAK das Outcome perioperativer oder kritisch kranker Patienten signifikant verbessert werden. Allerdings kam in der Mehrzahl der Studien kein spezifischer Therapiealgorithmus zur Anwendung. Im Gegensatz zu früheren Studien konnte jedoch ausgeschlossen werden, dass der Einsatz des PAK mit einer Erhöhung der Letalität vergesellschaftet ist.

Der Einsatz des PAK kann mit zahlreichen Komplikationen assoziiert sein, die – wie z.B. die Pulmonalarterienruptur – eine hohe Letalität aufweisen (s. Tab. 5.5). Da der Nutzen des PAK nicht erwiesen ist, muss die Indikation zum Einsatz des PAK restriktiv gestellt werden. Auch die Pulmonary Artery Consensus Conference konnte 1997 keine eindeutigen und von einem hohen Evidenzgrad gestützte Empfehlungen zum Einsatz des PAK geben [6] (s. Tab. 5.6).

Bestimmung des Herzzeitvolumens

Die Messung des HZV ist ein integraler Bestandteil des erweiterten hämodynamischen Monitorings. Klinischer Goldstandard zur HZV-Messung ist die pulmonalarterielle Thermodilution, bei der mithilfe des Stewart-Hamilton-Prinzips das HZV anhand der Fläche unter der Kälteverdünnungskurve errechnet werden kann. Daneben wurden in jüngerer Zeit zahlreiche Alternativverfahren in die Klinik eingeführt, die sich allesamt durch eine geringere Invasivität auszeichnen: Transpulmonale Thermodilution, Pulskonturanalyse, Lithium-Dilution, dopplersonographische Techniken, Bioimpedanz und CO_2-Rückatmung [156]. Die Messung des HZV dient in erster Linie zur Abschätzung des globalen Sauerstoffangebots (Produkt aus HZV und arteriellem Sauerstoffgehalt). Es ist allerdings nicht untersucht, welche HZV-Zielwerte in unterschiedlichen Situationen anzustreben sind, um eine adäquate Gewebsoxygenierung zu erzielen [214]. Es

Tab. 5.4: Auswahl kürzlich publizierter Studien zum Einsatz des Pulmonalarterienkatheters (PAK)

Untersucher	Jahr	Studientyp	Patientenkollektiv	Einschlusskriterien	Anzahl Patienten	Therapieprotokoll	Therapieziele	Outcome		PAC	Kontrolle	p
A. Rhodes et al. [170]	2002	Monozentrisch, prospektiv, randomisiert, kontrolliert	Allgemeine Intensivstation	1. Kreislaufversagen 2. Oligurie 3. Vasoaktive Medikation erforderlich 4. Mechanische Beatmung	Insgesamt: 201 PAK: 95 Kontrolle: 106	Keines	Optimierung ZVD und PAOD (Volumengabe bis kein weiterer Anstieg von CI); MAD > 60 mmHg	Mortalität (28d)		47,9%	47,6%	ns
								ICU-LOS		5,7 d	4 d	ns
								Hospital-LOS		13 d	14 d	ns
								Morbidität		idem	idem	
								Außer: Nierenversagen		35%	20%	<0,05
C. Richard et al. [17]	2003	Multizentrisch (36 Zentren), prospektiv, randomisiert, kontrolliert	Gemischte Intensivstationen	1. ARDS 2. Schock	Insgesamt: 676 PAK: 335 Kontrolle: 341*	Keines	Optimierung Volumenstatus; MAD > 60 mmHg	Mortalität (14 d)		49,9%	51,3%	ns
								Mortalität (28 d)		59,4%	61%	ns
								Mortalität (90 d)		70,7%	72%	ns
								ICU-LOS		11,6 d	11,9 d	ns
								Hospital-LOS		14,0 d	14,4 d	ns
								Morbidität		idem	idem	
J. Sandham et al. [187]	2003	Multizentrisch, prospektiv, randomisiert, kontrolliert	Operative Intensivstationen	Chirurgische Hochrisikopatienten (ASA III u. IV), > 60 Jahre, elektive und notfallmäßige Bauch-, Thorax-, Gefäß- und Hüftoperationen	Insgesamt 1994 PAK: 997 Kontrolle: 997	Keines	MAD = 70 mmHg PAOD = 18 mmHg HF < 120 min^{-1} Hct > 27% PAK (zusätzlich): DO$_2$I = 550–600 mL min^{-1} m^{-2} CI = 3,5 – 4,5 L min^{-1} m^{-2}	Mortalität (Hospital)		7,8	7,7	ns
								Hospital-LOS		10	10	ns
								Morbidität		idem	idem	
								Außer: Lungenembolie		8	0	0,004

Tab. 5.4: Fortsetzung

Untersucher	Jahr	Studientyp	Patientenkollektiv	Einschlusskriterien	Anzahl Patienten	Therapieprotokoll	Therapieziele	Outcome	PAC	Kontrolle	p
S. Harvey et al. (PAC-Man-Study) [76]	2005	Multizentrisch (65 Zentren), prospektiv, randomisiert, kontrolliert	Gemischte Intensivstationen	„All patients admitted to adult intensive care and identified by the treating clinician as someone who should be managed with a PAC"	Insgesamt: 1041 PAK: 519 Kontrolle: 522**	Keines	„at the discretion of the treating clinician"	Mortalität (Hospital) Mortalität (ICU) Mortalität (28d) ICU-LOS Hospital-LOS Morbidität	68% 60% 62% 12,1 d 34 d idem	66% 57% 60% 11,0 d 40 d idem	ns ns ns ns ns ns
ESCAPE Trial [18]	2005	Multizentrisch (26 Zentren), prospektiv, randomisiert, kontrolliert	Internistische Intensivstationen	Schwere symptomatische und rezidivierende chronische Herzinsuffizienz	Insgesamt: 413 PAK: 209 Kontrolle: 207	Keines	Besserung der klinischen Stauungssymptome PAK (zusätzlich): PAOD < 15, ZVD < 8 mmHg	Überlebenszeit außerhalb des Krankenhauses Mortalität In-hospital plus 30-Tage Mortalität	133 d 10% 4,7%	135 d 9% 5,0%	0,99 0,35 0,97
ARDS Network („Fluid and Catheter Treatment Trial") [224]	2006	Multizentrisch, prospektiv, randomisiert, kontrolliert	66% internistische Intensivstationen	Acute Lung Injury	Insgesamt: 1000 PAK: 513 ZVK: 487	Ja	Flüssigkeitstherapie gesteuert durch ZVD oder PAOD und durch klinische Zeichen der Minderperfusion (ZVK-Gruppe) oder CI-Messungen (PAK-Gruppe)	Hospital-LOS Mortalität Ventilator-freie Tage Tage nicht in ICU Morbidität Katheter-assoziierte Komplikationen	8,7 d 27,4% 13,2 d 12,0 d idem 0,08 pro Katheter	8,3 d 26,3% 13,5 d 12,5 d idem 0,06 pro Katheter	0,67 0,69 0,58 0,40 0,35

ASA Risikoklasse der American Society of Anesthesiologists; **CI** Cardiac Index; **DO₂** Sauerstoffangebotsindex; **Hct** Hämatokrit; **HF** Herzfrequenz; **ICU** Intensive Care Unit; **LOS** length of stay; **PAK** Pulmonalarterienkatheter; **PAOD** pulmonalarterieller Verschlussdruck; **MAD** mittlerer arterieller Druck; **ZVD** zentraler Venendruck
* = In beiden Gruppen war zusätzlich der Einsatz eines echokardiographischen Monitorings erlaubt.
** = Z.T. war in beiden Gruppen zusätzlich der Einsatz anderer Techniken zur Bestimmung des Herzzeitvolumens erlaubt.

Tab. 5.5: Komplikationen des Pulmonalarterienkatheters [nach 235]

Komplikation	Inzidenz [%]
Punktionsbedingte Komplikationen • Arterielle Punktion • Pneumothorax (je nach venösem Zugang) • Nervenläsionen • Luftembolie	 1,2 0,3–4,5 0,3–1,3 0,5
Herzrhythmusstörungen • Supraventrikulär • Ventrikulär • Hämodynamische Relevanz • Rechtsschenkelblock	 15 13–78 2–3 3–6
Knotenbildung intravasal/intrakardial	Uneinheitliche Angaben
Klappenschädigungen • Petechiale Blutungen, Perforation	 0,5–2
Lungeninfarkt	0,8–1
Pulmonalarterienruptur	0,064–0,2 Letalität 25–83
Infektionen • Asymptomatische bakterielle Kolonialisation • Klinisch symptomatische Katheterinfektion • Kathetersepsis • Endokarditis	 22 11 0,5–1 < 1,5
Thrombenbildung	66
Herzchirurgische Annaht des Katheters, intravasale Fragmentierung durch chirurgische Manipulation	Sehr selten (Fallberichte)

ist hingegen weitgehend akzeptiert, dass therapeutische Interventionen zur Erzielung supranormaler HZV-Werte auch bei Hochrisikopatienten nicht zu einer Verbesserung des perioperativen Verlaufes führen [213].

Bestimmung der gemischtvenösen Sauerstoffsättigung
Der PAK bietet die Möglichkeit zur diskontinuierlichen oder kontinuierlichen Bestimmung der **gemischtvenösen Sauerstoffsättigung** (SvO_2). Die SvO_2 dient als indirektes Maß für den Sauerstoffverbrauch der Gewebe und reflektiert die Menge an Sauerstoff, die nicht von den Geweben aufgenommen wird: Je niedriger die SvO_2, desto höher die Sauerstoffextraktionsrate in den Geweben. Von einigen Autoren wird die SvO_2 als wichtigster Parameter angesehen, um beurteilen zu können, ob mit einem gegebenen HZV

Tab. 5.6: Pulmonary Artery Catheter Consensus Conference 1997: Consensus Statement – „Does management with pulmonary artery catheters improve patient outcomes?" [6]

Indikation	Antwort	Grad der Empfehlung
Myokardinfarkt mit		
• Hypotonie/kardiogenem Schock	Ja	E
• Mechanischer Komplikation	Ja	E
• Rechtsherzinfarkt	Ja	E
Herzinsuffizienz	Unsicher	D
Pulmonale Hypertonie	Unsicher	E
Schock oder hämodynamische Instabilität	Unsicher	E
Herzchirurgie		
• Niedriges Risiko	Nein	C
• Hohes Risiko	Unsicher	C
Periphere Gefäßchirurgie		
• Senkung der Komplikationsrate	Ja	D
• Senkung der Morbidität	Unsicher	D
Aortenchirurgie		
• Niedriges Risiko	Unsicher	B
• Hohes Risiko	Ja	E
Geriatrische Patienten zur OP	Nein	E
Neurochirurgie	Unsicher	E
Präeklampsie	Nicht routinemäßig	E
Trauma	Ja	E
Sepsis/septischer Schock	Unsicher	D
Supranormales Sauerstoffangebot		
• SIRS	Unsicher	B
• Hochrisiko-Chirurgie	Unsicher	C
Lungenversagen	Unsicher	E
Kritisch kranke pädiatrische Patienten	Ja	E

A Von mindestens 2 Grad-I-Studien gestützt; **B** von einer Grad-I-Studie gestützt; **C** nur von Grad-II-Studien gestützt; **D** von mindestens einer Grad-III-Studie gestützt; **E** von Evidenzgrad IV oder V gestützt; Evidenzgrade: **I** große randomisierte Studien mit eindeutigen Ergebnissen; **II** kleine randomisierte Studien mit unsicheren Ergebnissen; **III** nicht randomisierte, zeitgleiche Kontrollen; **IV** nicht randomisierte, historische Kontrollen und Expertenmeinung; **V** Fallstudien, unkontrollierte Studien und Expertenmeinung ein ausreichendes Sauerstoffangebot zu erzielen ist [214]. Es muss allerdings einschränkend erwähnt werden, dass die SvO_2 nicht nur vom HZV, sondern auch vom Sauerstoffverbrauch, dem Hämoglobin-Wert und der arteriellen Sauerstoffsättigung abhängt [140]. Die SvO_2 reflektiert den globalen Sauerstoffverbrauch, kann aber nicht als Maß für die regionale Organperfusion verwendet werden. Lindholm zeigte kürzlich, dass die Sauerstoffsättigung der Leber und des Gehirns während und nach kardiopulmonalem Bypass deutlich niedriger ist als die SvO_2. In 23% aller Messungen fand sich trotz normaler SvO_2 (> 60%) eine hepatovenöse Sauerstoffsättigung von < 25% [118]. Auch bei Patienten mit septischen Krankheitsbildern zeigte sich eine im Vergleich zur SvO_2 deutlich geringere hepatische Sauerstoffsättigung [36].

In 2 großen Multicenterstudien führte die Steuerung der Kreislauftherapie anhand der SvO_2 nicht zu einer Senkung der Letalität und Morbidität [65, 122].

Es wird nach wie vor kontrovers diskutiert, ob die weniger invasiv zu bestimmende **zentralvenöse Sauerstoffsättigung ($SzvO_2$)** als Parameter zur Abschätzung der globalen Sauerstoffbilanz verwendet werden kann [29, 165]. Die klinische Bedeutung der $SzvO_2$ wurde durch eine kürzlich publizierte Studie gestützt, in der 2 Algorithmen zur Therapie von Patienten mit schwerer Sepsis oder septischem Schock verglichen wurden [173]. Es konnte gezeigt werden, dass die Anhebung der kontinuierlich gemessenen $SzvO_2$ auf Werte über 70% (neben der Anhebung des ZVD auf Werte zwischen 8 und 12 mmHg, des mittleren arteriellen Drucks auf über 65 mmHg und der Diurese auf über 0,5 ml kg^{-1} h^{-1}) im Vergleich zum identischen Therapieansatz ohne Steuerung über die $SzvO_2$ in einer Reduktion der Letalität um 15% resultierte.

Festzuhalten bleibt, dass die (gemischt)venöse Sauerstoffsättigung nur im Kontext anderer klinischer Parameter wie arterieller Blutdruck, Herz- und Atemfrequenz, SaO_2, Kapillarperfusion, Urinausscheidung und Laktatwerte hilfreich ist, um die klinische Beurteilung des Patienten zu erweitern.

Monitoring der kardialen Vorlast

Die Bedeutung der kardialen Vorlast geht auf die Ende des 19. Jahrhunderts durchgeführten Experimente von Frank zurück, der zeigen konnte, dass eine Abnahme der kardialen Vorlast mit einer Reduktion des Schlagvolumens und konsekutiv des Blutdrucks verknüpft war. Aus physiologischer Sicht ist die kardiale Vorlast durch die enddiastolische Sarkomerlänge definiert. Die durch die diastolische Füllung der Ventrikel gewährleistete Vordehnung der Aktin- gegen die Myosinfilamente ist neben der kardialen Nachlast und der Inotropie des Myokards für eine optimale Verkürzung der Sarkomere und damit für die Generierung des Schlagvolumens entscheidend. Die naturgemäß in vivo nicht zu bestimmende Vordehnung der Sarkomere lässt sich in der klinischen Praxis am ehesten durch das enddiastolische Ventrikelvolumen abschätzen.

Klinisch versteht man unter dem Begriff der kardialen Vorlast aber auch – weiter gefasst – das Blutvolumen, das am

Ende der Diastole zur Füllung beider Ventrikel beiträgt. Als Reservoir für die Ventrikelfüllung dient dabei das gesamte Niederdrucksystem der Zirkulation, welches alle postarteriolären Gefäße, das rechte Herz, die Lungenstrombahn und das linke Herz während der Diastole umfasst.

Kardiale Füllungsdrücke. In der klinischen Routine werden die kardialen Füllungsdrücke **ZVD (zentraler Venendruck)** und **PAOD (pulmonalarterieller Verschlussdruck)** zur Abschätzung des Volumenstatus verwendet. Der ZVD dient zur Abschätzung des rechts-ventrikulären enddiastolischen Volumens und der PAOD als Maß für das links-ventrikuläre enddiastolische Volumen. Diese Praxis geht auf die Arbeiten von Echt und Gauer zurück, die in spontan atmenden Probanden Veränderungen des ZVD durch die Entnahme bzw. Retransfusion von Blut bestimmen konnten [53]. Entsprechend ihrer Daten wurde die Volumenspeicherfähigkeit (Compliane) des Niederdrucksystems mit ca. 2,3 ml mmHg^{-1} kg^{-1} angegeben, d.h. eine Veränderung des ZVD um 1 mmHg entspricht beim normalgewichtigen Erwachsenen einer Veränderung des intravaskulären Blutvolumens um ca. 200 ml. Die Korrelation zwischen Füllungsdrücken und intravaskulärem Blutvolumen ist jedoch zahlreichen Einflussfaktoren unterworfen. Schon Echt und Gauer konnten eine beträchtliche interindividuelle Variabilität der Compliance des Niederdrucksystems feststellen. Daneben unterliegt die Compliance des Niederdrucksystems beträchtlichen Schwankungen in Abhängigkeit vom Sympathikotonus. Auch die Compliance der Ventrikel kann durch zahlreiche Faktoren in oft unvorhergesehener Weise beeinflusst werden (s. Tab. 5.7).

Es ist daher nicht überraschend, dass in zahlreichen Studien an unterschiedlichsten Patientengruppen weder ZVD noch PAOD mit dem enddiastolischen

Tab. 5.7: Mechanismen, die eine Abnahme der ventrikulären Compliance verursachen können [nach 106]

Mechanismus	Ursache
Myokardödem	• Trauma • Ischämie • Sepsis
Anstieg des juxtra-kardialen Drucks	• Maschinelle Überdruck-Beatmung • PEEP-Beatmung • Septum-Shift • Perikarderguss/-tamponade
Behinderung der diastolischen Relaxation	• Myokardischämie • Kardiopulmonaler Bypass
Myokardhypertrophie	• Arterielle Hypertonie • Hypertrophe Kardiomyopathie

Ventrikelvolumen oder Schlagvolumen korrelieren. Auch durch Volumenentzug bzw. -zufuhr induzierte Veränderungen der enddiastolischen Volumina bzw. Schlagvolumina sind meist nur ungenügend mit den Veränderungen der Füllungsdrücke korreliert [106]. In einer neueren Arbeit konnte auch in gesunden und spontan atmenden Patienten gezeigt werden, dass zwischen den Absolutwerten der Füllungsdrücke und -volumina und auch zwischen den durch eine Volumengabe induzierten Veränderungen keinerlei gerichtete Beziehung besteht. Die Autoren folgerten, dass selbst im gesunden Patienten eine beträchtliche und dynamische intrinsische Variabilität der diastolischen ventrikulären Compliance vorliegt [106].

> Daher bleibt festzuhalten, dass weder der ZVD noch der PAOD in der Lage sind, die kardiale Vorlast oder den intravasalen Volumenstatus adäquat abzubilden. Die Füllungsdrucke sind daher nur sehr bedingt zur Steuerung der Volumentherapie geeignet.

Volumetrische Verfahren. Seit einiger Zeit stehen für die klinische Routine 2 Verfahren zur Verfügung, mit denen perioperativ die kardiale Vorlast volumetrisch und damit direkt erfasst werden kann:
- Messung des **intrathorakalen Blutvolumens (ITBV)** oder **globalen enddiastolischen Volumens (GEDV)** mit der transpulmonalen Indikatordilution [66, 87]
- Bestimmung der **enddiastolischen Fläche des linken Ventrikels (EDA)** mithilfe der transösophagealen Echokardiographie (TEE) [119, 159]

Beide volumetrischen Indizes bilden sowohl bei intensivmedizinischen Krankheitsbildern wie auch im perioperativen Bereich die kardiale Vorlast wesentlich genauer ab als die Füllungsdrücke [22, 24, 87].

Dies gilt auch für Patienten mit eingeschränkter kardialer Funktion. Die volumetrischen Verfahren ermöglichen die bettseitige Erfassung des zentralen Volumenstatus.

Abschätzung der Volumenreagibilität

Da die arterielle Hypotonie die häufigste hämodynamische Instabilität im perioperativen Bereich ist, kommt ihrer optimierten Therapie eine relevante Bedeutung zu. In der überwiegenden Mehrzahl der Patienten entsteht eine arterielle Hypotonie im Gefolge eines absoluten oder relativen Volumenmangels [14]. Daher zählt die Einschätzung des intravasalen Volumenstatus und eine angepasste Flüssigkeitstherapie zu den Basismaßnahmen bei der Versorgung hämodynamisch instabiler Patienten [41]. Insbesondere bei kardialen Risikopatienten kann eine arterielle Hypotonie auch durch eine Abnahme der myokardialen Kontraktilität bedingt sein. In dieser Situation ist die Volumenzufuhr zumeist kontraindiziert [136, 158].

Optimalerweise sollte daher der Flüssigkeitsstatus und die Reagibilität auf eine Volumentherapie überwacht werden. Die in der klinischen Routine eingesetzten statischen Vorlastparameter wie der ZVD und PAOD sind nur beschränkt zur Voraussage geeignet. Ähnliches gilt für statische Parameter wie das intrathorakale Blutvolumen und die links-ventrikuläre enddiastolische Fläche [14, 136]. Seit einiger Zeit steht für die klinische Routine auch die Erfassung dynamischer Vorlastparameter wie der Pulse pressure variation (PPV) [135] oder der links-ventrikulären Schlagvolumenvariation (SVV) zur Verfügung [15]. SVV bzw. PPV beschreiben zyklische Veränderungen des Schlagvolumens bzw. des Pulsdrucks (Differenz zwischen systolischem und diastolischem Blutdruck), die durch die Interaktionen von Herz und Lunge während der maschinellen Beatmung erzeugt werden (s. Abb. 5.3).

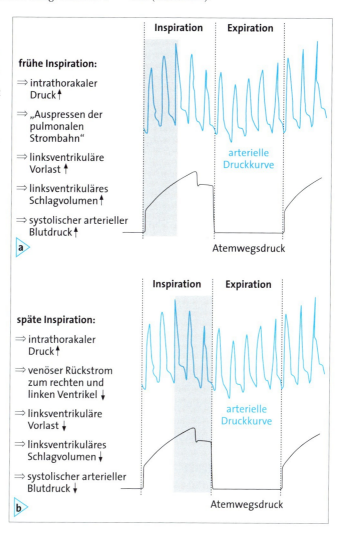

Abb. 5.3: Herz-Lungen-Interaktionen unter mechanischer Beatmung während der **a)** frühen und **b)** späten Inspiration [aus 167]. Dargestellt sind die arterielle Druckkurve (blau) sowie der Verlauf des Atemwegdrucks unter mechanischer Beatmung (mit freundlicher Genehmigung von Springer Science+Business Media).

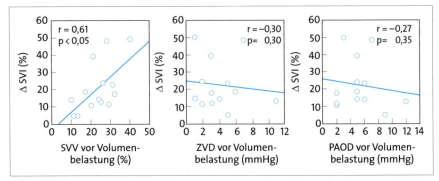

Abb. 5.4: Eignung unterschiedlicher Vorlastparameter zur Abschätzung der Volumenreagibilität. Im gezeigten Beispiel wurden kardiochirurgischen Patienten unmittelbar postoperativ von der Anti-Trendelenburg- in die Trendelenburg-Position verbracht, um damit eine Volumenverschiebung vom extra- zum intrathorakalen Gefäßkompartiment zu erzielen. Durch diese Volumenbelastung wurde eine Zunahme des Schlagvolumenindex (**SVI**) erreicht. Lediglich die Ausgangswerte der Schlagvolumenvariation (**SVV**) korrelierten mit der durch die Volumenverschiebung induzierten Zunahme des SVI, während sich der zentrale Venendruck (**ZVD**) und der pulmonalarterielle Verschlussdruck (**PAOD**) als nicht prädiktiv für die Volumenreagibilität erwiesen [169].

Nach neueren Untersuchungen können SVV und PPV als sensitive Parameter zur Abschätzung der Volumenreagibilität auch klinisch verwendet werden. Dies gilt bei intensivmedizinischen Patienten [166] wie auch intraoperativ [169] und ebenso bei Patienten mit einer eingeschränkten kardialen Funktion [168]. Auch Patienten, die mit niedrigen Tidalvolumina beatmet werden können auf diese Weise überwacht werden [169] (s. Abb. 5.4). Die Bestimmung der Pulsdruck- bzw. Schlagvolumenvariation ist daher zurzeit der am wenigsten invasive Parameter zur Ermittlung der Volumenreagibilität und wird in den nächsten Jahren zunehmend Verbreitung finden.

Monitoring der Kontraktilität

Die myokardiale Kontraktilität sollte idealerweise unabhängig von der Vor- bzw. Nachlast des Herzens bestimmt werden [60]. Die in der klinischen Routine verwendeten Parameter Blutdruck, Schlagvolumen, Herzzeitvolumen und Ejektionsfraktion sind allerdings alle von der Vor- und Nachlast des Herzens abhängig [96]. Jede Veränderung dieser Parameter kann durch einen veränderten Füllungszustand des Herzens, durch eine Änderung der Nachlast oder durch eine Veränderung der Kontraktilität bedingt sein. Zur isolierten Beschreibung der Kontraktilität des Herzens steht kein singulärer Parameter zur Verfügung. In experimentellen Untersuchungen wird zur Beschreibung der Kontraktilität die endsystolische Elastizität des linken Ventrikels bestimmt [185]. Hierzu werden Druck-Volumen-Schleifen des Ventrikels während einer pharmakologischen Variation von Vor- oder Nachlast ausgewertet, indem eine Regressionsgerade durch die endsystolischen Druck-Volumen-Punkte gelegt wird. Die Steigung der Geraden wird als endsystolische Elastizität bezeichnet und ist über einen weiten physiologischen Bereich von der aktuellen Vor- und Nachlast unabhängig. Bei Patienten kann zur simultanen Messung der intraventrikulären Drücke und Volumina und der dann möglichen Berechnung der Kontraktilität ein Conductance-Katheter in den linken Ventrikel eingeführt werden. Obwohl von einigen Arbeitsgruppen angewendet [208], ist dieses Verfahren aber aufgrund der hohen Invasivität nicht zur klinischen Überwachung geeignet.

Die Abschätzung der myokardialen Kontraktilität unter klinischen Bedingungen ist nach wie vor eine ungelöste Aufgabe im Bereich des hämodynamischen Monitorings. Allerdings stellt sich angesichts der großen methodischen Schwierigkeiten die Frage, ob die Kenntnis eines lastunabhängigen Kontraktilitätswertes in der klinischen Beurteilung des Patienten überhaupt von Nutzen ist. Viel entscheidender ist, ob in einer gegebenen klinischen Situation die Kontraktilität für die herrschenden Vorlast- und Nachlastbedingungen ausreichend adaptiert ist. Zur Beurteilung dieser Frage kann die relative einfache echokardiographisch bestimmte Ejektionsfraktion (EF) herangezogen werden [174].

Monitoring der kardialen Nachlast

Die kardiale Nachlast wird durch die Wandspannung während der Auswurfphase determiniert [215]. Gemäß dem Gesetz von La Place ist die Wandspannung proportional zum intraventrikulären Druck und zum ventrikulären Radius und umgekehrt proportional zur Wanddicke des Ventrikels. Die **ventrikuläre Wandspannung** ist eine wesentliche Determinante des myokardialen Sauerstoffverbrauchs. Sie kann hinreichend genau durch den **mittleren arteriellen Druck** abgeschätzt werden [215]. Alternativ kann echokardiographisch die endsystolische meridionale Wandspannung des linken Ventrikels bzw. das Produkt aus endsystolischer links-ventrikulärer Fläche und endsystolischem Blutdruck bestimmt werden [72]. Ob dieser unter höherem Aufwand zu bestimmende Parameter im klinischen Alltag aber größere Aussagekraft besitzt als der ohnehin routinemäßig erfasste Blutdruck, sei dahingestellt. Der in der klinischen Praxis häufig verwendete Parameter des systemisch oder pulmonal vaskulären Widerstands repräsentiert hingegen nur ungenau und sehr eingeschränkt die links- bzw. rechts-ventrikuläre Nachlast, da in der menschlichen Zirkulation pulsatile Flussverhältnisse herrschen, Blut zu den nicht-Newton'schen Flüssigkeiten gehört und das arterielle Gefäßsystem dehnbar ist [143, 141]. Daher kann der systemische Gefäßwiderstand nicht mit der kardialen Nachlast gleichgesetzt werden.

5.2.3 Detektion einer Myokardischämie

Beim kardiovaskulären Risikopatienten tritt der überwiegende Teil aller Myokardischämien postoperativ auf. Das Maximum der Myokardischämien wird am Tag der Operation (meist während der Narkoseausleitung) oder am ersten postoperativen Tag beobachtet [110]. Mehr als 90% aller postoperativen Myokardischämien sind klinisch stumm und können nur apparativ mit einer kontinuierlichen EKG-Registrierung in Kombination mit der Bestimmung des Troponin-T (Tn-T) oder I (Tn-I) diagnostiziert werden. Da die routinemäßige Bestimmung der Troponine erst seit wenigen Jahren möglich ist, stehen bislang nur wenige Untersuchungen zur Verfügung, in denen Aussagen über die Häufigkeit und die prognostische Bedeutung einer perioperativen Myokardischämie gemacht werden können. Frühere Untersuchungen, in denen weniger spezifische Nachweismethoden verwandt wurden, die zudem noch mit einer zeitlichen Latenz behaftet waren (Creatinkinase), sind in ihrer Aussagekraft nur eingeschränkt zu verwenden. In Abhängigkeit von der verwendeten Nachweismethode kann die Inzidenz der perioperativen Myokardischämie um den Faktor 5 variieren [74].

EKG

Das EKG ist das Standardverfahren zur Erfassung einer Myokardischämie. Der Gebrauch des EKG ist aus mehreren Gründen besonders vorteilhaft:

- Das EKG ist eine nicht invasive Methode, die auch am wachen Patienten angewendet werden kann.
- Das EKG kann kontinuierlich über lange Zeiträume abgeleitet werden.
- Signifikante EKG-Veränderungen besitzen eine prognostische Bedeutung, v.a. in der postoperativen Phase. Postoperativ auftretende, ischämietypische EKG-Veränderungen von mehr als 2 h kumulativer Dauer sind ein unabhängiger Risikofaktor für kardiale Ereignisse (wie akutes Koronarsyndrom oder Herztod) in der postoperativen Phase [109].

Auch für die Langzeitprognose ist das Auftreten von Myokardischämien innerhalb der ersten 48 postoperativen Stunden von Bedeutung, da das Risiko, in den folgenden 2 Jahren ein kardiales Ereignis zu erleiden, signifikant erhöht ist [129].

Charakteristischstes Zeichen einer perioperativen Myokardischämie ist die **ST-Streckensenkung** von mehr als 0,1 mV. Die Sensitivität des EKG ist abhängig von der Zahl der verwendeten Ableitungen. Die Ableitung eines 12-Kanal-EKG besitzt die höchste Sensitivität (bis über 90%), ist aber aus operationstechnischen Gründen intraoperativ häufig nicht möglich. Um dennoch eine akzeptable Sensitivität des EKG erzielen zu können, sollte bei kardiovaskulären Risikopatienten stets eine Kombination aus zumindest der Brustwandableitung V_5 und der Ableitung II überwacht werden (s. Tab. 5.8).

Die Aussagekraft des EKG ist allerdings durch zahlreiche Faktoren eingeschränkt, wie z.B. eine Digitalis-Medikation, Elektrolytstörungen, Schenkelblock, Linksherzhypertrophie oder ventrikuläre Schrittmacheraktionen. Daher sollte bei Verdacht auf eine Myokardischämie immer auch die Bestimmung der **Troponine** erfolgen.

Tab. 5.8: Sensitivität unterschiedlicher EKG-Ableitungen für die Detektion einer Myokardischämie [nach 121]

	Ableitung	Sensitivität (%)
Einzelableitung	V_5	75
	V_4	61
	II	33
	V_3	24
	V_6	37
	I, III, aVR, aVL, aVF, V_1, V_2	< 14
Kombination verschiedener Ableitungen	II + V_4 + V_5	96
	V_4 + V_5	90
	II + V_5	80

Pulmonalarterienkatheter

Mit dem PAK können die im Rahmen einer Myokardischämie auftretenden hämodynamischen Veränderungen registriert werden:
- Plötzliche Anstiege der pulmonalarteriellen Drücke oder des PAOD als Zeichen einer systolischen oder diastolischen Dysfunktion
- Große A-Wellen, die auf eine reduzierte ventrikuläre Compliance hinweisen
- Neu auftretende V-Wellen, die auf eine ischämiebedingte Papillarmuskeldysfunktion mit konsekutiver Mitralklappeninsuffizienz zurückgehen können [95]

Allerdings konnte in zahlreichen Untersuchungen gezeigt werden, dass weder die pulmonalarteriellen Drücke noch die Kurvenform des PAOD aufgrund ihrer niedrigen Sensitivität und Spezifität zur Diagnostik einer perioperativen Myokardischämie geeignet sind [74, 114, 210].

Echokardiographie

Schon 1935 beschrieben Tennant und Wiggers den Zusammenhang zwischen einer myokardialen Ischämie und dem Auftreten **regionaler Wandbewegungsstörungen (RWBS)** [207]. Bereits Sekunden nach Ligatur einer Koronararterie nahm die systolische Einwärtsbewegung und die Wandverdickung des ischämischen Myokardareals erst ab, verschwand dann und degenerierte schlussendlich zu einer paradoxen Wandbewegung.

Pandian und Mitarbeiter konnten 1982 den hohen diagnostischen Wert der Echokardiographie für die Detektion ischämiebedingter RWBS im Tiermodell herausarbeiten [153, 154]. 1985 wurde die **transösophageale Echokardiographie (TEE)** zum ersten Mal intraoperativ zur Detektion myokardialer Ischämien eingesetzt [196].

In zahlreichen Studien konnte mittlerweile gezeigt werden, dass das Auftreten neuer RWBS eine höhere Sensitivität für die Erfassung einer Myokardischämie besitzt als das EKG [32, 210]. Während eine ca. fünfzigprozentige Reduktion des

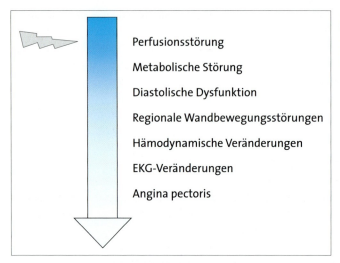

Abb. 5.5: Ischämiekaskade: zeitlicher Ablauf der ischämiebedingten Veränderungen

koronaren Blutflusses schon zu nachweisbaren RWBS führt, treten EKG-Veränderungen frühestens bei einer 75%-igen Abnahme des koronaren Blutflusses auf (s. Abb. 5.5) [13].

Die Wandbewegung wird echokardiographisch in normal, hypokinetisch, akinetisch und dyskinetisch eingeteilt und einem numerischen Schweregrad (1–4) zugeordnet. Die Lokalisation der regionalen Wandbewegungsstörungen erlaubt Rückschlüsse auf das betroffene Koronargefäß, da die anatomische Zuordnung der Koronarien zu ihrem Versorgungsgebiet im menschlichen Ventrikel relativ konstant ist [192].

Allerdings sind nicht alle neu auftretenden regionalen Wandbewegungsstörungen hinweisend für eine Myokardischämie. Regionale Wandbewegungsstörungen treten auch bei Schenkelblockbildern, bei Myokarditis oder bei asynchronen Ventrikelkontraktionen als Folge einer Schrittmachertätigkeit oder einer Arrhythmie auf.

Nichtischämisches Myokard in unmittelbarer Nachbarschaft zu ischämischen Arealen zeigt häufig eine Behinderung der systolischen Verdickung (Tethering), was zu einer Überschätzung des Infarktareals führen kann. Auch eine abrupte Abnahme der kardialen Vorlast kann zu RWBS führen, die nicht auf einer Ischämie beruhen [191].

Neben RWBS weisen auch andere echokardiographische Befunde auf eine Myokardischämie hin, wie z.B. eine neu aufgetretene Mitralklappeninsuffizienz oder eine Einschränkung der globalen systolischen und diastolischen links-ventrikulären Funktion. Diese Parameter weisen aber eine zu geringe Sensitivität auf, um diagnostisch verwertbar zu sein [191].

Allerdings ist die TEE ein sehr zeit- und kostenaufwendiges Verfahren, das große Erfahrung des Untersuchers voraussetzt und gerade in Phasen besonderer Ischämiegefährdung während der Narkose (Intubation, Extubation) nicht anwendbar ist. Auf der anderen Seite ermöglicht die TEE neben der Ischämiediagnostik die Beurteilung zahlreicher weiterer Parameter, so z.B. der systolischen und diastolischen Ventrikelfunktion, des kardialen Volumenstatus und der Herzklappenfunktion. Auch können akute Ereignisse, wie z.B. eine Perikardtamponade, eine Aortendissektion oder eine Lungenembolie, zeitnah und mit hoher diagnostischer Treffsicherheit erkannt werden. Wenn immer möglich, sollte eine TEE daher v.a. beim hämodynamisch instabilen Patienten zum verfügbaren Monitoring gehören. Die zurzeit relevanten Indikationen zur Durchführung der TEE sind in Tabelle 5.9 aufgeführt.

Tab. 5.9: Indikationen für eine perioperative TEE-Untersuchung [nach 5]

Klasse-I-Indikationen: Die TEE ist indiziert

- Intraoperative Diagnostik akuter, persistierender und lebensbedrohlicher hämodynamischer Störungen, bei denen die Ventrikelfunktion und ihre Determinanten ungewiss sind und nicht auf eine Behandlung angesprochen haben
- Intraoperative Anwendung bei Klappenrekonstruktionen
- Intraoperative Anwendung bei der Chirurgie kongenitaler Herzfehler
- Intraoperative Anwendung bei der Korrektur der hypertrophen obstruktiven Kardiomyopathie
- Intraoperative Anwendung bei Endokarditis, wenn präoperative Untersuchungen inadäquat waren oder eine Ausdehnung der Infektion in das perivalvuläre Gewebe vermutet wird
- Präoperative Anwendung bei instabilen Patienten mit Verdacht auf Aneurysmen, Dissektionen oder Rupturen der thorakalen Aorta
- Intraoperative Einschätzung der Aortenklappenfunktion bei der Korrektur von Aortendissektionen mit möglicher Beteiligung der Aortenklappe
- Intraoperative Evaluation bei Perikardfensterungen
- Anwendung auf der Intensivstation bei instabilen Patienten mit unerklärlichen hämodynamischen Störungen, vermuteter Klappenerkrankung oder thromboembolischen Problemen (wenn andere Diagnose- oder Überwachungsverfahren die Diagnose nicht bestätigen konnten oder die Patienten für alternative Diagnoseverfahren zu instabil sind)

Klasse-II-Indikationen: Die TEE kann hilfreich sein, weniger gesicherte Indikationen

- Perioperative Anwendung bei Patienten mit erhöhtem Risiko für myokardiale Ischämie oder Myokardinfarkt
- Perioperative Anwendung bei Patienten mit erhöhtem Risiko für hämodynamische Störungen
- Intraoperative Einschätzung eines Klappenersatzes
- Intraoperative Einschätzung bei Operationen kardialer Aneurysmen
- Intraoperative Evaluation der Entfernung kardialer Tumoren
- Intraoperative Detektion von Fremdkörpern
- Intraoperative Detektion von Luftemboli während Kardiotomie, Herztransplantationen und sitzenden neurochirurgischen Prozeduren

Tab. 5.9: Fortsetzung

Klasse-II–Indikationen: Die TEE kann hilfreich sein, weniger gesicherte Indikationen

- Intraoperative Anwendung während intrakardialer Thrombektomie
- Intraoperative Anwendung während pulmonaler Embolektomie
- Intraoperative Anwendung bei Verdacht auf kardiales Trauma
- Präoperative Einschätzung von Patienten mit Verdacht auf Aneurysmen, Dissektionen oder Rupturen der thorakalen Aorta
- Intraoperative Anwendung während der Korrektur thorakaler Aortendissektionen ohne vermutete Aortenklappenbeteiligung
- Intraoperative Detektion von aortalen Atheromen oder anderer Emboliequellen in der Aorta
- Intraoperative Evaluation bei Perikardektomie, Perikardergüssen oder bei Perikard-Chirurgie
- Intraoperative Evaluation von Anastomosen während Herz- und/oder Lungentransplantationen
- Überwachung der Platzierung und Funktion von Assist devices

Klasse-III–Indikationen: Die TEE ist selten hilfreich, unsichere Indikationen

- Intraoperative Evaluation der Myokardperfusion, der Anatomie der Koronararterien oder der Bypass-Offenheit
- Intraoperative Anwendung bei der Korrektur von Kardiomyopathien (außer der hypertrophen obstruktiven Kardiomyopathie)
- Intraoperative Anwendung bei unkomplizierter Endokarditis während nicht kardiochirurgischer Operationen
- Intraoperative Detektion von Emboli während orthopädischer Prozeduren
- Intraoperative Einschätzung bei der Versorgung von Verletzungen der thorakalen Aorta
- Intraoperative Anwendung bei unkomplizierter Perikarditis
- Intraoperative Evaluation pleuropulmonaler Erkrankungen
- Überwachung der Platzierung von intraaortalen Ballonpumpen, automatischen implantierbaren kardialen Defibrillatoren oder Pulmonalarterienkathetern
- Intraoperative Überwachung der Kardioplegie-Verabreichung

5.3 Adjuvante therapeutische Maßnahmen

5.3.1 Modulation der sympathoadrenergen Stressreaktion

Die Aktivierung des sympathischen Nervensystems im Rahmen der perioperativen Stressreaktion spielt eine Schlüsselrolle für die Auslösung perioperativer Myokardischämien [233]. Hierfür scheinen im Wesentlichen 2 Mechanismen verantwortlich:

◢ Eine Sympathikusaktivierung führt – vermittelt über β-Rezeptoren – zum Anstieg der Herzfrequenz.

◢ Bei hochgradigen Koronarstenosen kann durch Reizung des Sympathikus eine Konstriktion poststenotischer Gefäßareale mit konsekutiver Myokardischämie ausgelöst werden.

Die poststenotische Koronarkonstriktion wird dabei über vasale α_2-Rezeptoren vermittelt [82].

Aus diesen Gründen wird schon seit vielen Jahren versucht, durch Blockade der Sympathikusaktivität und/oder der adrenergen Rezeptoren eine perioperative Myokardprotektion zu erzielen. Es mehren sich jedoch die Hinweise, dass eine komplette Sympathikolyse nicht zur Myokardprotektion geeignet ist, da hierbei auch kompensatorische adrenerge Mechanismen ausgeschaltet werden, die zur Aufrechterhaltung der Myokardfunktion lebenswichtig sind. So resultierte die Gabe des zentralen Imidazol-Agonisten Moxonidin, welcher den zentralen Sympathikotonus und die peripheren Noradrenalin-Spiegel senkt, zu einem Anstieg der Letalität um mehr als 50% in der MOXCON-Studie (Moxonidine Congestive Heart Failure Trial) [31]. Ziel der perioperativen Myokardprotektion ist daher nicht die unselektive Hemmung der zentralen Sympathikus-Aktivität, sondern die Modulation des Sympathikotonus durch selektive Blockade adrenerger Rezeptoren [233].

α_2-Rezeptor-Agonisten

Die kardioprotektiven Effekte der α_2-Rezeptor-Agonisten werden v.a. durch eine Verminderung der Noradrenalin-Freisetzung und durch die Abschwächung des stressinduzierten Herzfrequenzanstieges vermittelt. Durch die Aktivierung zentraler α_2- und Imidazolin-1-Rezeptoren wird der zentrale Sympathikotonus vermindert. Daneben besitzen α_2-Rezeptor-Agonisten vagomimetische Effekte, die zur Senkung der Herzfrequenz und zur Stabilisierung des Herzrhythmus beitragen. Die α_2-Rezeptor-Agonisten besitzen analgetische und sedierende Eigenschaften und schwächen das postoperative Kältezittern ab [94, 100]. Die Aktivierung peripherer präsynaptischer α_2-Rezeptoren führt zu einer verminderten Noradrenalin-Ausschüttung. α_2-Rezeptor-Agonisten besitzen allerdings auch einige unerwünschte Wirkungen. Hohe Konzentrationen können zu hämodynamisch relevanten Bradykardien führen. Daneben können α_2-Rezeptor-Agonisten eine Konstriktion poststenotischer Koronargefäße hervorrufen [71].

Eine Übersicht wichtiger pharmakokinetischer und -dynamischer Kenndaten der in verschiedenen Untersuchungen eingesetzten α_2-Rezeptor-Agonisten findet sich in Tabelle 5.10. Es sind einige Studien durchgeführt worden, die den perioperativen Einsatz von α_2-Agonisten zur Kardioprotektion als gerechtfertigt erscheinen lassen, auch wenn die Evidenz bei Weitem nicht so ausgeprägt ist wie für die Blockade der β-adrenergen Rezeptoren. So wurde im Rahmen einer Metaanalyse gezeigt, dass Clonidin die Rate perioperativer Myokardischämien bei kardiochirurgischen wie auch bei nicht kardiochirurgischen Patienten reduzieren kann. Dies trifft allerdings nur zu, wenn die Substanz oral (präoperativ) appliziert wurde [144]. Die Gabe von Mivazerol konnte in der Subgruppe von KHK-Patienten, die sich einem gefäßchirurgischen Eingriff unterzogen, die Zahl perioperativer ischämischer Ereignisse und auch kardialer Todesfälle senken, wo-

Tab. 5.10: Übersicht über derzeitig eingesetzte α_2-Rezeptor-Agonisten und ihre pharmakodynamischen und -kinetischen Eigenschaften [nach 233]

Substanz	Rezeptor-Selektivität (α_2/α_1)	Rezeptor-Selektivität (α_2/I1)	Plasma-HWZ	Clearance
Clonidin	40	16	9	Hepatisch/renal
Mivazerol	400	215	4	Hepatisch/renal
Dexmedetomidin	1600	30	2	Hepatisch/renal
Moxonidin	?	70	2	Hepatisch/renal

I1 Imidazol-1-Rezeptor

hingegen die Myokardinfarktrate unverändert war. Wurden in die Analyse allerdings alle Patienten und alle Operationen eingeschlossen, zeigte der Einsatz von Mivazerol keine Effekte auf die kardiovaskuläre Morbidität und Letalität [150]. Die Entwicklung von Mivazerol wurde zwischenzeitlich gestoppt.

β-Rezeptor-Antagonisten
Durch die **perioperative Blockade der β-adrenergen Rezeptoren (PBB)** kann die kardiale Morbidität und Letalität von koronarvaskulären Risikopatienten effektiv reduziert werden [130, 162]. Die perioperative β-Blockade verbessert die myokardiale Sauerstoffbilanz durch Senkung des Sauerstoffverbrauchs und Steigerung des Sauerstoffangebots. Hierfür ist in erster Linie eine PBB-induzierte Senkung der Herzfrequenz verantwortlich. Daneben kommt es durch Abnahme der Herzfrequenz zur Umkehr des Bowditch-Effektes (Anstieg der Kontraktilität bei Zunahme der Herzfrequenz) und damit ebenfalls zur Senkung des Sauerstoffverbrauchs [123]. Obwohl β-Rezeptoren-Blocker nur wenig Einfluss auf die primären Determinanten der Plaquevulnerabilität ausüben, reduzieren ihre negativ chronotropen Effekte mechanische Scherkräfte, die zur Plaqueruptur beitragen können [79]. β-Rezeptoren-Blocker besitzen antiarrhythmische Eigenschaften [123] und interagieren mit inflammatorischen Prozessen [148]. β-Rezeptoren-Blocker vermindern die Katecholamin-induzierte Desensibilisierung und Down-Regulation von β-adrenergen Rezeptoren und schwächen die sympathisch vermittelte Zytotoxizität ab [123]. Im Gegensatz zu den α_2-Rezeptor-Agonisten wird der zentrale Sympathikotonus nicht gesenkt, sodass unerwünschte Effekte der β-Rezeptoren-Blocker vom Organismus durch eine gesteigerte Katecholaminproduktion kompensiert werden können. Dies erklärt, warum die Blockade β-adrenerger Rezeptoren in der Regel hämodynamisch gut toleriert wird [69, 130, 162].

Die Empfehlungen zur PBB stützen sich im Wesentlichen auf 2 Studien. Mangano und Mitarbeiter konnten zeigen, dass die perioperative Gabe von Atenolol bei nicht kardiochirurgischen Patienten mit gesicherter koronarer Herzkrankheit oder mindestens 2 Risikofaktoren für eine KHK (Alter ≥ 65 Jahre, arterielle Hypertonie, Nikotinabusus, Hypercholesterinämie ≥ 240 mg/dl, Diabetes mellitus) zu einer signifikanten Reduktion der postoperativen Letalität in den ersten 2 postoperativen Jahren führte [130]. Die Reduktion der Sterblichkeit war vornehmlich durch eine Reduktion der kardialen Todesfälle in den ersten 6 Monaten nach der Operation bedingt. Poldermans und Mitarbeiter zeigten 1999, dass die perioperative Gabe von Bisoprolol mit einer signifikanten Reduktion kardialer Todesfälle und nicht tödlicher Myokardinfarkte in den ersten 30 postoperativen Tagen einherging [162]. Dieser Vorteil ließ sich in einer zweiten Analyse auch über einen Zeitraum von 2 Jahren noch nachweisen [161]. Das Patientengut in dieser Untersuchung war hoch-selektioniert: Eingeschlossen wurden nur gefäßchirurgische Patienten mit kardialen Risikofaktoren, bei denen präoperativ eine induzierbare Myokardischämie durch eine Stressechokardiographie nachgewiesen worden war. Obwohl beide Studien aufgrund ihres Designs z.T. heftige Kritik hervorgerufen haben [90], beeinflussten sie die aktuellen Guidelines des American College of Cardiology und der American Heart Association (ACC/AHA) zur perioperativen Evaluation kardiovaskulärer Risikopatienten ganz wesentlich [45]. Für Patienten, für die die Eingangskriterien der Poldermans-Studie gelten, wird für die PBB eine Klasse-I-Empfehlung ausgesprochen. Für Patienten, die dem Profil der Mangano-Studie entsprechen, wird demgegenüber eine Klasse-IIa-Empfehlung gegeben. Andere Autoren empfehlen eine PBB für alle Patienten schon beim Vorliegen eines einzigen kardialen Risikofaktors [99]. Eine solch generelle Empfehlung ist aber bis dato nicht durch kontrollierte Studien abgesichert und sollte daher mit Zurückhaltung betrachtet werden [233]. So konnte in einer kürzlich publzierten Studie an 782969 Patienten gezeigt werden, daß nur Hoch-Risiko-Patienten (mit einem „Revised Cardiac Risk Index" ≥ 3) von der PBB profitierten [117]. Hingegen war die PBB bei Patienten ohne oder mit einem niedrigen kardialen Risiko entweder schädlich oder ohne Einfluß auf das Outcome.

Es sind eine Vielzahl von β-Rezeptoren-Blockern klinisch verfügbar, von denen eine Auswahl mit den wichtigsten Eigenschaften in Tabelle 5.11 aufgeführt ist. Aus Untersuchungen zur Sekundärprävention nach Herzinfarkt bei nicht chirurgischen Patienten gibt es keine Daten, die die Überlegenheit eines einzelnen Präparates beweisen würden. Als gesichert gilt nur, dass Substanzen mit intrinsischer sympathomimetischer Aktivität vermieden werden sollten, da der positive Effekt dieser Substanzgruppe nach Herzinfarkt geringer ausgeprägt war [63]. Zur PBB werden β_1-selektive Rezeptoren-Blocker empfohlen, da diese die positiven Effekte einer β_2-adrenergen Stimulation nicht unterdrücken [123, 232].

Für eine PBB existieren nur wenige absolute Kontraindikationen:
- Höhergradige AV-Blockierungen
- Bradykardie mit Herzfrequenzen unter 50–60 min^{-1}
- Schweres Asthma bronchiale
- Chronisch obstruktive Lungenerkrankungen mit starker reaktiver Komponente

- Akute bzw. dekompensierte Herzinsuffizienz
- Arterielle Hypotonie mit systolischem Blutdruck kleiner 100 mmHg [123]

Obwohl früher vor dem Einsatz von β-Rezeptoren-Blockern bei Patienten mit jeglicher obstruktiven Lungenerkrankung, mit Diabetes mellitus, mit peripherer arterieller Verschlusskrankheit und auch bei kompensierter Herzinsuffizienz gewarnt wurde, zeigen neuere Daten, dass eine vorsichtige Titrierung von $β_1$-selektiven Substanzen auch bei diesen Patienten möglich ist [186].

Für Hochrisikopatienten mit induzierbarer Myokardischämie empfehlen die Richtlinien der ACC/AHA einen Beginn der β-Blockade Tage bis Wochen vor der Operation. Dabei soll die Dosis so titriert werden, dass präoperativ eine Ruhe-Herzfrequenz von 50–60 min^{-1} erreicht wird [45]. Für Patienten mit niedrigerem kardiovaskulärem Risikoprofil existieren keine exakten Zeit- und Dosisangaben. Viele

Autoren empfehlen aber auch für diese Patienten ein Vorgehen wie bei Patienten mit hohem Risiko [99, 123, 233]. Es gibt jedoch keine Daten, die belegen würden, dass eine akute (intraoperativ oder unmittelbar präoperativ begonnene) β-Blockade weniger effektiv ist als eine schon präoperativ begonnene PBB [123].

Die perioperative β-Blockade sollte für mindestens 7 Tage nach der Operation fortgeführt werden, bei Hochrisikopatienten für 30 Tage [123, 233]. β-Rezeptoren-Blocker dürfen wegen der Gefahr des **Entzugsyndroms** nicht abrupt abgesetzt, sondern müssen langsam reduziert werden. Allerdings stellt sich die Frage, ob bei gegebener Indikation zu einer perioperativen β-Blockade nicht auch eine Indikation zur Fortführung dieser Therapie über den perioperativen Bereich hinaus gegeben ist. Dies sollte im Einzelfall mit den weiterbehandelnden Kollegen abgeklärt werden.

Tab. 5.11: Auswahl verschiedener β-Rezeptoren-Blocker und wichtiger Eigenschaften [nach 233]

Substanz	Selektivität $β_1/β_2$	ISA	Clearance	Anmerkungen
Propranolol	2,1	–	Hepatisch	Membranstabilisierende Eigenschaften
Metoprolol	74	–	Hepatisch	
Atenolol	75	–	Renal	
Esmolol	70	–	Esterase	
Bisoprolol	119	–	Hepatisch/renal	
Nebivolol	293	–	Hepatisch	NO-Freisetzung
Carvedilol	7,2	$β_1$?	Hepatisch	$α_1$-Antagonist

ISA intrinsische sympathomimetische Aktivität

5.3.2 Optimaler Hämoglobin-Wert

Eine **Anämie** geht unweigerlich mit einem reduzierten Sauerstoffgehalt im Blut einher. Das Myokard weist unter Ruhebedingungen wie auch bei Belastung eine nahezu maximale Sauerstoffextraktionsrate auf. Das myokardiale Sauerstoffangebot kann daher nur durch Steigerung des koronaren Blutflusses infolge einer Dilatation der Koronargefäße verbessert werden. Diese Koronarreserve ist aber bei Patienten mit signifikanten Koronarstenosen meist schon aufgebraucht, da die poststenotischen Gefäßareale kompensatorisch zur Sicherung des koronaren Blutflusses weitgestellt sind. Bei Patienten mit einer signifikanten KHK kann daher der koronare Blutfluss bei Anämie nur unzureichend gesteigert werden. Die Anämie führt weiterhin zu einer reflektorischen Tachykardie, um das HZV zu steigern. Diese Tachykardie ist beim kardialen Risikopatienten nicht erwünscht. Patienten mit KHK sind daher zumindest theoretisch durch eine Anämie eher gefährdet, da es zu einer Abnahme des Sauerstoffangebotes (Anämie, Tachykardie) und einer Zunahme des Sauerstoffbedarfs (Tachykardie) kommt. In einer retrospektiven Kohortenstudie bei Patienten mit kardiovaskulären Erkrankungen wurde eine Beziehung zwischen perioperativer Anämie und einer Zunahme der 30-Tage-Letalität gefunden [28]. Allerdings konnten diese Ergebnisse in einer randomisierten, kontrollierten und multizentrischen Studie (TRICC-Trial) von Hébert und Mitarbeitern nicht reproduziert werden [77]. Eine **restriktive Transfusionsstrategie**, bei der ein Ziel-Hb-Wert von 7,0–9,0 g dl^{-1} angestrebt wurde und Transfusionen nur bei einem Hb-Wert < 7,0 g dl^{-1} durchgeführt wurden, war nicht mit einer höheren Letalität oder Morbidität verbunden als eine **liberale Transfusionsstrategie** (Ziel-Hb 10,0–12,0 g dl^{-1}, Transfusionsschwelle < 10,0 g dl^{-1}). Diese Ergebnisse konnten auch in einer späteren Subgruppenanalyse dieser Studie für kardiovaskuläre Risikopatienten bestätigt werden [78].

In Analogie zu dieser Studie sollte daher auch bei kardiovaskulären Risikopatienten eine Bluttransfusion erst bei einem Hb-Wert unter 7,0 g dl^{-1} durchgeführt und ein Hb-Zielbereich von 7,0–9,0 g dl^{-1} angestrebt werden. Voraussetzung zu dieser restriktiven Transfusionsstrategie ist die Aufrechterhaltung der Normovolämie. Ob bei Patienten mit akutem Myokardinfarkt oder instabiler Angina pectoris höhere Hb-Werte (8–10 g dl^{-1}) angestrebt werden sollten, kann zurzeit nicht beantwortet werden, da valide Daten fehlen [78].

Durch eine restriktive Transfusionsstrategie kann die Zahl der transfundierten Erythrozytenkonzentrate um mehr als 50% gesenkt werden [78]. Dies ist von besonderer Bedeutung, weil die Letalitätsrate, die Inzidenz postoperativer Infektionen und das Auftreten eines Multiorganversagens mit der Anzahl der transfundierten Erythrozytenkonzentrate ansteigt. Dies trifft auch bei Verwendung leukozytendepletierter Produkte zu [17]. Darüber hinaus können durch eine restriktive Transfusionsstrategie relevante Kosten eingespart werden.

5.3.3 Normothermie

Frank und Mitarbeiter konnten nachweisen, dass die perioperative Aufrechterhaltung der Normothermie (36,7 ± 0,1 °C) mit einer signifikanten Reduktion des Risikos für akute kardiovaskuläre Komplikationen einherging. Die Vergleichsgruppe wies in dieser Studie eine Körperkerntemperatur von immerhin auch 35,4 ± 0,1 °C auf [61]. Die perioperative Hypothermie ist ein unabhängiger Prädiktor für das Auftreten kardiovaskulärer Ereignisse. [61]. Durch die Hypothermie kommt es zu einer Aktivierung des Sympathikus [62]. Ein Gegenregulationsmechanismus des Organismus bei Vorliegen einer Hypothermie ist das Kältezittern, das mit einer signifikanten Zunahme des myokardialen Sauerstoffverbrauchs verbunden ist. Darüber hinaus führt eine perioperative Hypothermie zu einem erhöhten postoperativen Blutverlust und Transfusionsbedarf, steigert die Rate an Wundinfektionen signifikant und resultiert damit oftmals in einer Verlängerung des Krankenhausaufenthaltes [107, 189].

5.3.4 Modulation der perioperativen inflammatorischen Reaktion

Normoglykämie

Sodi-Pallares und Mitarbeiter berichteten bereits 1962 von den positiven Effekten einer Glukose-Insulin-Kalium-Infusion (GIK) bei Patienten mit einem akuten Myokardinfarkt [197]. In verschiedenen experimentellen Modellen konnte gezeigt werden, dass die Stimulation der Glukose-Aufnahme in einer verbesserten Erholungsrate des ischämischen Myokards resultiert [92, 234]. Die darauf folgenden klinischen Studien zum Einsatz dieser Therapie zeigten enttäuschende Resultate, sodass dieser Therapieansatz im Bereich der Kardiologie wieder verlassen wurde.

Von Patienten mit Diabetes mellitus ist schon lange bekannt, dass eine chronische Hyperglykämie mit einem erhöhten Risiko für das Auftreten eines Myokardinfarktes, einer peripheren arteriellen Verschlusskrankheit, eines Schlaganfalls und eines Nierenversagens assoziiert ist. Hingegen ist erst seit Kurzem belegt, dass auch kurze Episoden einer Hyperglykämie ein hohes Schädigungspotenzial besitzen. Verschiedene Studien konnten zeigen, dass eine Hyperglykämie mit einer erhöhten Letalität nach einem akuten Myokardinfarkt einhergeht – sowohl bei Patienten mit als auch ohne Diabetes mellitus [26, 216]. Die strikte Einhaltung der Normoglykämie bei Patienten mit einem akuten Myokardinfarkt wird daher auch von der American Heart Association in den aktuellen Therapie-Richtlinien empfohlen [9]. Auch an einem gänzlich unterschiedlichen Patientengut konnten die letalitätssenkenden Effekte einer strikten Normoglykämie eindrücklich belegt werden: 1548 künstlich beatmete Patienten wurden nach Aufnahme auf eine chirurgische Intensivstation randomisiert entweder einer intensivierten Insulintherapie (Ziel-Blutzuckerspiegel von 80–110 mg/dl) oder einer konventionellen Insulintherapie (Ziel-Blutzuckerspiegel 180–200 mg/dl) zugeführt. Die **intensivierte Insulin-Therapie** reduzierte dabei

- die Letalität auf der Intensivstation um mehr als 40%,
- die gesamte Krankenhaus-Letalität um 34%,
- die Inzidenz einer Sepsis um 46%,
- das Auftreten eines akuten Nierenversagens um 41%,
- die mittlere Anzahl der transfundierten Erythrozytenkonzentrate um 50% und
- die Inzidenz der Critical-Illness-Polyneuropathie um 44%.

Die höchste Reduktion der Letalität betraf dabei Todesfälle aufgrund eines Multiorganversagens bei gesichertem septischem Fokus [211].

Für die **akute Hyperglykämie** sind inzwischen zahlreiche Schädigungsmechanismen untersucht und verstanden worden. Eine akute Hyperglykämie reduziert die ischämische und Anästhetika-vermittelte Präkonditionierung des Myokards (s.a. Kap. 4), erhöht die Produktion von reaktiven Sauerstoff-Spezies im Myokard und in Leukozyten, induziert die Expression und Freisetzung pro-inflammatorischer Zytokine. Darüber hinaus führt die Hyperglykämie zu einer vermehrten Expression monozytärer Adhäsionsmoleküle, schwächt die Endothel-induzierte Vasodilatation ab, inhibiert die NO-Synthese und induziert die Thrombin-Bildung (Übersicht bei [227]).

Während die strikte Einhaltung der Normoglykämie bei Patienten mit akutem Myokardinfarkt und bei kritisch kranken Intensivpatienten mittlerweile schon als Standard gelten kann, gibt es auch erste Untersuchungen, die zeigen, dass das Überleben kardiovaskulärer Risikopatienten verbessert werden kann, wenn schon *intra*operativ mit einer intensivierten Insulintherapie begonnen wird [112].

Statine

Statine hemmen das Schlüsselenzym der Cholesterol-Biosynthese, die 3-Hydroxy-3-Methylglutaryl-Coenzym-A-Reduktase, und senken das kardiovaskuläre Risiko. Bei Patienten mit einem akuten Koronarsyndrom in der Vorgeschichte konnte durch die Gabe von täglich 40 mg Simvastatin das kumulative Letalitätsrisiko um 22% gesenkt werden. Dies betraf auch Patienten mit nicht erhöhten Cholesterol-Spiegeln [7]. Es mehren sich die Hinweise, dass Statine auch noch antiinflammatorische Wirkungen und plaquestabilisierende Eigenschaften aufzuweisen scheinen [30, 116]. In einer retrospektiven Fall-Kontroll-Studie konnte 2003 von Poldermans und Mitarbeitern an 2816 gefäßchirurgischen Patienten gezeigt werden, dass die Einnahme von Statinen mit einer verminderten perioperativen Letalität verknüpft sein könnte. Patienten mit einer schon präoperativ begonnenen Statin-Therapie zeigten in der Analyse eine mehr als 4-fache Reduktion der perioperativen Letalität [160]. Bis dato sind allerdings noch keine prospektiven, randomisierten Studien zum Potenzial der Statine im perioperativen Bereich verfügbar.

Glukokortikoide

Durch die kontinuierliche Gabe von Glukokortikoiden konnte bei Patienten im septischen Schock die Sterblichkeit gesenkt werden [8]. Die Substitution von Hydrocortison in einer Stressdosis (200–300 mg/die) zählt daher mittlerweile international zur Standardtherapie der Sepsis [41]. Bei kardiochirurgischen Patienten konnten Kilger und Mitarbeiter zeigen, dass die perioperative Gabe von Hydrocortison in Stressdosis bei selektierten Hochrisikopatienten den stationären Aufenthalt auf der Intensivstation wie auch den gesamten Krankenhausaufenthalt reduzieren konnte [101]. Darüber hinaus ließ sich ein Trend zu einer reduzierten 30-Tage-Sterblichkeit in der Hydrocortison-Gruppe demonstrieren. Es muss allerdings betont werden, dass bisher keine Daten zur perioperativen Glukokortikoid-Substitution bei nicht kardiochirurgischen Patienten vorliegen, sodass dieser Therapieansatz außerhalb von Studien derzeit als nicht gerechtfertigt angesehen wird.

5.3.5 Antikoagulation

Hemmstoffe der Thrombozytenaggregation

Die Wirksamkeit von Hemmstoffen der Thrombozytenaggregation bei der Therapie akuter Myokardischämien ist durch zahlreiche Studien gesichert. So konnte schon 1988 bei über 17 000 Patienten mit akutem Myokardinfarkt gezeigt werden, dass die Gabe von **Acetylsalicylsäure (ASS)** innerhalb von 24 h nach dem Infarktereignis zu einer hochsignifikanten Reduktion der kardiovaskulären Morbidität (um ca. 50%) und Letalität (um 23%) führt. In dieser Studie wurden durch die 30-tägige Therapie mit täglich 162,5 mg ASS ca. 25 Todesfälle auf 1000 behandelte Patienten vermieden [1]. Zahlreiche Studien konnten ähnlich positive Wirkungen der ASS auch bei Patienten mit instabiler Angina pectoris [2] und bei Patienten mit akutem Koronarsyndrom belegen, die sich einer medikamentösen oder interventionellen Rekanalisationstherapie unterzogen [181]. Auch beim Einsatz zur Sekundärprophylaxe kardiovaskulärer Ereignisse führt ASS zu einer deutlichen Abnahme der Morbidität und Letalität. In einer Metaanalyse, die 70 000 Hochrisikopatienten umfasste (Z.n. akutem Myokardinfarkt, instabiler Angina pectoris, stabiler Angina pectoris, perkutaner oder operativer koronarer Revaskularisation, Schlaganfall, transistorischer ischämischer Attacke, Vorhofflimmern, Herzklappenerkrankungen oder peripherer arterieller Verschlusskrankheit), vermochte ASS das Risiko eines Myokardinfarktes um ca. $1/3$, das Risiko eines Schlaganfalls um $1/3$ und das Risiko des kardiovaskulären Todes um $1/6$ zu reduzieren [4].

Die Dauermedikation mit Acetylsalicylsäure kann damit beim kardiovaskulären Risikopatienten mittlerweile als Standard gelten. Allerdings wird die Medikation mit Acetylsalicylsäure perioperativ aus Sorge vor einer erhöhten Rate von Blutungskomplikationen häufig unterbrochen.

Es ist bisher nicht systematisch untersucht worden, ob das perioperative Aussetzen der ASS-Gabe in einer erhöhten

Rate an perioperativen Myokardischämien und anderen kardiovaskulären Komplikationen resultiert. Zumindest für koronarchirurgische Patienten konnte aber gezeigt werden, dass die möglichst frühe postoperative Gabe von ASS (innerhalb der ersten 48 h postoperativ) zu einer Reduktion des Risikos für Tod um 67,5%, für Myokardinfarkt um 48%, für Schlaganfall um 50%, für akutes Nierenversagen um 74% und für intestinale Ischämien um 62% führt. Das Risiko einer Nachblutung, Gastritis, Infektion oder Wundheilungsstörung war bei den Patienten, die ASS erhielten, hingegen nicht erhöht [128]. Abschließend sei erwähnt, dass Acetylsalicylsäure auch über anti-inflammatorische Wirkungen verfügt, da es die Konzentrationen pro-inflammatorischer Zytokine bei Patienten mit Angina pectoris zu senken vermag [91].

Es existieren derzeit keine systematischen Untersuchungen über den perioperativen Einsatz der ADP-Antagonisten **Ticlopidin** und **Clopidogrel** wie auch der **Glykoprotein-IIb/IIIa-Inhibitoren** bei Hochrisikopatienten. Daher kann zurzeit noch keine definitive Aussage gemacht werden, ob die Gabe dieser Substanzen mit einer Reduktion an kardiovaskulären Ereignissen einhergeht, und inwieweit das Blutungsrisiko bei diesen Patienten signifikant erhöht ist.

Heparin

Eine perioperative Antikoagulation dient der Prophylaxe perioperativer thromboembolischer Ereignisse und gehört für die Mehrzahl der chirurgischen Eingriffe zum Standard. Zumeist wird die perioperative Therapie mit niedermolekularen Heparinen durchgeführt. Ob eine intensivere Hemmung der plasmatischen Gerinnung mit Heparin die Häufigkeit perioperativer kardiovaskulärer Komplikationen reduzieren kann, ist bis dato nicht untersucht. Bei Patienten mit akutem Koronarsyndrom vermag die additive Gabe von Heparin und Aspirin die Mortalität und die Re-Infarktrate statistisch nicht signifikant zu senken, führt aber zu einer erhöhten Rate an Blutungskomplikationen [3].

Literatur

[1] Randomized trial of intravenous streptokinase, oral aspirin, both, or neither among 17,187 cases of suspected acute myocardial infarction: ISIS-2. ISIS-2 (Second International Study of Infarct Survival) Collaborative Group. J Am Coll Cardiol (1988), 12, 3A-13A

[2] Risk of myocardial infarction and death during treatment with low dose aspirin and intravenous heparin in men with unstable coronary artery disease. The RISC Group. Lancet (1990), 336, 827–830

[3] ISIS-3: a randomised comparison of streptokinase vs tissue plasminogen activator vs anistreplase and of aspirin plus heparin vs aspirin alone among 41,299 cases of suspected acute myocardial infarction. ISIS-3 (Third International Study of Infarct Survival) Collaborative Group. Lancet (1992), 339, 753–770

[4] Collaborative overview of randomised trials of antiplatelet therapy – I: Prevention of death, myocardial infarction, and stroke by prolonged antiplatelet therapy in various catego-

ries of patients. Antiplatelet Trialists' Collaboration. BMJ (1994), 308, 81–106

[5] Practice guidelines for perioperative transesophageal echocardiography. A report by the American Society of Anesthesiologists and the Society of Cardiovascular Anesthesiologists Task Force on Transesophageal Echocardiography. Anesthesiology (1996), 84, 986–1006

[6] Pulmonary Artery Catheter Consensus conference: consensus statement. Crit Care Med (1997), 25, 910–925

[7] Prevention of cardiovascular events and death with pravastatin in patients with coronary heart disease and a broad range of initial cholesterol levels. The Long-Term Intervention with Pravastatin in Ischaemic Disease (LIPID) Study Group. N Engl J Med (1998), 339, 1349–1357

[8] Annane D et al., Effect of treatment with low doses of hydrocortisone and fludrocortisone on mortality in patients with septic shock. JAMA (2002), 288, 862–871

[9] Antman EM et al., ACC/AHA guidelines for the management of patients with ST-elevation myocardial infarction: a report of the American College of Cardiology/American Heart Association Task Force on Practice Guidelines (Committee to Revise the 1999 Guidelines for the Management of Patients with Acute Myocardial Infarction). Circulation (2004), 110, e82–292

[10] Arbous MS et al., Impact of Anesthesia Management Characteristics on Severe Morbidity and Mortality. Anesthesiology (2005), 102, 257–268

[11] Auroy Y et al., Serious complications relatet to regional anesthesia: results of a prospective survey in France. Anesthesiology (1997), 87, 479–486

[12] Ballantyne JC et al., The comparative effects of postoperative analgesic therapies on pulmonary outcome: cumulative meta-analyses of randomized, controlled trials. Anesth Analg (1998), 86, 598–612

[13] Battler A et al., Dissociation between regional myocardial dysfunction and ECG changes during ischemia in the conscious dog. Circulation (1980), 62, 735–744

[14] Bendjelid K, Romand JA, Fluid responsiveness in mechanically ventilated patients: a review of indices used in intensive care. Intensive Care Med (2003), 29, 352–360

[15] Berkenstadt H et al., Stroke volume variation as a predictor of fluid responsiveness in patients undergoing brain surgery. Anesth Analg (2001), 92, 984–989

[16] Bernard GR et al., Pulmonary artery catheterization and clinical outcomes: National Heart, Lung, and Blood Institute and Food and Drug Administration Workshop Report. Consensus Statement. JAMA (2000), 283, 2568–2572

[17] Bilgin YM et al., Double-blind, randomized controlled trial on the effect of leukocyte-depleted erythrocyte transfusions in cardiac valve surgery. Circulation (2004), 109, 2755–2760

[18] Binanay C et al., Evaluation study of congestive heart failure and pulmonary artery catheterization effectiveness: the ESCAPE trial. JAMA (2005), 294, 1625–1633

[19] Blaise GA et al., Fentanyl is devoid of major effects on coronary vasoreactivity and myocardial metabolism in experimental animals. Anesthesiology (1990), 72, 535–541

[20] Blomberg S et al., Effects of thoracic epidural anesthesia on coronary arteries and arterioles in patients with

coronary artery disease. Anesthesiology (1990), 73, 840–847
[21] Boomsma F et al., Haemodynamic and neurohumoral effects of xenon anaesthesia. A comparison with nitrous oxide. Anaesthesia (1990), 45, 273–278
[22] Buhre W et al., Assessment of cardiac preload by indicator dilution and transoesophageal echocardiography. Eur J Anaesthesiol (2001), 18, 662–667
[23] Buhre W, Rossaint R, Perioperative management and monitoring in anaesthesia. Lancet (2003), 362, 1839–1846
[24] Buhre W et al., Changes in central venous pressure and pulmonary capillary wedge pressure do not indicate changes in right and left heart volume in patients undergoing coronary artery bypass surgery. Eur J Anaesthesiol (1999), 16, 11–17
[25] Calverley RK et al., Cardiovascular effects of enflurane anesthesia during controlled ventilation in man. Anesth Analg (1978), 57, 619–628
[26] Capes SE et al., Stress hyperglycaemia and increased risk of death after myocardial infarction in patients with and without diabetes: a systematic overview. Lancet (2000), 355, 773–778
[27] Carpenter RL et al., Incidence and risk factors for side effects of spinal anesthesia. Anesthesiology (1992), 76, 906–916
[28] Carson JL et al., Effect of anaemia and cardiovascular disease on surgical mortality and morbidity. Lancet (1996), 348, 1055–1060
[29] Chawla LS et al., Lack of equivalence between central and mixed venous oxygen saturation. Chest (2004), 126, 1891–1896
[30] Chello M et al., Simvastatin attenuates leucocyte-endothelial interactions after coronary revascularisation with cardiopulmonary bypass. Heart (2003), 89, 538–543
[31] Coats AJ, Heart Failure 99 – the MOXCON story. Int J Cardiol (1999), 71, 109–111
[32] Comunale ME et al., The concordance of intraoperative left ventricular wall-motion abnormalities and electrocardiographic S-T segment changes: association with outcome after coronary revascularization. Multicenter Study of Perioperative Ischemia (McSPI) Research Group. Anesthesiology (1998), 88, 945–954
[33] Connors AF Jr. et al., The effectiveness of right heart catheterization in the initial care of critically ill patients. SUPPORT Investigators. JAMA (1996), 276, 889–897
[34] Crystal GJ et al., Role of adenosine triphosphate-sensitive potassium channels in coronary vasodilation by halothane, isoflurane, and enflurane. Anesthesiology (1997), 86, 448–458
[35] Cullen PM et al., Effect of propofol anesthesia on baroreflex activity in humans. Anesth Analg (1987), 66, 1115–1120
[36] Dahn MS, Lange MP, Jacobs LA, Central mixed and splanchnic venous oxygen saturation monitoring. Intensive Care Med (1988), 14, 373–378
[37] Davis RF, DeBoer LW, Maroko PR, Thoracic epidural anesthesia reduces myocardial infarct size after coronary artery occlusion in dogs. Anesth Analg (1986), 65, 711–717
[38] De Hert SG et al., Effects of propofol, desflurane, and sevoflurane on recovery of myocardial function after coronary surgery in elderly high-risk patients. Anesthesiology (2003), 99, 314–323
[39] Deegan R et al., Effects of anesthesia on norepinephrine kinetics. Compa-

rison of propofol and halothane anesthesia in dogs. Anesthesiology (1991), 75, 481–488

[40] Deegan R et al., Effect of enflurane and isoflurane on norepinephrine kinetics: a new approach to assessment of sympathetic function during anesthesia. Anesth Analg (1993), 77, 49–54

[41] Dellinger RP et al., Surviving Sepsis Campaign guidelines for management of severe sepsis and septic shock. Intensive Care Med (2004), 30, 536–555

[42] Doenicke A et al., The action of S-(+)-ketamine on serum catecholamine and cortisol. A comparison with ketamine racemate. Anaesthesist (1992), 41, 597–603

[43] Doursout MF et al., Role of propofol and its solvent, intralipid, in nitric oxide-induced peripheral vasodilatation in dogs. Br J Anaesth (2002), 89, 492–498

[44] Drummond JC, The lower limit of autoregulation: time to revise our thinking? Anesthesiology (1997), 86, 1431–1433

[45] Eagle KA et al., ACC/AHA guideline update for perioperative cardiovascular evaluation for noncardiac surgery – executive summary a report of the American College of Cardiology/American Heart Association Task Force on Practice Guidelines (Committee to Update the 1996 Guidelines on Perioperative Cardiovascular Evaluation for Noncardiac Surgery). Circulation (2002), 105, 1257–1267

[46] Ebert TJ, Differential effects of nitrous oxide on baroreflex control of heart rate and peripheral sympathetic nerve activity in humans. Anesthesiology (1990), 72, 16–22

[47] Ebert TJ, Harkin CP, Muzi M, Cardiovascular responses to sevoflurane: a review. Anesth Analg (1995), 81, S11–S22

[48] Ebert TJ, Kampine JP, Nitrous oxide augments sympathetic outflow: direct evidence from human peroneal nerve recordings. Anesth Analg (1989), 69, 444–449

[49] Ebert TJ, Kanitz DD, Kampine JP, Inhibition of sympathetic neural outflow during thiopental anesthesia in humans. Anesth Analg (1990), 71, 319–326

[50] Ebert TJ et al., Myocardial ischemia and adverse cardiac outcomes in cardiac patients undergoing noncardiac surgery with sevoflurane and isoflurane. Sevoflurane Ischemia Study Group. Anesth Analg (1997), 85, 993–999

[51] Ebert TJ, Muzi M, Sympathetic hyperactivity during desflurane anesthesia in healthy volunteers. A comparison with isoflurane. Anesthesiology (1993), 79, 444–453

[52] Ebert TJ et al., Sympathetic responses to induction of anesthesia in humans with propofol or etomidate. Anesthesiology (1992), 76, 725–733

[53] Echt M et al., Effective compliance of the total vascular bed and the intrathoracic compartment derived from changes in central venous pressure induced by volume changes in man. Circ Res (1974), 40, 61–68

[54] Eckstein JW, Hamilton WK, McCammond JM, The effect of thiopental on peripheral venous tone. Anesthesiology (1961), 22, 525–528

[55] Eger EI, The pharmacology of isoflurane. Br J Anaesth (1984), 56 Suppl 1, 71S–99S

[56] Eger EI et al., Cardiovascular effects of halothane in man. Anesthesiology (1970), 32, 396–409

[57] Eichhorn JH et al., Anesthesia practice standards at Harvard: a review. J Clin Anesth (1988), 1, 55–65

[58] Eichhorn JH et al., Standards for patient monitoring during anesthesia

at Harvard Medical School. JAMA (1986), 256, 1017–1020
[59] Eisele JH, Smith NT, Cardiovascular effects of 40 percent nitrous oxide in man. Anesth Analg (1972), 51, 956–963
[60] Frank O, Zur Dynamik des Herzmuskels. Z Biol (1895), 32, 370–447
[61] Frank SM et al., Perioperative maintenance of normothermia reduces the incidence of morbid cardiac events. A randomized clinical trial. JAMA (1997), 277, 1127–1134
[62] Frank SM et al., The catecholamine, cortisol, and hemodynamic responses to mild perioperative hypothermia. A randomized clinical trial. Anesthesiology (1995), 82, 83–93
[63] Freemantle N et al., beta Blockade after myocardial infarction: systematic review and meta regression analysis. BMJ (1999), 318, 1730–1737
[64] Garcia C et al., Preconditioning with sevoflurane decreases PECAM-1 expression and improves one-year cardiovascular outcome in coronary artery bypass graft surgery. Br J Anaesth (2005), 94, 159–165
[65] Gattinoni L et al., A trial of goal-oriented hemodynamic therapy in critically ill patients. SvO2 Collaborative Group. N Engl J Med (1995), 333, 1025–1032
[66] Godje O et al., Reproducibility of double indicator dilution measurements of intrathoracic blood volume compartments, extravascular lung water, and liver function. Chest (1998), 113, 1070–1077
[67] Gooding JM, Corssen G, Effect of etomidate on the cardiovascular system. Anesth Analg (1977), 56, 717–719
[68] Gooding JM et al., A physiologic analysis of cardiopulmonary responses to ketamine anesthesia in noncardiac patients. Anesth Analg (1977), 56, 813–816
[69] Gottlieb SS et al., Tolerability of beta-blocker initiation and titration in the Metoprolol CR/XL Randomized Intervention Trial in Congestive Heart Failure (MERIT-HF). Circulation (2002), 105, 1182–1188
[70] Greeley WJ et al., Comparative effects of halothane and ketamine on systemic arterial oxygen saturation in children with cyanotic heart disease. Anesthesiology (1986), 65, 666–668
[71] Gregorini L et al., Effects of selective alpha1- and alpha2-adrenergic blockade on coronary flow reserve after coronary stenting. Circulation (2002), 106, 2901–2907
[72] Greim CA, Roewer N, Schulte am EJ, Assessment of changes in left ventricular wall stress from the end-systolic pressure-area product. Br J Anaesth (1995), 75, 583–587
[73] Haessler R et al., Propofol/fentanyl versus etomidate/fentanyl for the induction of anesthesia in patients with aortic insufficiency and coronary artery disease. J Cardiothorac Vasc Anesth (1992), 6, 173–180
[74] Haggmark S et al., Comparison of hemodynamic, electrocardiographic, mechanical, and metabolic indicators of intraoperative myocardial ischemia in vascular surgical patients with coronary artery disease. Anesthesiology (1989), 70, 19–25
[75] Hartman JC et al., Steal-prone coronary circulation in chronically instrumented dogs: isoflurane versus adenosine. Anesthesiology (1991), 74, 744–756
[76] Harvey S et al., Assessment of the clinical effectiveness of pulmonary artery catheters in management of patients in intensive care (PAC-Man): a randomised controlled trial. Lancet (2005), 366, 472–477
[77] Hebert PC et al., A multicenter, randomized, controlled clinical trial of

transfusion requirements in critical care. Transfusion Requirements in Critical Care Investigators, Canadian Critical Care Trials Group. N Engl J Med (1999), 340, 409–417
[78] Hebert PC et al., Is a low transfusion threshold safe in critically ill patients with cardiovascular diseases? Crit Care Med (2001), 29, 227–234
[79] Heidland UE, Strauer BE, Left ventricular muscle mass and elevated heart rate are associated with coronary plaque disruption. Circulation (2001), 104, 1477–1482
[80] Henny CP et al., Effects of extradural bupivacaine on the haemostatic system. Br J Anaesth (1986), 58, 301–305
[81] Hettrick DA et al., Cardiovascular effects of xenon in isoflurane-anesthetized dogs with dilated cardiomyopathy. Anesthesiology (1998), 89, 1166–1173
[82] Heusch G, Deussen A, The effects of cardiac sympathetic nerve stimulation on perfusion of stenotic coronary arteries in the dog. Circ Res (1983), 53, 8–15
[83] Hickey PR et al., Pulmonary and systemic hemodynamic responses to ketamine in infants with normal and elevated pulmonary vascular resistance. Anesthesiology (1985), 62, 287–293
[84] Hickey RF et al., Effects of halothane, enflurane, and isoflurane on coronary blood flow autoregulation and coronary vascular reserve in the canine heart. Anesthesiology (1988), 68, 21–30
[85] Hilgenberg JC, McCammon RL, Stoelting RK, Pulmonary and systemic vascular responses to nitrous oxide in patients with mitral stenosis and pulmonary hypertension. Anesth Analg (1980), 59, 323–326
[86] Hill GE et al., Interactions of ketamine with vasoactive amines at normothermia and hypothermia in the isolated rabbit heart. Anesthesiology (1978), 48, 315–319
[87] Hoeft A et al., Bedside assessment of intravascular volume status in patients undergoing coronary bypass surgery. Anesthesiology (1994), 81, 76–86
[88] Hotvedt R, Platou ES, Refsum H, Effects of thoracic epidural analgesia on cardiovascular function and plasma concentration of free fatty acids and catecholamines in the dog. Acta Anaesthesiol Scand (1984), 28, 132–137
[89] Houltz E et al., The effects of nitrous oxide on left ventricular systolic and diastolic performance before and after cardiopulmonary bypass: evaluation by computer-assisted two-dimensional and Doppler echocardiography in patients undergoing coronary artery surgery. Anesth Analg (1995), 81, 243–248
[90] Howell SJ, Sear JW, Foex P, Peri-operative beta-blockade: a useful treatment that should be greeted with cautious enthusiasm. Br J Anaesth (2001), 86, 161–164
[91] Ikonomidis I et al., Increased proinflammatory cytokines in patients with chronic stable angina and their reduction by aspirin. Circulation (1999), 100, 793–798
[92] Jonassen AK et al., Insulin administered at reoxygenation exerts a cardioprotective effect in myocytes by a possible anti-apoptotic mechanism. J Mol Cell Cardiol (2000), 32, 757–764
[93] Julier K et al., Preconditioning by sevoflurane decreases biochemical markers for myocardial and renal dysfunction in coronary artery bypass graft surgery: a double-blinded, placebo-controlled, multicenter study. Anesthesiology (2003), 98, 1315–1327

[94] Kamibayashi T, Maze M, Clinical uses of alpha2-adrenergic agonists. Anesthesiology (2000), 93, 1345–1349

[95] Kaplan JA, Wells PH, Early diagnosis of myocardial ischemia using the pulmonary arterial catheter. Anesth Analg (1981), 60, 789–793

[96] Kass DA et al., Comparative influence of load versus inotropic states on indexes of ventricular contractility: experimental and theoretical analysis based on pressure-volume relationships. Circulation (1987), 76, 1422–1436

[97] Katsuoka M, Kobayashi K, Ohnishi ST, Volatile anesthetics decrease calcium content of isolated myocytes. Anesthesiology (1989), 70, 954–960

[98] Katsuoka M, Ohnishi ST, Inhalation anaesthetics decrease calcium content of cardiac sarcoplasmic reticulum. Br J Anaesth (1989), 62, 669–673

[99] Kertai MD et al., Is there any reason to withhold beta blockers from high-risk patients with coronary artery disease during surgery? Anesthesiology (2004), 100, 4–7

[100] Khan ZP, Ferguson CN, Jones RM, alpha-2 and imidazoline receptor agonists. Their pharmacology and therapeutic role. Anaesthesia (1999), 54, 146–165

[101] Kilger E et al., Stress doses of hydrocortisone reduce severe systemic inflammatory response syndrome and improve early outcome in a risk group of patients after cardiac surgery. Crit Care Med (2003), 31, 1068–1074

[102] Kirno K et al., Thoracic epidural anesthesia during coronary artery bypass surgery: effects on cardiac sympathetic activity, myocardial blood flow and metabolism, and central hemodynamics. Anesth Analg (1994), 79, 1075–1081

[103] Kissin I et al., Inotropic and anesthetic potencies of etomidate and thiopental in dogs. Anesth Analg (1983), 62, 961–965

[104] Klassen GA et al., Effect of acute sympathectomy by epidural anesthesia on the canine coronary circulation. Anesthesiology (1980), 52, 8–15

[105] Kotrly KJ et al., Baroreceptor reflex control of heart rate during isoflurane anesthesia in humans. Anesthesiology (1984), 60, 173–179

[106] Kumar A et al., Pulmonary artery occlusion pressure and central venous pressure fail to predict ventricular filling volume, cardiac performance, or the response to volume infusion in normal subjects. Crit Care Med (2004), 32, 691–699

[107] Kurz A, Sessler DI, Lenhardt R, Perioperative normothermia to reduce the incidence of surgical-wound infection and shorten hospitalization. Study of Wound Infection and Temperature Group. N Engl J Med (1996), 334, 1209–1215

[108] Landesberg G, The pathophysiology of perioperative myocardial infarction: facts and perspectives. J Cardiothorac Vasc Anesth (2003), 17, 90–100

[109] Landesberg G et al., Importance of long-duration postoperative ST-segment depression in cardiac morbidity after vascular surgery. Lancet (1993), 341, 715–719

[110] Landesberg G et al., Myocardial infarction after vascular surgery: the role of prolonged stress-induced, ST depression-type ischemia. J Am Coll Cardiol (2001), 37, 1839–1845

[111] Larsen R et al., Effects of propofol on cardiovascular dynamics and coronary blood flow in geriatric patients. A comparison with etomidate. Anaesthesia (1988), 43 Suppl, 25–31

[112] Lazar HL et al., Tight glycemic control in diabetic coronary artery by-

pass graft patients improves perioperative outcomes and decreases recurrent ischemic events. Circulation (2004), 109, 1497–1502

[113] Lejay M et al., Modifications of the inotropic responses to alpha- and beta-adrenoceptor stimulation by propofol in rat myocardium. Anesth Analg (1998), 87, 277–283

[114] Leung JM, O'Kelly BF, Mangano DT, Relationship of regional wall motion abnormalities to hemodynamic indices of myocardial oxygen supply and demand in patients undergoing CABG surgery. Anesthesiology (1990), 73, 802–814

[115] Leung JM, Pastor DA, Dissociation between haemodynamics and sympathetic activation during anaesthetic induction with desflurane. Can J Anaesth (1998), 45, 533–540

[116] Libby P, Inflammation in atherosclerosis. Nature (2002), 420, 868–874

[117] Lindenauer PK et al., Perioperative beta-blocker therapy and mortality after major noncardiac surgery. N Engl J Med (2005), 353, 349–361

[118] Lindholm L et al., The relationship between mixed venous and regional venous oxygen saturation during cardiopulmonary bypass. Perfusion (2002), 17, 133–139

[119] Lindower PD et al., Quantification of left ventricular function with an automated border detection system and comparison with radionuclide ventriculography. Am J Cardiol (1994), 73, 195–199

[120] Liu SS, McDonald SB, Current issues in spinal anesthesia. Anesthesiology (2001), 94, 888–906

[121] London MJ et al., Intraoperative myocardial ischemia: localization by continuous 12-lead electrocardiography. Anesthesiology (1988), 69, 232–241

[122] London MJ et al., Standard versus fiberoptic pulmonary artery catheterization for cardiac surgery in the Department of Veterans Affairs: a prospective, observational, multicenter analysis. Anesthesiology (2002), 96, 860–870

[123] London MJ et al., Perioperative beta-adrenergic receptor blockade: physiologic foundations and clinical controversies. Anesthesiology (2004), 100, 170–175

[124] Lowson SM, Inhaled alternatives to nitric oxide. Anesthesiology (2002), 96, 1504–1513

[125] Luttropp HH et al., Left ventricular performance and cerebral haemodynamics during xenon anaesthesia. A transoesophageal echocardiography and transcranial Doppler sonography study. Anaesthesia (1993), 48, 1045–1049

[126] Lynch C, III, Differential depression of myocardial contractility by halothane and isoflurane in vitro. Anesthesiology (1986), 64, 620–631

[127] Mangano DT, Perioperative cardiac morbidity. Anesthesiology (1990), 72, 153–184

[128] Mangano DT, Aspirin and mortality from coronary bypass surgery. N Engl J Med (2002), 347, 1309–1317

[129] Mangano DT et al., Long-term cardiac prognosis following noncardiac surgery. The Study of Perioperative Ischemia Research Group. JAMA (1992), 268, 233–239

[130] Mangano DT et al., Effect of atenolol on mortality and cardiovascular morbidity after noncardiac surgery. Multicenter Study of Perioperative Ischemia Research Group. N Engl J Med (1996), 335, 1713–1720

[131] Marty J et al., Effects of midazolam on the coronary circulation in patients with coronary artery disease. Anesthesiology (1986), 64, 206–210

[132] Mathews HM et al., Comparison of sufentanil-oxygen and fentanyl-oxy-

gen anaesthesia for coronary artery bypass grafting. Br J Anaesth (1988), 60, 530–535
[133] Meissner A, Rolf N, Van Aken H, Thoracic epidural anesthesia and the patient with heart disease: benefits, risks, and controversies. Anesth Analg (1997), 85, 517–528
[134] Messina AG et al., The effect of nitrous oxide on left ventricular pump performance and contractility in patients with coronary artery disease: effect of preoperative ejection fraction. Anesth Analg (1993), 77, 954–962
[135] Michard F et al., Relation between respiratory changes in arterial pulse pressure and fluid responsiveness in septic patients with acute circulatory failure. Am J Respir Crit Care Med (2000), 162, 134–138
[136] Michard F, Teboul JL, Predicting fluid responsiveness in ICU patients: a critical analysis of the evidence. Chest (2002), 121, 2000–2008
[137] Moller JT et al., Randomized evaluation of pulse oximetry in 20,802 patients: II. Perioperative events and postoperative complications. Anesthesiology (1993), 78, 445–453
[138] Moore CM et al., Hormonal effects of thoracic extradural analgesia for cardiac surgery. Br J Anaesth (1995), 75, 387–393
[139] Morray JP et al., Hemodynamic effects of ketamine in children with congenital heart disease. Anesth Analg (1984), 63, 895–899
[140] Müller Th, Pfeifer M, Muders F, Monitoring of the central venous and mixed venous oxygen concentration in intensive care medicine: physiological and technical bases, indications and claims. Intensivmed (2003), 40, 711–719
[141] Naeije R, Pulmonary vascular resistance. A meaningless variable? Intensive Care Med (2003), 29, 526–529

[142] Nauta J et al., Anaesthetic induction with alfentanil: comparison with thiopental, midazolam, and etomidate. Can Anaesth Soc J (1983), 30, 53–60
[143] Nichols WW, Pepine CJ, Left ventricular afterload and aortic input impedance: implications of pulsatile blood flow. Prog Cardiovasc Dis (1982), 24, 293–306
[144] Nishina K et al., Efficacy of clonidine for prevention of perioperative myocardial ischemia: a critical appraisal and meta-analysis of the literature. Anesthesiology (2002), 96, 323–329
[145] Norris EJ et al., Double-masked randomized trial comparing alternate combinations of intraoperative anesthesia and postoperative analgesia in abdominal aortic surgery. Anesthesiology (2001), 95, 1054–1067
[146] O'Hara DA et al., The effect of anesthetic technique on postoperative outcomes in hip fracture repair. Anesthesiology (2000), 92, 947–957
[147] Ogawa A et al., Effects of ketamine on cardiovascular responses mediated by N-methyl-D-aspartate receptor in the rat nucleus tractus solitarius. Anesthesiology (1993), 78, 163–167
[148] Ohtsuka T et al., Effect of beta-blockers on circulating levels of inflammatory and anti-inflammatory cytokines in patients with dilated cardiomyopathy. J Am Coll Cardiol (2001), 37, 412–417
[149] Olausson K et al., Anti-ischemic and anti-anginal effects of thoracic epidural anesthesia versus those of conventional medical therapy in the treatment of severe refractory unstable angina pectoris. Circulation (1997), 96, 2178–2182
[150] Oliver MF et al., Effect of mivazerol on perioperative cardiac complications during non-cardiac surgery in

patients with coronary heart disease: the European Mivazerol Trial (EMIT). Anesthesiology (1999), 91, 951–961
[151] Pagel PS et al., Effects of nitrous oxide on myocardial contractility as evaluated by the preload recruitable stroke work relationship in chronically instrumented dogs. Anesthesiology (1990), 73, 1148–1157
[152] Pagel PS et al. (2005) Cardiovascular Pharmacology. In: Miller RD (Ed.) Miller's Anesthesia, 6th ed., 191–229. Elsevier Churchill Livingstone, Philadelphia
[153] Pandian NG, Kerber RE, Two-dimensional echocardiography in experimental coronary stenosis. I. Sensitivity and specificity in detecting transient myocardial dyskinesis: comparison with sonomicrometers. Circulation (1982), 66, 597–602
[154] Pandian NG, Kieso RA, Kerber RE, Two-dimensional echocardiography in experimental coronary stenosis. II. Relationship between systolic wall thinning and regional myocardial perfusion in severe coronary stenosis. Circulation (1982), 66, 603–611
[155] Park WY, Thompson JS, Lee KK, Effect of epidural anesthesia and analgesia on perioperative outcome: a randomized, controlled Veterans Affairs cooperative study. Ann Surg (2001), 234, 560–569
[156] Parmley CL, Pousman RM, Noninvasive cardiac output monitoring. Curr Opin Anaesthesiol (2002), 15, 675–680
[157] Peyton PJ et al., Perioperative epidural analgesia and outcome after major abdominal surgery in high-risk patients. Anesth Analg (2003), 96, 548
[158] Pinsky MR, Functional hemodynamic monitoring. Intensive Care Med (2002), 28, 386–388
[159] Poelaert JI et al., Evaluation of transesophageal echocardiography as a diagnostic and therapeutic aid in a critical care setting. Chest (1995), 107, 774–779
[160] Poldermans D et al., Statins are associated with a reduced incidence of perioperative mortality in patients undergoing major noncardiac vascular surgery. Circulation (2003), 107, 1848–1851
[161] Poldermans D et al., Bisoprolol reduces cardiac death and myocardial infarction in high-risk patients as long as 2 years after successful major vascular surgery. Eur Heart J (2001), 22, 1353–1358
[162] Poldermans D et al., The effect of bisoprolol on perioperative mortality and myocardial infarction in high-risk patients undergoing vascular surgery. Dutch Echocardiographic Cardiac Risk Evaluation Applying Stress Echocardiography Study Group. N Engl J Med (1999), 341, 1789–1794
[163] Priebe HJ, Triggers of perioperative myocardial ischaemia and infarction. Br J Anaesth (2004), 93, 9–20
[164] Pronovost PJ et al., Organizational characteristics of intensive care units related to outcomes of abdominal aortic surgery. JAMA (1999), 281, 1310–1317
[165] Reinhart K et al., Continuous central venous and pulmonary artery oxygen saturation monitoring in the critically ill. Intensive Care Med (2004), 30, 1572–1578
[166] Reuter DA et al., Stroke volume variations for assessment of cardiac responsiveness to volume loading in mechanically ventilated patients after cardiac surgery. Intensive Care Med (2002), 28, 392–398
[167] Reuter DA, Goetz AE, Peter K, Assessment of volume responsiveness in mechanically ventilated patients. Anaesthesist (2003), 52, 1005–1007, 1010–1013

[168] Reuter DA et al., Usefulness of left ventricular stroke volume variation to assess fluid responsiveness in patients with reduced cardiac function. Crit Care Med (2003), 31, 1399–1404

[169] Rex S et al., Prediction of fluid responsiveness in patients during cardiac surgery. Br J Anaesth (2004), 93, 782–788

[170] Rhodes A et al., A randomised, controlled trial of the pulmonary artery catheter in critically ill patients. Intensive Care Med (2002), 28, 256–264

[171] Richard C et al., Early use of the pulmonary artery catheter and outcomes in patients with shock and acute respiratory distress syndrome: a randomized controlled trial. JAMA (2003), 290, 2713–2720

[172] Rigg JR et al., Epidural anaesthesia and analgesia and outcome of major surgery: a randomised trial. Lancet (2002), 359, 1276–1282

[173] Rivers E et al., Early goal-directed therapy in the treatment of severe sepsis and septic shock. N Engl J Med (2001), 345, 1368–1377

[174] Robotham JL et al., Ejection fraction revisited. Anesthesiology (1991), 74, 172–183

[175] Rodgers A et al., Reduction of postoperative mortality and morbidity with epidural or spinal anaesthesia: results from overview of randomised trials. BMJ (2000), 321, 1493

[176] Rolf N et al., Thoracic epidural anesthesia improves functional recovery from myocardial stunning in conscious dogs. Anesth Analg (1996), 83, 935–940

[177] Rooke GA, Freund PR, Jacobson AF, Hemodynamic response and change in organ blood volume during spinal anesthesia in elderly men with cardiac disease. Anesth Analg (1997), 85, 99–105

[178] Rorie DK, Tyce GM, Sill JC, Increased norepinephrine release from dog pulmonary artery caused by nitrous oxide. Anesth Analg (1986), 65, 560–564

[179] Rosenfeld BA et al., The effects of different anesthetic regimens on fibrinolysis and the development of postoperative arterial thrombosis. Perioperative Ischemia Randomized Anesthesia Trial Study Group. Anesthesiology (1993), 79, 435–443

[180] Rossaint R et al., Multicenter randomized comparison of the efficacy and safety of xenon and isoflurane in patients undergoing elective surgery. Anesthesiology (2003), 98, 6–13

[181] Roux S, Christeller S, Ludin E, Effects of aspirin on coronary reocclusion and recurrent ischemia after thrombolysis: a meta-analysis. J Am Coll Cardiol (1992), 19, 671–677

[182] Royster RL et al., Cardiac electrophysiologic effects of fentanyl and combinations of fentanyl and neuromuscular relaxants in pentobarbital-anesthetized dogs. Anesth Analg (1988), 67, 15–20

[183] Rusy BF, Komai H, Anesthetic depression of myocardial contractility: a review of possible mechanisms. Anesthesiology (1987), 67, 745–766

[184] Saada M et al., Abnormalities in myocardial segmental wall motion during lumbar epidural anesthesia. Anesthesiology (1989), 71, 26–32

[185] Sagawa K, The ventricular pressure-volume diagram revisited. Circ Res (1978), 43, 677–687

[186] Salpeter SR, Ormiston TM, Salpeter EE, Cardioselective beta-blockers in patients with reactive airway disease: a meta-analysis. Ann Intern Med (2002), 137, 715–725

[187] Sandham JD et al., A randomized, controlled trial of the use of pulmonary-artery catheters in high-risk sur-

gical patients. N Engl J Med (2003), 348, 5–14

[188] Scheer B, Perel A, Pfeiffer UJ, Clinical review: complications and risk factors of peripheral arterial catheters used for haemodynamic monitoring in anaesthesia and intensive care medicine. Crit Care (2002), 6, 199–204

[189] Schmied H et al., Mild hypothermia increases blood loss and transfusion requirements during total hip arthroplasty. Lancet (1996), 347, 289–292

[190] Seagard JL et al., Effects of isoflurane on the baroreceptor reflex. Anesthesiology (1983), 59, 511–520

[191] Seeberger MD, Skarvan K, Calahan MK (2000) Transoesophageal Echocardiography and Myocardial Ischaemia. In: Poelaert JI, Skarvan K (Eds.), Transoesophageal Echocardiography in Anaesthesia, 149–167

[192] Shanewise JS et al., ASE/SCA guidelines for performing a comprehensive intraoperative multiplane transesophageal echocardiography examination: recommendations of the American Society of Echocardiography Council for Intraoperative Echocardiography and the Society of Cardiovascular Anesthesiologists Task Force for Certification in Perioperative Transesophageal Echocardiography. Anesth Analg (1999), 89, 870–884

[193] Sharpe MD et al., The electrophysiologic effects of volatile anesthetics and sufentanil on the normal atrioventricular conduction system and accessory pathways in Wolff-Parkinson-White syndrome. Anesthesiology (1994), 80, 63–70

[194] Slogoff S, Keats AS, Does perioperative myocardial ischemia lead to postoperative myocardial infarction? Anesthesiology (1985), 62, 107–114

[195] Slogoff S, Keats AS, Randomized trial of primary anesthetic agents on outcome of coronary artery bypass operations. Anesthesiology (1989), 70, 179–188

[196] Smith JS et al., Intraoperative detection of myocardial ischemia in high-risk patients: electrocardiography versus two-dimensional transesophageal echocardiography. Circulation (1985), 72, 1015–1021

[197] Sodi-Pallares D et al., Effects of an intravenous infusion of a potassium-glucose-insulin solution on the electrocardiographic signs of myocardial infarction. A preliminary clinical report. Am J Cardiol (1962), 9, 166–181

[198] Sommerschild HT, Kirkeboen KA, Preconditioning – endogenous defence mechanisms of the heart. Acta Anaesthesiol Scand (2002), 46, 123–137

[199] Sonntag H et al., Myocardial perfusion and myocardial oxygen consumption in patients during the induction of anesthesia using dehydrobenzperidol-fentanyl or ketamine. Z Kreislaufforsch (1972), 61, 1092–1105

[200] Sonntag H et al., Sufentanil does not block sympathetic responses to surgical stimuli in patients having coronary artery revascularization surgery. Anesth Analg (1989), 68, 584–592

[201] Spotoft H et al., The cardiovascular effects of ketamine used for induction of anaesthesia in patients with valvular heart disease. Can Anaesth Soc J (1979), 26, 463–467

[202] Sprung J, Ogletree-Hughes ML, Moravec CS, The effects of etomidate on the contractility of failing and non-failing human heart muscle. Anesth Analg (2000), 91, 68–75

[203] Stephan H et al., Effects of propofol on cardiovascular dynamics, myocardial blood flow and myocardial me-

tabolism in patients with coronary artery disease. Br J Anaesth (1986), 58, 969–975
[204] Stevens WC et al., The cardiovascular effects of a new inhalation anesthetic, Forane, in human volunteers at constant arterial carbon dioxide tension. Anesthesiology (1971), 35, 8–16
[205] Stowe DF et al., Comparison of halothane, enflurane, and isoflurane with nitrous oxide on contractility and oxygen supply and demand in isolated hearts. Anesthesiology (1991), 75, 1062–1074
[206] Swan HJ et al., Catheterization of the heart in man with use of a flow-directed balloon-tipped catheter. N Engl J Med (1970), 283, 447–451
[207] Tennant R, Wiggers C, The effect of coronary occlusion on myocardial contraction. Am J Physiol (1935), 112, 351–361
[208] Tulner SA et al., Perioperative assessment of left ventricular function by pressure-volume loops using the conductance catheter method. Anesth Analg (2003), 97, 950–957
[209] Ueyama H et al., Effects of crystalloid and colloid preload on blood volume in the parturient undergoing spinal anesthesia for elective Cesarean section. Anesthesiology (1999), 91, 1571–1576
[210] van Daele ME et al., Do changes in pulmonary capillary wedge pressure adequately reflect myocardial ischemia during anesthesia? A correlative preoperative hemodynamic, electrocardiographic, and transesophageal echocardiographic study. Circulation (1990), 81, 865–871
[211] Van den Berghe G et al., Intensive insulin therapy in the critically ill patients. N Engl J Med (2001), 345, 1359–1367
[212] Varadarajan SG et al., Sevoflurane before or after ischemia improves contractile and metabolic function while reducing myoplasmic Ca(2+) loading in intact hearts. Anesthesiology (2002), 96, 125–133
[213] Vincent JL, Hemodynamic support in septic shock. Intensive Care Med (2001), 27 Suppl 1, S80–S92
[214] Vincent JL, de Backer D, Cardiac output measurement: is least invasive always the best? Crit Care Med (2002), 30, 2380–2382
[215] von Spiegel T, Wietasch G, Hoeft A, Basics of myocardial pump function. Thorac Cardiovasc Surg (1998), 46 Suppl 2, 237–241
[216] Wahab NN et al., Is blood glucose an independent predictor of mortality in acute myocardial infarction in the thrombolytic era? J Am Coll Cardiol (2002), 40, 1748–1754
[217] Wappler F et al., Multicenter randomized comparison of xenon and isoflurane on left ventricular function in patients undergoing elective surgery. Anesthesiology (2007), 106, 463–471
[218] Webb RK et al., The Australian Incident Monitoring Study. Which monitor? An analysis of 2000 incident reports. Anaesth Intensive Care (1993), 21, 529–542
[219] Weiskopf RB et al., Cardiovascular actions of desflurane in normocarbic volunteers. Anesth Analg (1991), 73, 143–156
[220] Weiskopf RB et al., Cardiovascular actions of desflurane with and without nitrous oxide during spontaneous ventilation in humans. Anesth Analg (1991), 73, 165–174
[221] Weiskopf RB et al., Cardiovascular stimulation induced by rapid increases in desflurane concentration in humans results from activation of tracheopulmonary and systemic receptors. Anesthesiology (1995), 83, 1173–1178

[222] Weiskopf RB et al., Fentanyl, esmolol, and clonidine blunt the transient cardiovascular stimulation induced by desflurane in humans. Anesthesiology (1994), 81, 1350–1355

[223] Weiskopf RB et al., Rapid increase in desflurane concentration is associated with greater transient cardiovascular stimulation than with rapid increase in isoflurane concentration in humans. Anesthesiology (1994), 80, 1035–1045

[224] Wheeler AP et al., Pulmonary-artery versus central venous catheter to guide treatment of acute lung injury. N Engl J Med (2006), 354, 2213–2224

[225] Wheeler DM et al., Volatile anesthetic effects on sarcoplasmic reticulum Ca content and sarcolemmal Ca flux in isolated rat cardiac cell suspensions. Anesthesiology (1994), 80, 372–382

[226] Wong DH, Jenkins LC, An experimental study of the mechanism of action of ketamine on the central nervous system. Can Anaesth Soc J (1974), 21, 57–67

[227] Wouters PF, New perspectives for an old cure: a glucose-insulin-potassium revival in cardiac surgery? Curr Opin Anaesthesiol (2004), 17, 31–33

[228] Wu M, Propofol and the supraventricular tachydysrhythmias in children. Anesth Analg (1998), 86, 914

[229] Yamashita A et al., Inhibitory effects of propofol on acetylcholine-induced, endothelium-dependent relaxation and prostacyclin synthesis in rabbit mesenteric resistance arteries. Anesthesiology (1999), 91, 1080–1089

[230] Zaugg M et al., Anaesthetics and cardiac preconditioning. Part II. Clinical implications. Br J Anaesth (2003), 91, 566–576

[231] Zaugg M et al., Anaesthetics and cardiac preconditioning. Part I. Signalling and cytoprotective mechanisms. Br J Anaesth (2003), 91, 551–565

[232] Zaugg M et al., Modulation of beta-adrenergic receptor subtype activities in perioperative medicine: mechanisms and sites of action. Br J Anaesth (2002), 88, 101–123

[233] Zaugg M et al., Sympatho-modulatory therapies in perioperative medicine. Br J Anaesth (2004), 93, 53–62

[234] Zhu P et al., Glucose-insulin-potassium preserves systolic and diastolic function in ischemia and reperfusion in pigs. Am J Physiol Heart Circ Physiol (2000), 278, H595–H603

[235] Zink W, Graf BM, The pulmonary artery catheter. Anaesthesist (2001), 50, 623–642

6 Postoperative Betreuung des kardiovaskulären Risikopatienten

Andreas Prengel

6.1 Einführung

Die postoperative Betreuung des kardiovaskulären Risikopatienten beginnt bereits mit der präoperativen Planung der postoperativen Versorgung. Bis vor kurzem gab es nur die Möglichkeit, Patienten postoperativ entweder kurzfristig im Aufwachraum oder auf der Intensivstation zu versorgen. Inzwischen hat eine Reihe von Krankenhäusern **Intermediate Care Stationen (IMC)** oder **postoperative Überwachungseinheiten (PACU)** eingerichtet, die eine längere und intensivere Überwachung als im Aufwachraum ermöglichen. In Abhängigkeit von der Struktur eines Krankenhauses, steht hier ein erweitertes Monitoring, wie beispielsweise die invasive arterielle Blutdruckmessung oder die kontinuierliche EKG-ST-Strecken-Analyse zur Verfügung. Es existieren keine größeren randomisierten Untersuchungen, in denen untersucht wurde, ob die Art der postoperativen Überwachung die Letalität und Morbidität des kardiovaskulären Risikopatienten beeinflusst.

Die postoperative Phase ist im Allgemeinen durch auftretenden Wundschmerz bei nachlassender Anästhesie, Veränderungen des Flüssigkeitshaushaltes und der Körpertemperatur sowie durch Beeinträchtigungen der Atemfunktion gekennzeichnet. Darüber hinaus findet sich ein Stress-Stoffwechsel, der mit erhöhten Katecholaminkonzentrationen im Blut und in aller Regel auch erhöhtem Blutdruck und einem Anstieg der Pulsfrequenz einhergeht. In Abhängigkeit vom Ausmaß der durchgeführten Operation findet sich eine gestörte Blutgerinnung. Bei Patienten mit kardialer Komorbidität können diese Vorgänge zu einem erhöhten Risiko postoperativer kardialer Komplikationen führen.

Tachykardien treten nach Operationen bei 10–25% der Patienten mit kardiovaskulärem Risiko auf. Das Auftreten einer Tachykardie ist ein wesentlicher Faktor, der zur Entstehung eines **perioperativen akuten Koronarsyndroms (PACS)** beiträgt. Unter kontinuierlichem perioperativem EKG-Monitoring zeigt sich, dass perioperative Myokardischämien in 20% der Fälle präoperativ, in 25% der Fälle intraoperativ und in 55% der Fälle postoperativ vorkommen.

Pathophysiologisch relevante Veränderungen in der postoperativen Phase sind:
- erhöhter Sympathikotonus
- Hypothermie
- Wundschmerz
- Narkosenachwirkung/Atemantriebsminderung

- Blutgerinnungsstörungen
- Elektrolytimbalance
- Flüssigkeitsimbalance (Hypo-/Hypervolämie)

Bei nichtkardiochirurgischen Patienten besteht eine eindeutige Korrelation zwischen dem Auftreten eines PACS und dem Outcome [21]. Das perioperative akute Koronarsyndrom ist somit eine der bedeutendsten Determinanten perioperativer kardialer Komplikationen und tritt am häufigsten innerhalb von 72 h nach einem operativen Eingriff auf. Veränderungen der Schmerzempfindung durch perioperativ applizierte Analgetika sowie die Überlagerung durch Wundschmerz beeinträchtigen die Wahrnehmung ischämiebedingter Schmerzen und tragen dazu bei, dass die weit überwiegende Anzahl (bis zu 90%) postoperativer Ischämien und Myokardinfarkte klinisch stumm verläuft. Das perioperative akute Koronarsyndrom kann daher leicht übersehen werden, solange nicht apparative Untersuchungen durchgeführt werden oder klinische Zeichen einer Herzinsuffizienz auftreten.

Zahlreiche pathophysiologische Prozesse können zur Entwicklung des PACS beitragen (s. Tab. 6.1). Die Hauptgründe einer akuten Verminderung der myokardialen Durchblutung sind in der postoperativen Phase allerdings nicht oder wenig beeinflussbar. Sekundäre Faktoren, die entweder über eine Erhöhung des Sauerstoffbedarfs oder über eine Verminderung des Sauerstoffangebotes zu einem PACS führen, müssen in der postoperativen Phase beachtet und behandelt werden.

Schwerpunkte der postoperativen Betreuung kardiovaskulärer Risikopatienten liegen somit in der Erfassung und Therapie von patienten- und operationsbedingten Faktoren, die das Gleichgewicht der myokardialen Sauerstoffökonomie beeinträchtigen, sowie in der Erkennung und zeitnahen Therapie bereits manifester myokardialer Ischämien. Patienten mit hohen klinischen Prädiktoren perioperativer kardialer Komplikationen (s. Tab. 6.2) müssen unabhängig von Art und Schwere der Operation intensivmedizinisch überwacht und behandelt werden. Patienten mit mittleren klinischen Prädiktoren perioperativer kardialer Komplikationen sollten bei Eingriffen mit hohem oder mittlerem Risiko (s. Tab. 6.3) postoperativ intensiv überwacht werden.

Tab. 6.1: Mögliche Ursachen der postoperativen Myokardischämie

Primäre Faktoren, akut nicht behandelbar	Sekundäre Faktoren, akut behandelbar	
	Erhöhung des Sauerstoffbedarfs	Verminderung des Sauerstoffangebotes
• Koronarplaque-Ruptur • Mechanische Koronarobstruktion • Lokale Inflammation	• Tachykardie • Fieber • Hyperthyreose • Hyperadrenerge Zustände • Nachlasterhöhung z.B. bei Hypertonus	• Anämie • Hypoxämie • Hypotonie • Koronarspasmus

Tab. 6.2: Prädiktoren perioperativer kardialer Komplikationen

Hohes Risiko	Mittleres Risiko	Geringes Risiko
• Instabiles Koronarsyndrom • Dekompensierte Herzinsuffizienz • Symptomatische Arrhythmie • Schwere Herzklappenerkrankung	• Leichte Angina pectoris • Stattgehabter Myokardinfarkt • Kompensierte Herzinsuffizienz • Diabetes mellitus* • Niereninsuffizienz	• Fortgeschrittenes Alter • Veränderungen im EKG • Nicht-Sinusrhythmus • Geringe körperliche Belastbarkeit • Unbehandelte Hypertonie • Schlaganfall in der Anamnese

*Wird z.T. auch als Hochrisiko-Faktor angesehen

Tab. 6.3: Kardiales Risiko (Todesfälle und nicht tödliche Herzinfarkte) bei nicht kardiochirurgischen Operationen

Hohes Risiko (> 5%)	Mittleres Risiko (< 5%)	Geringes Risiko (< 1%)
• Große Notfalloperationen • Große gefäßchirurgische OP • Periphere vaskuläre Chirurgie • Lang dauernde Eingriffe mit großem Flüssigkeits-/Blutverlust	• Karotis-Endarteriektomie • Intraperitoneale und intrathorakale Eingriffe • Kopf- und Hals-Eingriffe • Orthopädische Operationen • Prostata-Chirurgie	• Endoskopische Eingriffe • Haut-Eingriffe • Augen-Chirurgie • Brust-Chirurgie

Dies kann sowohl auf einer Intensivstation wie auch auf einer Intermediate Care Abteilung durchgeführt werden.

6.2 Postoperative Überwachung des kardiovaskulären Risikopatienten

Die kontinuierliche EKG-Überwachung, die Erfassung biochemischer Parameter und das hämodynamische Monitoring bilden die Basis der Überwachung kardiovaskulärer Risikopatienten in der postoperativen Phase. Darüber hinaus sollte routinemäßig die Sauerstoffsättigung pulsoxymetrisch überwacht werden. Obwohl für kein einzelnes Verfahren belegt ist, dass es die Inzidenz kardialer Komplikationen reduziert, legen einzelne Untersuchungen nahe, dass die Kombination dieser Monitoringverfahren zu einer Verbesserung des Outcome beitragen könnte.

6.2.1 EKG-Überwachung

Neben Informationen über Herzfrequenz und -rhythmus bietet die kontinuierliche EKG-Überwachung die Möglichkeit der permanenten semiautomatisierten ST-Segment-Überwachung.

ST-Segment-Monitoring

Die für ein akutes Koronarsyndrom pathognomonischen EKG-Veränderungen (s. Abb. 6.1, 6.2, 6.3) äußern sich überwiegend als Repolarisationsstörungen (Veränderungen des ST-Segmentes und der T-Welle). EKG-Veränderungen treten in der Regel jedoch erst bei einer Verminderung des koronaren Blutflusses um 75% auf. Häufigster Ausdruck einer instabilen AP oder eines **NSTEMI** ist eine ST-Segmentsenkung. Ausdruck einer subepikardialen oder transmuralen Ischämie ist überwiegend die ST-Segmenthebung (**STEMI**).

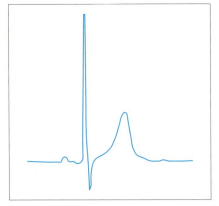

Abb. 6.1: EKG-Normalbefund; Ableitung I

Als gängige Definition einer pathologischen, mit hoher Wahrscheinlichkeit ischämischen ST-Segmentänderung gilt [10]:
- jede transiente, horizontale oder deszendierende ST-Segmentsenkung von mindestens 0,1 mV (= 0,1 mm) gemessen 60 ms nach dem J-Punkt (kennzeichnet das Ende der S-Zacke und den Beginn der ST-Strecke) oder
- jede ST-Segmenthebung von > 0,2 mV (0,2 mm) am J-Punkt.

Intensivüberwachungs- und -therapieeinheiten sind inzwischen in der Regel mit Monitorsystemen ausgestattet, die eine kontinuierliche EKG-Überwachung einschließlich computerisierter Echtzeit-Analyse der ST-Strecke ermöglichen. Die computergestützte Auswertung von ST-Strecken-Veränderungen ist dabei der visuellen Überwachung hinsichtlich der Sensitivität bei weitem überlegen [8], bedarf aber der ärztlichen Interpretation, da neben ischämiebedingten Änderungen der ST-Strecke weitere kardiale Ursachen (links-ventrikuläre Hypertrophie, Linksschenkelblock) sowie nichtkardiale Ursachen (Pharmaka wie z.B. Glykoside, Lagerungseinflüsse, Elektrolytstörungen, beatmungsabhängige Einflüsse) möglich sind. Neben ST-Segment-Änderungen unterliegt auch die T-Welle myokardischämischen Veränderungen, die aber aufgrund der enormen Vielfalt von Morphologie und Interpretationsmöglichkeiten für eine computergestützte Überwachung nicht gut geeignet ist.

Die kontinuierliche ST-Segmentüberwachung weist eine Sensitivität von 74% und eine Spezifität von 73% auf, was bedeutet, dass 74% der tatsächlich vorhandenen Ischämieepisoden erkannt werden und dass mit einer Wahrscheinlichkeit von 0,27 nicht vorhandene Ischämieepisoden (fälschlicherweise) detektiert werden [18]. Mit der üblichen Praxis der ST-Segmentüberwachung in den Ableitungen II und V5 können 80% der ischämischen Episoden erkannt werden, die

Abb. 6.2: Subendokardiale ischämische Veränderungen unter Belastung; Ableitungen V1–V6, **links** normal, **rechts** unter Belastung

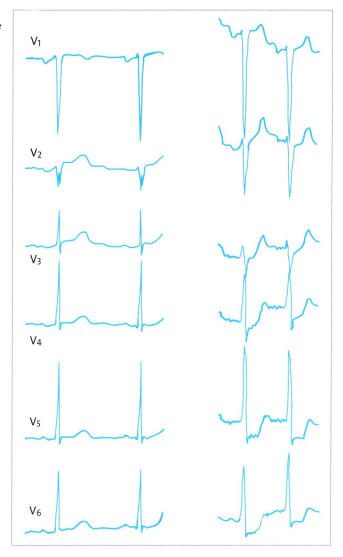

bei einer Überwachung eines EKGs mit 12 Ableitungen (I, II, III, aVL, aVF, aVF, V1–V6) erkannt werden könnten [19].

Retrospektive Auswertungen belegen, dass bei Patienten mit nichtkardiochirurgischen Eingriffen mit hohem kardialem Risiko (vgl. Tab. 6.3) eine Veränderung des ST-Segmentes ein unabhängiger Prädiktor kardialer Komplikationen ist [30] und dass die Gesamtzeitdauer ischämischer Episoden mit einem erhöhten Risiko korreliert [17].

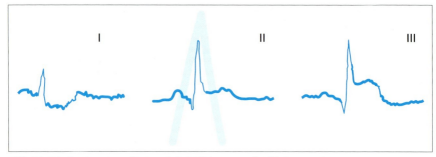

Abb. 6.3: Frischer transmuraler Herzinfarkt (Hinterwand); Ableitungen I–III

Bedeutung des 12-Kanal-EKG in der postoperativen Phase

Bei gefäßchirurgischen Patienten konnte gezeigt werden, dass das Auftreten einer Myokardischämie im 12-Kanal-EKG sehr gut mit dem späteren Anstieg von Troponinen korreliert ist. Daher sollte bei bereits bei Verdacht auf ein PACS ein 12-Kanal EKG durchgeführt werden. Falls das 12-Kanal-EKG hinweisend für ein akutes Koronarsyndrom ist, sollten biochemische Marker (Troponin) bestimmt werden und der Patient länger (12–24 h) überwacht werden. Insbesondere in Schwerpunktkrankenhäusern besteht häufig eine kontinuierliche Herzkatheterbereitschaft. Falls aufgrund der durchgeführten Operation eine Herzkatheteruntersuchung und die sich daraus ergebenden Konsequenzen (evtl. Stent-Einlage, Antikoagulation, Thrombozytenaggregationshemmung) möglich ist, kann diese bei Verdacht auf ein perioperatives akutes Koronarsyndrom (PACS) durchgeführt werden. Es existieren allerdings keine prospektiven Untersuchungen, inwieweit eine frühe postoperative PTCA oder Stent-Implantation die Letalität und Morbidität beeinflusst.

6.2.2 Biochemische Parameter

Neben klinischen Symptomen, der kontinuierlichen EKG-Analyse und der Überwachung der Zirkulation mittels intermittierender (oder kontinuierlicher) Blutgasanalyse ist zur Erkennung eines postoperativen Myokardinfarktes die Überwachung biochemischer Parameter geeignet (s. Tab. 6.4).

Bis vor kurzem wurde das myokardspezifische Isoenzym der **Creatinkinase**

Tab. 6.4: Diagnostische Sensitivität biochemischer Marker bei Myokardinfarkt

Stunden nach Schmerzbeginn:	0–2 h	2–4 h	4–6 h
CK	0,19	0,39	0,70
CK-MB	0,05	0,28	0,50
Troponin I	0,30	0,65	0,80
Troponin T	0,29	0,64	0,81

(**CK-MB**) als der wichtigste kardiale Serummarker angesehen. Allerdings ist die diagnostische Spezifität der CK-MB zur Verlaufsbeurteilung, bzw. als Prädiktor nachfolgender kardialer Komplikationen bei Patienten mit instabiler Angina pectoris nicht ausreichend.

Mit den Troponinen (**Troponin T**: tropomyosinbindendes Troponin und **Troponin I**: Troponin-inhibierendes Protein) stehen dahingegen inzwischen kardioselektive Marker zur Verfügung, mit denen sich neben transmuralen Myokardinfarkten auch myokardiale Mikronekrosen bei akutem Koronarsyndrom erkennen lassen.

Troponin I bildet zusammen mit den weiteren Untereinheiten Troponin C (calziumbindendes Troponin) und Troponin T den regulatorischen Troponin-Komplex der quergestreiften Muskulatur für die kalziumabhängige Interaktion zwischen den Aktin- und Myosinfilamenten. Im Gegensatz zum Troponin C unterscheiden sich die kardialen Isoformen der Troponine I und T in ihrer Aminosäurensequenz von denen der Skelettmuskelformen und lassen sich daher selektiv detektieren. Ein kleiner Teil (ca. 4 %) des Troponin I liegt nicht komplexgebunden im Zytosol vor und kann bei schwerer Ischämie durch eine passagere Störung der Zellmembranintegrität freigesetzt werden. Bei Troponin T, nicht jedoch bei Troponin I, wurden bei Nierenfunktionseinschränkungen und Myopathien falsch-hohe Konzentrationen beschrieben [12]. Troponin T weist im zeitlichen Verlauf eine bis zu 84%ige Sensitivität und eine 81%ige Spezifität für die Erkennung eines Myokardinfarktes auf und hat eine hohe Sensitivität auch bei instabiler Angina pectoris. Troponin I hat eine im Verlauf bis zu 90%ige Sensitivität und eine 95%ige Spezifität zur Detektion eines akuten Koronarsyndroms [9].

Ein wesentlicher Vorteil der Troponine ist die in vielen Studien nachgewiesene prognostische Bedeutung bezüglich nachfolgender kardialer Komplikationen. Entsprechend zeigte sich z.B. in der TIMI IIIb-Studie (1996) an 1404 Patienten mit akutem Koronarsyndrom bzw. Non-Q-wave-Myokardinfarkten, dass Patienten mit erhöhtem Troponin I zum Zeitpunkt der Aufnahme, eine signifikant höhere Letalität aufwiesen, wobei die Letalitätsrate mit der initialen Troponin-I-Konzentration korrelierte [3].

Bei akutem STEMI und NSTEMI lässt sich 3–6 h nach Schmerzbeginn eine erhöhte Troponin-Konzentration im Serum nachweisen. Die hohe diagnostische Sensitivität wird allerdings erst im weiteren Verlauf erreicht. Nach 12–18 h weist die Troponin-I-Konzentration ein Maximum auf, eine Normalisierung erfolgt nach 5–9 Tagen. Aufgrund dieser Kinetik ist auch die Detektion von subakuten Myokardinfarkten möglich.

Die Eignung von **Troponin I** zur Diagnostik eines perioperativen Myokardinfarkts wurde in einer Serie von 96 gefäßchirurgischen Patienten und 12 Patienten mit Operationen der Wirbelsäule untersucht. Neben dem täglich durchgeführten EKG wurden über 36 h alle 6 h Blutproben entnommen. Echokardiographisch nachgewiesene, neu aufgetretene segmentale Wandbewegungsstörungen am dritten postoperativen Tag wurden als Bestätigung eines perioperativen Myokardinfarktes gewertet. Alle gefäßchirurgischen Patienten mit segmentalen Wandbewegungsstörungen wiesen auch erhöhte Plasmakonzentrationen von Troponin I auf, nur 6 Patienten hatten erhöhte CK-MB-Konzentrationen. Von 100 Patienten ohne neue segmentale Wandbewegungsstörungen hatten 19 Patienten erhöhte CK-MB-Konzentrationen, jedoch nur ein Patient hatte eine erhöhte Troponin-I-Konzentration [1]. Daraus ergibt sich, dass eine positive Korrelation zwischen Troponin I und neu aufgetretenen regionalen Wandbewegungsstörungen besteht, wohingegen dies für CK-MB nicht gilt. Aus diesen Untersuchungen kann daher geschlussfolgert werden, dass Troponin I in der perioperativen Phase besser als die CK-MB geeignet ist, ein PACS zu detektieren.

Troponin T als Marker eines perioperativen Myokardinfarktes wurde in zahlreichen Untersuchungen bei nicht kardiochirurgischen Operationen evaluiert. Von 772 Patienten, die sich einem großen nicht kardiochirurgischen Eingriff unterziehen mussten, wiesen 12% erhöhte Troponin-T-Konzentrationen und 27% erhöhte CK-MB-Konzentrationen in der postoperativen Phase auf. Innerhalb der nächsten 6 Monate entwickelten 19 Patienten kardiale Komplikationen (14 Patienten mit kardial bedingtem Tod, 3 Patienten mit Myokardinfarkt, 2 Patienten mit instabiler Angina pectoris). Das relative Risiko kardialer Komplikationen betrug bei Vorhandensein erhöhter Konzentrationen an Troponin 5,4, erhöhte CK-MB-Konzentrationen konnten dahingegen postoperative kardiale Komplikationen nicht vorhersagen [20].

> Bei Patienten mit hohem oder mittlerem kardialem Risiko und bekannter oder vermuteter KHK, die sich einem operativen Eingriff unterziehen müssen, sollten neben EKG-Ableitungen daher prä- und direkt postoperativ sowie am ersten und zweiten postoperativen Tag auch Troponin-Bestimmungen erfolgen. Eine weitere Troponin-Bestimmung sollte am vierten postoperativen Tag bzw. am Tag der Krankenhausentlassung, falls diese vorher erfolgt, durchgeführt werden [22].

6.2.3 Hämodynamisches Monitoring

Eine nichtkontinuierliche, auskultatorische Blutdruckmessung eignet sich nur zur Routineüberwachung von Patienten auf Normalstationen. Zur Überwachung kardialer Risikopatienten kommt auf Intensivüberwachungs- und -therapiestationen entweder die in kurzen Abständen wiederholte, **oszillometrische oder die kontinuierliche, invasive Blutdruckmessung** zum Einsatz. Obwohl es formal nicht untersucht ist, inwieweit die invasive arterielle Blutdruckmessung per se gegenüber nichtinvasiven Methoden zur Senkung der perioperativen Morbidität und Letalität beiträgt, umfasst die Blutdruckmessung im intensivmedizinischen Bereich auch wichtige Alarm- und Meldefunktionen, z.B. zur schnellen Diagnose einer hämodynamischen Instabilität [27]. Die arterielle Kanülierung zur invasiven Blutdruckmessung ist darüber hinaus auch Voraussetzung für eine engmaschige Durchführung arterieller Blutgasanalysen.

Mit Beginn einer schweren Myokardischämie treten bei Abnahme der Produktion von ATP und einsetzender anaerober Glykolyse sehr schnell **regionale Wandbewegungsstörungen** auf, zunächst in Form diastolischer Relaxationsstörungen, später in Form von Kontraktilitätsstörungen. Diese Funktionsstörungen führen zu einer Erhöhung des links-ventrikulären enddiastolischen Druckes, der sich auf den links-atrialen Druck und damit auch auf den pulmonalkapillären Verschlussdruck übertragen kann.

Während eine (transösophageale) Echokardiographie intraoperativ hervorragend geeignet ist, regionale Wandbewegungsstörungen früh zu erfassen, ist eine permanente transösophageale Echokardiographie in der postoperativen Phase nicht praktikabel. Eine punktuell durchgeführte **transösophageale Echokardiographie** ist in der postoperativen Phase bei Verdacht auf Myokardischämie dahingegen hilfreich, insbesondere wenn eine ST-Streckenüberwachung wegen eines Schenkelblocks oder bei schrittmacherabhängigem Rhythmus nicht möglich ist. Darüber hinaus steht mit der transthorakalen Echokardiographie ein Verfahren zur Verfügung, mit dem nicht invasiv eine Aussage über Wandbewegungsstörungen auch im Verlauf gemacht werden kann, und daher auf die zusätzliche Belastung durch eine transösophageale Echokardiographie verzichtet werden kann. Beim nicht beatmeten Patienten sollte daher der transthorakalen Echokardiographie der Vorzug gegeben werden.

Ein **Pulmonalarterienkatheter (PAK)** wird immer wieder zum erweiterten Monitoring des kardialen Risikopatienten empfohlen. Allerdings war in prospektiv randomisierten Studien an Patienten mit rekonstruktiven aortenchirurgischen und peripheren gefäßchirurgischen Eingriffen die Inzidenz von perioperativen Myokardinfarkten sowie von kardial bedingten Todesfällen nicht vom Einsatz eines PAK abhängig. In einer prospektiven Studie an 4059 Patienten mit großen elektiven, nicht kardiochirurgischen Eingriffen traten bei 171 Patienten schwere kardiale Komplikationen auf. Patienten mit perioperativer Überwachung durch einen PAK hatten dabei sogar ein *erhöhtes* Risiko postoperativer kardialer Komplikationen (137 [15,4%] vs. 34 [3,6%]; $p<0,001$) [28]. Eine mögliche Ursache hierfür ist, dass gerade die ärztliche Erfahrung in der Interpretation hämodynamischer Daten, die mittels PAK gewonnen werden, einer großen Variabilität unterliegt.

Obwohl Ergebnisse kontrollierter Studien hinsichtlich der Vorteile eines perioperativ eingesetzten PAK uneinheitlich sind, lässt der gegenwärtige Kenntnisstand die Zusammenfassung zu, dass einige Hochrisikopatienten, z.B. im Bereich der Transplantationschirurgie, vom perioperativen Einsatz eines PAK profitieren könnten.

Nach den Empfehlungen der American Society of Anesthesiologists (ASA) [29] ist die Indikation zum perioperativen

Einsatz eines PAK von 3 Variablen abhängig: Erkrankung, Eingriff und äußere Bedingungen. Hinsichtlich des operativen Eingriffs ist dabei das Ausmaß der intra- und postoperativ zu erwartenden Flüssigkeitsverschiebungen ausschlaggebend. Hinsichtlich der äußeren Bedingungen ist insbesondere die Fähigkeit zur richtigen Interpretation der mittels PAK erhaltenen Daten entscheidend. Die Empfehlung der ASA basiert daher vor allem auf einer Expertenmeinung und ist nicht durch evidenzbasierte Daten abgesichert. Inwieweit alternative Verfahren zur Bestimmung des Herzzeitvolumens und des Volumenstatus wie die transpulmonale Indikatordilution (PiCCO, LiDCO), die Pulskonturanalyse und der Ösophagusdoppler zu einer optimierten Versorgung von Hochrisikopatienten beitragen können, wird zurzeit in klinischen Studien untersucht. Die Bestimmung der zentralvenösen Sauerstoffsättigung (ScvO$_2$) ist eine einfache Möglichkeit, Änderungen des Herzzeitvolumens und des Verhältnisses zwischen Sauerstoffangebot und -verbrauch zu detektieren. Auch hier gilt, dass vor allem relative Änderungen von Bedeutung sind. In mehreren Arbeiten konnte gezeigt werden, dass eine Beziehung zwischen ausreichender ScvO$_2$ (> 65%) und der Inzidenz von Komplikationen besteht. Daher sollte die wiederholte Bestimmung der ScvO$_2$ beim chirurgischen Hochrisikopatienten routinemäßig durchgeführt werden.

6.3 Akutes Koronarsyndrom in der postoperativen Phase

6.3.1 Definition

Unter dem Begriff „Akutes Koronarsyndrom" werden die Phasen der koronaren Herzerkrankung zusammengefasst, die unmittelbar lebensbedrohlich sind. In der klinischen Praxis sind dies die instabile Angina pectoris (UAP), der akute Myokardinfarkt (STEMI, NSTEMI) und der plötzliche Herztod. Die instabile Angina pectoris als Unterform des akuten Koronarsyndroms liegt im Spektrum der myokardialen Ischämien zwischen der stabilen AP und dem Myokardinfarkt. Während ein Infarkt, der mit ST-Hebungen im EKG einhergeht, in der Regel durch einen vollständigen Koronarverschluss bedingt ist, sind die instabile Angina pectoris und der Nicht-ST-Hebungsinfarkt (Non-ST-Segment-Elevation Myocardial Infarction, NSTEMI) normalerweise mit einer schweren, jedoch nicht vollständigen Koronarokklusion assoziiert.

Die Definition des akuten Koronarsyndroms beim nicht chirurgischen Patienten beruht größtenteils auf klinischen Kriterien (durch körperliche oder psychische Belastung ausgelöster, vorwiegend retrosternaler Schmerz von kurzer Dauer, durch Ruhe oder Nitratgabe reversibel). Das akute Koronarsyndrom ist dadurch charakterisiert, dass es unter Ruhebedingungen auftreten kann und gewöhnlich länger als

20 min anhält, neu auftritt (jede Erstangina) oder von zunehmender Schwere, Dauer und Häufigkeit gekennzeichnet ist.

> Zu den Besonderheiten der postoperativen Phase gehört jedoch, dass bis zu 90% der PACS-Episoden klinisch stumm (Silent ischemia) verlaufen.

Patienten mit PACS können eine Myokardnekrose entwickeln, die anhand des Auftretens von Biomarkern diagnostiziert werden kann. Zwischen der Plasmakonzentration der Troponine und dem Risiko eines kardial bedingten Todes besteht dabei eine lineare Beziehung in der Form, dass das Letalitätsrisiko umso höher ist, je höher die Troponinlevel sind [3] (s. Abb. 6.4).

Ein **sekundäres PACS** ist dadurch definiert, dass durch Hinzukommen sekundärer, nicht koronar bedingter Faktoren eine ursprünglich stabile Angina pectoris in ein akutes Koronarsyndrom mündet. Sekundäre Faktoren können über eine Erhöhung des Sauerstoffbedarfs (Tachykardie, Fieber, Hyperthyreose, hyperadrenerge Zustände unter Schmerz und Stress, Hypertonus) oder über eine Verminderung des Sauerstoffangebotes (Anämie, Hypoxämie, Hypotension) wirksam werden und spielen mutmaßlich gerade in der postoperativen Phase eine bedeutsame Rolle (Stress induced perioperative acute coronary syndrome). Die sekundär instabile Angina pectoris scheint im Vergleich zu einer primär instabilen Angina mit einer schlechteren Prognose einherzugehen [33]. Darüber hinaus erfolgt durch das Trauma der Operation eine Aktivierung von Gerinnungsfaktoren, die zu einer akuten Exazerbation des PACS beitragen können. Bei größeren Operationen oder Eingriffen in geschlossenen Höhlen (Neu-

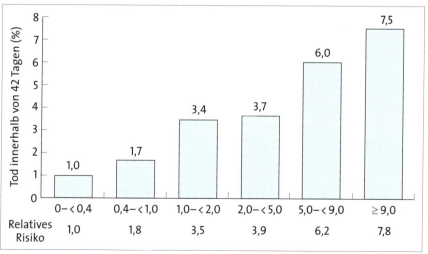

Abb. 6.4: Zusammenhang zwischen Troponin-I-Konzentrationen (Ausgangswert in ng/ml) und Letalität innerhalb von 42 Tagen [nach 3]

rochirurgie) werden darüber hinaus gerinnungswirksame Medikamente (Thrombozytenaggregationshemmer) zumeist einige Tage vor der Operation abgesetzt. Daher besteht bei diesen Patienten schon per se ein erhöhtes Risiko, ein perioperatives akutes Koronarsyndrom zu entwickeln.

Das Risiko eines kardial bedingten Todes oder des Übergangs in einen ST-Hebungsinfarkt ist bei PACS hoch, wenn einer der folgenden Faktoren vorliegt:

- Zunehmende Häufigkeit ischämischer Episoden innerhalb der letzten 48 h
- Anhaltender Ruheschmerz > 20 min
- Lungenödem
- Hypotension
- Bradykardie
- Tachykardie
- Ruheangina mit ST-Segmentveränderungen > 0,05 mV
- Neu aufgetretener Schenkelblock (Linksschenkelblock)
- Troponin > 0,1 ng/ml
- Alter > 75 Jahre

Bedingt durch die besonderen Umstände der postoperativen Phase mit einem erhöhten Vorkommen von Faktoren einer sekundär instabilen Angina einerseits und des gehäuften Auftretens stummer Ischämien andererseits kommt der nicht klinischen Diagnostik eine ausschlaggebende Bedeutung zu. Wichtig ist dabei insbesondere, die Faktoren zu beachten, die hinweisend für eine Progression des PACS sind, um frühzeitig eine mögliche supportive Therapie oder Katheterintervention zu planen.

6.3.2 Therapie des akuten Koronarsyndroms

Therapieziele

Die Therapie des akuten Koronarsyndroms zielt auf die Stabilisierung der zugrunde liegenden Koronarläsion, die Beseitigung der Ischämie und auf die Behandlung sekundärer Faktoren. Basismaßnahmen der antiischämischen Therapie beinhalten Bettruhe und eine Sauerstoffgabe, wobei zur Überwachung der Sauerstoffsättigung eine pulsoxymetrische Überwachung erforderlich ist.

Nitrate

In der Akutbehandlung myokardialer Ischämien ist die initiale, sublinguale Gabe von Nitraten indiziert. Glyceroltrinitrat (NTG) ist als Kapsel und als Spray anwendbar, wobei ein Sprühstoß 0,4 mg NTG entspricht. Bleibt ein Ischämieschmerz nach 3 Sprühstößen (oder 3 Kapseln mit jeweils 0,4 mg NTG) und einer zusätzlich begonnenen β-Blocker-Therapie weiterhin bestehen, sollte NTG intravenös appliziert werden, bis der Ischämieschmerz sowie weitere, eventuell vorhandene Symptome einer Ischämie nicht mehr vorhanden sind. Anschließend kann Nitrat weiter enteral verabreicht werden. Kontraindikationen für die Gabe von NTG beinhalten eine Hypotension und eine innerhalb der letzen 24 h zurückliegende Einnahme von Sildafenil (Viagra).

Bei Patienten, die nach einer dreimaligen Nitratgabe nicht schmerzfrei sind, ist die (wiederholte) Gabe von **Morphin** in einer Dosis von 1–5 mg i.v. empfohlen.

Morphin hat nicht nur analgetische und anxiolytische, sondern auch hämodynamische Effekte, die bei Patienten mit akutem Koronarsyndrom erwünscht sind: Morphin führt zu einer Venodilatation und kann darüber hinaus über eine Erhöhung des Vagotonus eine Tachykardie vermindern. Bei Patienten mit akutem Koronarsyndrom und pulmonaler Stauung oder bei ausgeprägter Agitation ist die Gabe von Morphin daher auch ohne vorhergehende Nitratgabe sinnvoll. Besonders in Zusammenhang mit einer Nitrattherapie kann es jedoch zu einer Hypotension kommen, die durch Lagerungsmaßnahmen und Flüssigkeitszufuhr behandelt werden kann. Unter dem Aspekt der postoperativen Schmerztherapie gelten die patientenkontrollierte intravenöse oder epidurale Analgesie als besonders geeignete Verfahren. Eine effektive Schmerztherapie kann in der postoperativen Phase zu einer Verringerung hoher Katecholaminspiegel und zur Verminderung einer Hyperkoagulabilität beitragen. Für die epidurale Analgesie sind allerdings Besonderheiten und Kontraindikationen zu beachten, die sich aus einer gleichzeitig durchgeführten, gerinnungshemmenden Therapie ergeben.

β-Blocker

β-Blocker hemmen kompetitiv katecholaminerge Effekte an β-Rezeptoren. Besonders durch die Reduktion einer Tachykardie, aber auch über eine Reduktion der Kontraktilität wird der myokardiale Sauerstoffverbrauch vermindert. Diese günstigen Effekte werden über eine Blockade der $β_1$-Rezeptoren vermittelt. Kontrollierte Studien bei Patienten mit akutem Koronarsyndrom haben den Vorteil einer β-Blocker-Therapie hinsichtlich des Auftretens von Myokardinfarkten oder wiederholten Ischämien belegt [39]. Eine Therapie mit β-Blockern sollte dabei frühestmöglich beginnen, sofern nicht Kontraindikationen (Bradykardie, höhergradiger AV-Block, anhaltende Hypotension, Lungenödem, Asthma bronchiale) vorliegen. Eine verminderte Ejektionsfraktion stellt hingegen keine Kontraindikation für eine β-Blockade dar. Bei Hochrisikopatienten sollten β-Blocker initial i.v. und anschließend oral gegeben werden, bei anderen Patienten kann die Therapie oral begonnen werden. Therapieziel ist eine Senkung der Herzschlagrate auf 50–60 pro Minute. Für Metoprolol lautet die Dosierungsempfehlung 5 mg langsam i.v. mit bis zu 2 Wiederholungsdosen in Abständen von 5 min. Eine orale Therapie sollte 15 min nach der letzten i.v. Dosis begonnen werden und beträgt 25–50 mg alle 6 h über einen Zeitraum von 48 h. Anschließend beträgt die Dosierung 2 mal 100 mg täglich.

Kalziumkanalblocker

Kalziumkanalblocker haben vasodilatierende, koronardilatierende und zum Teil auch bradykardisierende Effekte. Nifedipin als Vertreter der nicht herzfrequenzsenkenden Dihydropyridin-Kalziumantagonisten ist jedoch bei Patienten mit akutem Myokardinfarkt und ventrikulärer Dysfunktion oder kongestivem Herzversagen nachteilig, wenn nicht gleichzeitig mit einem β-Blocker behandelt wird [13]. Dihydropyridin-Kalziumantagonisten sind somit bei Patienten mit akutem Koronarsyndrom nur als Reservemedikament nach Beginn einer Nitrat- und β-Blockertherapie empfohlen. Kalziumantagonisten vom Nicht-Dihydropyridintyp (Verapamil und Diltiazem) sind hingegen indiziert, wenn trotz Nitrat- und β-Blockertherapie Ischämiesymptome persistieren oder die Gabe eines β-Blockers kontraindiziert ist [6]. Bei einer kombinierten Therapie muss beachtet werden, dass die Kombination von β-Blockern und Kalziumantagonisten synergistische, negative Auswirkungen auf die links-ventrikuläre Funktion haben kann. Die empfohlene Dosierung von Verapamil und Diltiazem in oraler nicht retardierter Form beträgt 80–160 mg dreimal täglich (Verapamil) bzw. 30–80 mg viermal täglich (Diltiazem).

Angiotensin-Converting-Enzyme-Hemmer (ACE-Hemmer)

Im Gegensatz zur Behandlung von Patienten mit ST-Hebungsinfarkt und links-ventrikulärer Funktionsstörung war in der ISIS-4-Studie bei Patienten mit NSTEMI kein Vorteil in der Behandlung mit ACE-Hemmern zu erkennen [15]. Die frühe Routineapplikation von ACE-Hemmern wird bei Patienten mit instabiler Angina pectoris oder NSTEMI somit nicht empfohlen. Eine Ausnahme ist gegeben, wenn bei Patienten mit links-ventrikulärer systolischer Dysfunktion oder kongestivem Herzversagen oder bei Patienten mit Diabetes mellitus trotz Nitrat- und β-Blocker-Therapie eine Hypertension weiter besteht.

6.3.3 Therapie mit Thrombozytenaggregationshemmern und Antikoagulanzien

Acetylsalicylsäure (ASS)

Einige große Studien belegen eindeutig günstige Effekte von ASS bei Patienten mit akutem Koronarsyndrom mit einer mehr als 50%igen Reduktion des Risikos eines ST-Hebungsinfarktes oder eines kardial bedingten Todes. Die bedeutendste Nebenwirkung von ASS stellt die Blutung dar, wobei das Risiko gastrointestinaler Blutungen mit der Dosierung zunimmt. Während in der Langzeittherapie bei Dosierungen von 75–100 mg/Tag ein um 50% reduziertes Risiko von Blutungskomplikationen gegenüber einer Dosierung von 200–325 mg zu verzeichnen war, ist eine Dosierung von initial 325 mg in der Akutbehandlungsphase gebräuchlich. Wegen der erhöhten Blutungsgefahr wird ASS in der perioperativen Phase routinemäßig nicht eingesetzt, und selbst bei Hochrisikopatienten wird ASS vor einem elektiven Eingriff abgesetzt. Vor- und Nachteile dieser Vorgehensweise wurden bisher jedoch nicht systematisch untersucht. Bei akutem Koronarsyndrom in der postoperativen Phase muss das Nutzen-Risiko-Verhältnis individuell abgewogen werden; es hängt von der vergangenen Zeitspanne seit dem operativen Eingriff und von der Art und Größe des durchgeführten Eingriffs ab. Bei Patienten mit transurethraler Prostatektomie traten z.B. signifikant vermehrt perioperative Blutungen bereits dann auf, wenn ASS präoperativ nicht abgesetzt wurde [35]. Andere Beispiele mit erhöhten Blutungskomplikationen unter ASS umfassen Patienten mit Augenoperationen und neurochirurgische Operationen [31]. Absolute Kontraindikationen beinhalten eine Allergie gegen ASS, aktive Blutungen und bekannte, vorbestehende Störungen der Thrombozytenfunktion.

Clopidogrel und Ticlopidin
Die Bindung von Adenosintriphosphat an die Thrombozyten und damit die Thrombozytenaggregation wird durch Clopidogrel und Ticlopidin inhibiert. **Ticlopidin** wurde in einer randomisierten Studie an 652 Patienten mit instabiler Angina pectoris untersucht. Die Medikation bestand aus zweimal 250 mg Ticlopidin pro Tag oder Placebo. Nach 6 Monaten hatte die Ticlopidin-Gruppe eine um 46% reduzierte Rate an vaskulären Todesfällen und nicht tödlich verlaufenden Myokardinfarkten [4]. Ticlopidin scheint hinsichtlich der Sekundärprävention nach akutem Koronarsyndrom dem ASS somit vergleichbar wirksam zu sein. Ticlopidin entfaltet seine volle Wirksamkeit allerdings erst nach einigen Tagen Behandlungsdauer und weist gegenüber Clopidogrel ein erhöhtes Nebenwirkungsprofil auf [5,25].

In der CURE-Studie erhielten 12562 Patienten randomisiert entweder ASS 75–325 mg/Tag oder ASS plus **Clopidogrel** mit einer Aufsättigungsdosis von 300 mg und einer anschließenden täglichen Dosis von 75 mg. In der ASS/Clopidogrel-Gruppe waren kardiovaskuläre Todesfälle um 20%, Myokardinfarkte um 11% und Schlaganfälle um 9% reduziert, wobei eine Reduktion dieser Komplikationen bereits 2 h nach Therapiebeginn zu verzeichnen war [23]. Diese Beobachtung steht in Übereinstimmung mit einem früheren Wirkungsbeginn von Clopidogrel im Vergleich zu Ticlopidin. Die Kombination von ASS und Clopidogrel war aber auch mit einer 35% höheren Rate an Blutungskomplikationen assoziiert, der absolute Anstieg an Blutungskomplikationen betrug 1% (von 2,7 auf 3,7%). Das Risiko ist allerdings erheblich abhängig von der begleitenden ASS-Dosierung. Bei der in Deutschland üblichen Dosierung von 100 mg war die Blutungsrate nur gering erhöht (2,0% vs. 2,6%). Wegen der besonders erhöhten Blutungsgefahr in der postoperativen Phase und dem Fehlen von Untersuchungen zum Nutzen-Risiko-Verhältnis von Clopidogrel entweder in Kombination mit oder ohne Aspirin kann eine generelle Empfehlung zum Einsatz von Clopidogrel für die postoperative Phase derzeit nicht gegeben werden. Im Einzelfall muss die optimale Medikation zwischen den Behandelnden individuell abgesprochen werden.

Heparin
Heparin wirkt über eine Wirkungsverstärkung des proteolytischen Enzyms Antithrombin III (inaktiviert Faktor IIa, IXa, Xa, XIa, XIIa), verhindert eine Thrombusvergrößerung, kann aber bestehende Thromben nicht auflösen. Heparin besteht aus einer heterogenen Mischung verschieden langer Mukopolysaccharidketten: **unfraktioniertes Heparin (UFH)**, 3000–30000 Dalton; **niedermolekulares Heparin** 4000–6000 Dalton. Niedermolekulares Heparin besitzt gegenüber UFH ei-

nige potenzielle Vorteile: eine stärkere Anti-Xa-Wirkung und eine geringere Rate an Thrombozytopenien. Darüber hinaus ist durch eine dosisabhängige, langsamere Clearance z.B. eine Thromboseprophylaxe mit täglich nur einer s.c. Injektion möglich, im Gegensatz zu 2–3 Injektionen pro Tag bei UFH.

In einer Untersuchung zum Vergleich von ASS (2 mal täglich 375 mg) und UFH (5000 IE Initialbolus und PTT-kontrollierte Dauertherapie) bei 484 Patienten mit instabiler Angina pectoris trat ein Myokardinfarkt bei 3,7% der ASS-Patienten und bei 0,8% der UFH-Patienten auf (p = 0,035) [34]. Bei 796 Patienten mit akutem Koronarsyndrom war UFH, intermittierend intravenös verabreicht, gegenüber ASS jedoch nicht in der Lage, die Rate an Myokardinfarkten zu senken [32]. Zusammengenommen lässt sich hieraus die Schlussfolgerung ziehen, dass symptomatische und stumme Ischämieepisoden wohl durch eine kontinuierliche, nicht aber durch eine intermittierende Gabe von UFH verhindert werden können.

Eine Metaanalyse [26] zeigte eine 33%ige Reduktion an Todesfällen und Myokardinfarkten bei Anwendung von Heparin plus ASS vs. alleiniger ASS-Gabe. Obwohl diese Reduktion statistisch nicht signifikant war (p = 0,06), unterstützen diese Ergebnisse eine Kombinationstherapie mit ASS und Heparin bei akutem Koronarsyndrom [6].

Unfraktioniertes Heparin

Die Standarddosierung von UFH beinhaltet einen Initialbolus von 5000 IE mit einer nachfolgenden kontinuierlichen Gabe von 1000 IE/h, die im weiteren Verlauf entsprechend einer PTT-Kontrolle angepasst wird. Wenn auch der optimale PTT-Bereich bisher nicht exakt definiert werden konnte, so sollte die PTT mindestens das 1,5-fache des Normwertes betragen. Die geringste Blutungsrate wurde beobachtet, wenn die PTT zwischen 50 und 70 Sekunden lag. Die Anwendung einer gewichtsbezogenen Dosierung wird als hilfreich zur Verbesserung der Sicherheit hinsichtlich der Blutungskomplikationen angesehen. Die derzeitige Empfehlung [6] beinhaltet einen Initialbolus von 60 IE/kg und eine anschließende, kontinuierliche Infusion von 12 IE/kg, die alle 6 h bis zum Erreichen des gewünschten Bereiches und anschließend alle 12–24 h mithilfe der PTT-Bestimmung kontrolliert und angepasst wird. Die Empfehlung einer Ziel-PTT, die das 1,5- bis 2-fache des oberen Normwertes, bzw. zwischen 50 und 70 Sekunden beträgt, wurde allerdings nicht speziell für die postoperative Phase angegeben, sondern muss individuell in Abhängigkeit von der zurückliegenden Zeitdauer und Art einer zuvor durchgeführten Operation angepasst werden. Zusätzlich sollten regelmäßige Kontrollen der Thrombozytenzahl zur frühen Erkennung einer heparininduzierten Thrombozytopenie durchgeführt werden, die eine sofortige Beendigung der Heparinzufuhr erfordert. Die Empfehlung, bei instabiler Angina unfraktioniertes Heparin zusätzlich zu ASS zu geben, stützt sich auf die Metaanalyse kleinerer Studien, die eine statistisch nicht signifikante (p = 0,10), relative Reduktion des Risikos von Tod und Myokardinfarkt von 26% zeigt. Trotz Fehlens ausreichend großer Studien wird eine PTT-gesteuerte Heparintherapie allgemein als pragmatisches Behandlungskonzept empfohlen.

Niedermolekulares Heparin
Im Vergleich zwischen niedermolekularen Heparinen und UFH bei akutem Koronarsyndrom zeigten 2 große randomisierte Studien signifikante Vorteile von Enoxaparin gegenüber UFH (weniger Todesfälle, Myokardinfarkte oder wiederholte Ischämien). In den Untersuchungen mit Enoxaparin, ESSENCE [7] und TIMI 11B [2], wurde Enoxaparin in Dosierungen von 2 mal 1 mg/kg s.c. täglich, bzw. 30 mg i.v. als Initialbolus, gefolgt von 2 mal 1 mg/kg s.c. täglich, verabreicht. Während in der Essence- und in der TIMI-Studie kleinere Blutungen häufiger mit Enoxaparin als mit UFH auftraten, gab es während der intrahospitalen Behandlungsphase keinen signifikanten Unterschied in der Häufigkeit größerer Blutungskomplikationen. Aktuelle Richtlinien zum Vorgehen bei akutem Koronarsyndrom bewerten die bevorzugte Gabe von Enoxaparin und Dalteparin gegenüber UFH als Klasse-IIa-Empfehlung [6].

Die Wirksamkeit verschiedener niedermolekularer Heparine in der Therapie der instabilen Angina wurde in mehreren großen Studien überprüft. Nur für Enoxaparin gibt es 2 Studien, die bezüglich des Endpunktes Tod/Myokardinfarkt eine Überlegenheit des niedermolekularen Heparins gegenüber unfraktioniertem Heparin zeigten. Die Überlegenheit von Enoxaparin gegenüber unfraktioniertem Heparin zeigte sich jedoch noch nicht in den ersten Tagen nach Therapiebeginn. Das bedeutet, dass Enoxaparin und unfraktioniertes Heparin in einem Behandlungskonzept, das die frühzeitige Koronarintervention vorsieht, derzeit als gleich wirksam anzusehen sind. In FRISC II war Dalteparin gegenüber unfraktioniertem Heparin im Frühverlauf überlegen. Diese Wirkung beschränkte sich jedoch auf die konservative Behandlungsgruppe, während sich bei Patienten, die nach dem Konzept der frühzeitigen Revaskularisation behandelt wurden, keine Überlegenheit von Dalteparin ergab. Bisher konnte somit nicht gezeigt werden, dass niedermolekulare Heparine in einem Behandlungskonzept mit frühzeitiger Revaskularisation effektiver sind als unfraktioniertes Heparin. Da bei Patienten mit perioperativem akutem Koronarsyndrom häufig keine interventionelle Behandlung durchgeführt werden kann, könnte der in den Studien bei nicht chirurgischen Patienten gefundene Vorteil der niedermolekularen Heparine auch bei chirurgischen Patienten bestehen. Daten dazu liegen allerdings nicht vor.

Direkte Thrombininhibitoren
Hirudin als am besten untersuchtes Medikament aus der Reihe der direkten Thrombininhibitoren ist bei akutem Koronarsyndrom gegenwärtig dann indiziert, wenn eine Heparingabe bei hepariniduzierter Thrombozytopenie nicht möglich ist. Die Dosierung beträgt 0,4 mg als intravenöser Bolus, gefolgt von einer kontinuierlichen intravenösen Gabe in einer Dosierung von 0,15 mg/kg/h und einer Dosisanpassung auf ein PTT-Niveau auf das 1,5- bis 2,5-fache des Normwertes.

Andere gerinnungshemmende Medikamente
Bei den **Glykoprotein-IIb/IIIa-Inhibitoren** (Abciximab, Tirofiban, Eptifibatid) handelt es sich um hochwirksame Thrombozytenaggregationshemmer, die sehr spezielle Indikationen in der (interventionellen) Kardiologie haben. Für eine Empfehlung bei PACS in der postoperativen Phase gibt es keine gesicherten Erkenntnisse.

Marcumar als oral verordnetes Antikoagulanz wird generell vor operativen Eingriffen abgesetzt und sollte in der postoperativen Phase frühestens dann wieder eingesetzt werden, wenn ein erhöhtes Blutungsrisiko nicht mehr besteht.

6.3.4 Behandlungsstrategien und interventionelle Therapie

In der Behandlung des akuten Koronarsyndroms existieren 2 verschiedene Ansätze:
- eine früh-interventionelle Therapie, die eine Herzkatheteruntersuchung und Revaskularisierung durch Angioplastie und wenn nötig Stent-Implantation oder koronare Bypass-Operation beinhaltet und
- ein konservativer Ansatz, der mit einer medikamentösen Therapie beginnt und eine Katheteruntersuchung und Revaskularisierung nur bei wiederholter Ischämie umfasst.

Als Empfehlung der Klasse I (Maßnahme oder Therapie nützlich/wirksam, sollte erfolgen) gilt eine früh-interventionelle Therapie, wenn einer oder mehrere der folgenden Faktoren vorliegen:
- Wiederholte Angina bzw. Ischämie in Ruhe trotz antiischämisch medikamentöser Therapie
- Erhöhtes Troponin
- Neue oder wahrscheinlich neue ST-Streckensenkung
- Wiederholte Ischämie zusammen mit Anzeichen einer Herzinsuffizienz
- Hochrisikobefunde in einem nicht invasiven Belastungstest
- Eingeschränkte links-ventrikuläre systolische Funktion (z.B. Ejektionsfraktion < 40%, hämodynamische Instabilität)
- Perkutane koronarinterventionelle Therapie innerhalb der letzten 6 Monate
- Vorhergehende Bypass-Operation

Wenn eine **Revaskularisierung** durchgeführt werden soll, kann dies entweder durch Angioplastie oder durch einen chirurgischen Eingriff geschehen. Eine Bypass-Operation erscheint überlegen bei Hauptstammstenose der linken Koronararterie, Mehrgefäßstenosen mit Beteiligung des proximalen Abschnitts des Ramus interventrikularis anterior oder Mehrgefäßstenosen mit eingeschränkter links-ventrikulärer Funktion. Für andere Patienten ist entweder eine Angioplastie oder eine Bypass-Operation geeignet. Die **Angioplastie** weist dabei eine geringer initiale Morbidität und Letalität bei einer höheren Rate erforderlicher wiederholter Prozeduren auf. Eine interventionelle Katheteruntersuchung erfolgt in vielen Zentren nur noch dann, wenn chirurgischerseits eine aggressive Antikoagulation (mit inzwischen 600 mg Clopidogrel und GP-IIb/IIIa-Antagonisten) möglich ist, da sonst die Restenose-Raten insbesondere bei einer Stent-Implantation signifikant erhöht sind.

6.4 ST-Hebungsinfarkt in der postoperativen Phase

Der typische Schmerz bei Myokardinfarkt bleibt vor allem in der frühen postoperativen Phase oft unbemerkt. Zeichen wie Atemnot, Blässe oder Kaltschweißigkeit, die bei Myokardinfarkt vorkommen, müssen in der frühen postoperativen Phase als unspezifisch angesehen werden. Wichtige Differenzialdiagnosen umfassen Aortendissektion, Lungenembolie, Perikarditis, Pneumothorax und auch das akute Abdomen.

6.4.1 EKG-Veränderungen und Enzymdiagnostik

ST-Hebungen können nicht nur bei Myokardinfarkt, sondern auch bei einer Perikarditis und einem Herzwandaneurysma vorkommen. Die ST-Hebung bei Infarkt ist typischerweise konvex, auf ausgewählte Ableitungen beschränkt und häufig mit ST-Senkungen in den spiegelbildlich angeordneten Ableitungen assoziiert. Während ein neu aufgetretener Linksschenkelblock bei einem Patienten mit Ischämieschmerz Hinweise auf einen großen anterioren Infarkt geben kann, sind bei einem Patienten mit vorbestehendem Linksschenkelblock die Kriterien zur Diagnose bzw. zum Ausschluss eines Myokardinfarkts nicht gegeben. Im Zweifelsfall ist hier eine frühestmöglich durchgeführte Echokardiographie zum Nachweis von Wandbewegungsstörungen der Vorderwand notwendig.

Bei Patienten mit ST-Hebungsinfarkt dient die Enzymdiagnostik (Troponin) zur Bestätigung der Diagnose, zur Abschätzung der Prognose und zur Einschätzung des Erfolgs einer Reperfusionstherapie. Bei Eindeutigkeit der EKG-Diagnose sollte aber eine definitive Therapie nicht durch eine Bestätigung durch Enzymdiagnostik verzögert werden; ein Troponin- oder CK-MB-Anstieg im Serum ist erst Stunden nach Beginn von Ischämiesymptomen zu erwarten.

6.4.2 Therapie des postoperativen STEMI

Bettruhe und kontinuierliche Sauerstoffgabe zählen zu den Basismaßnahmen. Bei kongestivem Herzversagen, Lungenödem oder anderen auftretenden Komplikationen kann eine nichtinvasive Beatmung oder Intubation mit nachfolgender Beatmung erforderlich sein.

Analgesie/Anxiolyse

Das Analgetikum der Wahl bei ST-Hebungsinfarkt ist **Morphin** in einer (wiederholten) Dosierung von 2–4 mg intravenös. Wegen des ausgeprägten, eine Ischämie verstärkenden Stresszustandes vor allem in der Frühphase eines koronaren Verschlusses ist die Schmerzbehandlung ein sehr wichtiges Ziel in der Behandlung von Patienten mit Myokardinfarkt. Auch eine zusätzliche anxiolytische Behandlung kann erforderlich sein, wobei Benzodiazepine oder Phenothiazine mit dem zusätzlichen Vorteil eines antiemetischen Effekts besonders hilfreich sind.

Nitrate
Studien aus der Zeit vor der Verfügbarkeit von Reperfusionstherapien zeigten, dass die frühe Anwendung von Nitraten bei Myokardinfarkt die Infarktgröße vermindern und die myokardiale Funktion verbessern kann [37]. Bei einer Ischämie-Symptomatik sollen 0,4 mg **Glyceroltrinitrat** s.l. bis zu dreimal nacheinander verabreicht werden. Der systolische Blutdruck soll dabei nicht unter 90 mmHg oder um mehr als 30 mmHg unter den Ausgangswert fallen. Intravenös soll Nitroglycerin bei anhaltender Ischämie, Hypertension und pulmonaler Stauung angewendet werden. Kontraindikationen beinhalten neben Hypotension auch Bradykardien <50/min, Tachykardien >100/min, Rechtsherzinfarkt und die vorhergehende Einnahme von Phosphodiesterasehemmern zur Behandlung erektiler Dysfunktionen.

Nach den aktuellen Guidelines der American Heart Association wird eine kontinuierliche Nitratgabe nicht mehr routinemäßig empfohlen. Nitrate sollten weiterhin bei Beschwerdepersistenz, großem Vorderwandinfarkt und schwerer Linksherzinsuffizienz eingesetzt werden. In den aktuellen Leitlinien der deutschen Gesellschaft für Kardiologie wird ebenfalls keine generelle Empfehlung für den Einsatz von Nitraten oder Molsidomin ausgesprochen, da Nitrate nicht zu einer Senkung der Letalitätsrate führen. Der individuelle Einsatz in der Akutphase oder zur Blutdruckregulation bleibt bestehen.

β-Blocker
Eine β-Blocker-Therapie soll bei ST-Hebungsinfarkt früh (innerhalb von 12 h nach Beginn einer Symptomatik) begonnen werden und kann die Infarktgröße begrenzen sowie die Letalitäts- und Re-Infarktrate vermindern [38]. Die Tatsache, dass β-Blocker besonders vorteilhaft in der Verminderung plötzlicher kardialer Todesfälle sowie in der Verminderung der Letalitätsrate bei Patienten mit komplexen ventrikulären Rhythmusstörungen waren, legt nahe, dass β-Blocker ihre günstigen Effekte bei ST-Hebungsinfarkt besonders über eine Verminderung der Häufigkeit und Schwere von Arrhythmien entfalten.

Eine frühe i.v. Gabe von β-Blockern ist *nicht* indiziert bei
- durch Kokainabusus verursachtem Herzinfarkt [16]
- einer Herzschlagfrequenz < 60/min
- einem systolischen Blutdruck von < 100 mmHg
- schwerem Linksherzversagen oder kardiogenem Schock
- höhergradigen AV-Blockierungen
- Asthma bronchiale

Eine Dosierungsempfehlung ist die Bolusgabe von 2,5–5 mg Metoprolol i.v. in fünfminütigen Abständen bis zu einer Höchstdosis von 15 mg. Die intravenös begonnene Therapie sollte dann oral zeitlich unbegrenzt fortgeführt werden.

Kalziumantagonisten
Kalziumantagonisten hemmen den intrazellulären Kalziumeinstrom und können neben einer koronaren und peripheren Vasodilatation negativ inotrop, chronotrop und überleitungsverzögernd am AV-Knoten wirken. Dihydropyridin-Kalziumantagonisten wie Nifedipin, die gegenüber Verapamil oder Diltiazem keine Blockierung des Sinus- oder AV-Knotens bewirken, können eine Reflextachykardie auslösen. Besonders kurzwirksame Nifedipinpräparate können daher bei Myokardinfarkt gefährlich sein. Zur Wirksamkeit von Verapamil und Diltiazem gegenüber einer β-Blockade gibt es keine vergleichenden Studien. Während β-Blocker sicher die Letalität und Re-Infarktrate bei Myokardinfarkt vermindern, ist dies für Verapamil oder Diltiazem nicht belegt. Die Metaanalyse zum Einsatz von Kalziumantagonisten in der akuten Infarktphase [122] zeigt keinen Vorteil, sodass diese Substanzgruppe für diese Indikation nicht empfohlen werden kann. Dihydropyridine zeigen langfristig sogar eher nachteilige Effekte

ACE-Hemmer
Eine gesicherte Indikation für die Gabe eines (oralen) ACE-Hemmers innerhalb der ersten 24 h nach einem ST-Hebungsinfarkt ist bei Abwesenheit einer Hypotension das Vorhandensein eines anterioren Infarkts, einer pulmonalen Stauung oder einer Ejektionsfraktion von < 40%. Von der i.v. Gabe von ACE-Hemmern wird wegen des erhöhten Risikos einer Hypotension abgeraten. Bei Patienten, die ACE-Hemmer nicht einnehmen können, stellen die Angiotensinrezeptorblocker Valsartan und Candesartan Alternativen dar.

Reperfusionstherapie
Eine Reperfusion bei Myokardinfarkt kann prinzipiell entweder durch Fibrinolyse oder durch **Perkutane Transluminale Koronarangioplastie** (Percutaneous Transluminal Coronary Angioplasty, PTCA) erzielt werden. Zu den absoluten Kontraindikationen einer **Fibrinolyse** zählen neben einer vorausgegangenen intrazerebralen Blutung auch zerebralvaskuläre Anomalien, Hirntumore, ein Schlaganfall oder ein Schädel-Hirn-Trauma innerhalb der letzten 3 Monate, eine aktive innere Blutung und eine größere Operation oder ein Trauma innerhalb der letzten 2 Wochen (innerhalb der letzten 3 Wochen nach Empfehlung der Europäischen Gesellschaft für Kardiologie 1996). Damit ist bei einem großen Teil der postoperativen Patienten eine Fibrinolyse kontraindiziert. Aber auch bei nicht postoperativen Patienten gilt der Grundsatz, dass die Entscheidung zwischen Fibrinolyse und PTCA umso mehr die PTCA begünstigt, je höher das Blutungsrisiko des Patienten ist. Die PTCA setzt das Vorhandensein einer entsprechend ausgerüsteten kardiologischen Klinik oder die Möglichkeit einer zügigen Verlegung in ein kardiologisches Zentrum voraus.

In entsprechend ausgestatteten und erfahrenen Zentren ist die primäre **PTCA** bei Patienten mit STEMI die Methode der Wahl zur Reperfusion. In randomisierten

Studien, die in ausgewiesenen Zentren durchgeführt wurden, zeigte sich, dass die primäre PTCA im Vergleich zur Fibrinolyse die Letalität senkt [36]. Den größten Vorteil durch eine primäre PTCA haben dabei Hochrisikopatienten einschließlich derer mit kardiogenem Schock, Rechtsherzinfarkt, großen anterioren Infarkten und in höherem Alter. Die Wichtigkeit der Erfahrung der durchführenden Zentren zeigt sich u.a. aber auch darin, dass die guten Ergebnisse der Studien, die in ausgewiesenen Zentren durchgeführt wurden, in größeren multizentrischen Untersuchungen nicht bestätigt werden konnten [11]. Eine neuere Entwicklung ist der primäre Einsatz eines koronaren Stents. Re-Verschlussraten und Re-Infarkte nach Revaskularisierung sind besonders gering, wenn Patienten mit STEMI primär mit einem Stent versorgt werden [14]. Eine PTCA sollte innerhalb eines Zeitfensters von 12 h nach Beginn einer Symptomatik durchgeführt werden. Da größere Operationen innerhalb der letzen 2 Monate als Kontraindikation gegen eine Behandlung mit Glykoprotein-IIb/IIIa-Inhibitoren gelten, kann der sich in Studien abzeichnende Vorteil einer zur PTCA adjunktiven Behandlung [24] bei postoperativen Patienten in aller Regel nicht genutzt werden.

Adjunktive antithrombotische Therapie
Bei Patienten mit ST-Hebungsinfarkt senkt die Einnahme von ASS (Initialdosis 162–325 mg, Erhaltungsdosis 75–162 mg täglich oral) die Re-Verschluss- und Re-Infarktrate um 50% und die Letalität um 25%. Das erhöhte Blutungsrisiko in der postoperativen Phase hängt von der Art und zurückliegenden Zeitdauer eines operativen Eingriffs ab und muss gegen den Nutzen abgewogen werden. Clopidogrel bietet dem Aspirin ähnlich vorteilhafte Effekte hinsichtlich kardialer Komplikationen und wäre bei Patienten, die Aspirin z.B. wegen einer Allergie nicht einnehmen können, eine Alternative. Allerdings gilt für Clopidogrel eine Anwendungsbeschränkung für Zustände erhöhter Blutungsneigung, so auch für die postoperative Phase.

Antikoagulation
Unfraktioniertes Heparin ist bei Patienten mit Myokardinfarkt indiziert, wenn ein erhöhtes Risiko für systemische Embolien besteht. Dies ist der Fall bei ausgedehnten oder anterioren Infarkten, bei Vorhofflimmern, vorhergehenden Embolien, einem bestehenden links-ventrikulären Thrombus und bei kardiogenem Schock. Darüber hinaus sollten Patienten, bei denen keine Reperfusionstherapie erfolgt (Fibrinolyse in der postoperativen Phase in der Regel kontraindiziert) mit unfraktioniertem Heparin intravenös oder mit niedermolekularem Heparin subkutan über mindestens 48 h therapiert werden. Die übliche Dosierung für unfraktioniertes Heparin beträgt 60 IE/kg als Initialbolus i.v. (Maximaldosis 4000 IE) und anschließend 12 IE/kg stündlich (Maximaldosis 1000 IE stündlich) i.v. Dosierungsempfehlungen für postoperative Zustände in Abhängigkeit von Art und zurückliegender Zeitdauer eines operativen Eingriffs existieren aber nicht, sodass eine individuelle Abwägung hinsichtlich Nutzen und Blutungsrisiko erforderlich ist.

6.5 Herzinsuffizienz

6.5.1 Epidemiologie

Die akute Herzinsuffizienz ist die gemeinsame Endstrecke einer Reihe unterschiedlicher Erkrankungen. Sie kann auf dem Boden einer ischämischen Kardiomyopathie entstehen, ebenso allerdings im Gefolge viraler Erkrankungen oder einer Alkoholerkrankung (s.a. Kap. 2).

Die Anzahl der Patienten mit Herzinsuffizienz nimmt erheblich zu, da immer mehr Patienten ein Lebensalter erreichen, in dem die chronische Herzinsuffizienz häufig vorkommt. Da wiederum die Mehrzahl der operativen Eingriffe im höheren Lebensalter durchgeführt werden, spielt die Herzinsuffizienz eine relevante Rolle für die perioperative Letalität. Grundsätzlich muss in der postoperativen Phase zwischen Patienten mit bekannter, chronischer Herzinsuffizienz und solchen mit einer neu aufgetretenen Herzinsuffizienz unterschieden werden. Patienten, die mindestens einmal aufgrund einer Herzinsuffizienz im Krankenhaus behandelt worden sind, haben dabei gegenüber Patienten ohne vorbestehende Herzinsuffizienz ein um den Faktor 2 erhöhtes Risiko, innerhalb von 30 Tagen nach der Operation zu versterben. Auch gegenüber Patienten mit KHK ist die 30-Tage-Letalität des herzinsuffizienten Patienten signifikant erhöht. Gemeinsames Kennzeichen der Herzinsuffizienz jedweder Genese ist ein Abfall des Herzzeitvolumens und eine Minderversorgung des Gewebes mit Sauerstoff.

6.5.2 Ätiologie der perioperativen Herzinsuffizienz

Eine Herzinsuffizienz in der postoperativen Phase kann durch ein perioperatives Koronarsyndrom bzw. durch einen Myokardinfarkt verursacht werden. Darüber hinaus kann das Absetzen kardial wirksamer Medikamente, inadäquates Flüssigkeitsmanagement, ausgeprägte Hypertension, Lungenembolie, Anämie und Tachyarrhythmien zu einer akuten Herzinsuffizienz führen.

> Nach jetzigem Kenntnisstand ist das akute Koronarsyndrom die Hauptursache der Herzinsuffizienz in der perioperativen Phase.

Das Spektrum der Komplikationen reicht dabei von einer Myokardischämie ohne funktionelle Einschränkung bis zum kardiogenen Schock. Ungefähr 7% der Patienten mit perioperativem akutem Koronarsyndrom erleiden einen kardiogenen Schock als schwerste Form der akuten Herzinsuffizienz.

Bei vorbestehender Herzinsuffizienz sollte die Behandlung anhand des allgemein akzeptierten Stufenschemas (s. Kap. 2) der American Heart Association (AHA) fortgeführt werden. Dementsprechend wird eine präoperative Dauertherapie mit ACE/AT-1-Hemmern, β-Blockern und Diuretika in der postoperativen Phase weitergeführt. Bei einer Reihe von Patienten kommt es intra- oder postoperativ zu einer Exazerbation der vorbestehenden Herzinsuffizienz. Diese ist klinisch nicht leicht zu diagnostizieren, da klassische

Symptome wie Dyspnoe und Ermüdbarkeit perioperativ häufig nicht einfach festzustellen sind. Daher wird häufig die Kombination aus eingeschränktem Herzzeitvolumen und schlechter Gewebeoxygenierung als klinisches Merkmal der Herzinsuffizienz angesehen. Typischerweise zeigt sich bei der klinischen Untersuchung ein erhöhter (prominenter) Jugularvenenpuls, ein dritter Herzton, eine Tachykardie und Hypotension mit begleitender Oligurie sowie kalte Extremitäten (verminderte periphere Zirkulation, Vasokonstriktion). Zur weiteren Abklärung sollte dann ein Röntgen-Thorax durchgeführt werden. Da die Echokardiographie als nicht invasives Verfahren erheblich zur Diagnosestellung beitragen kann, empfiehlt sich beim Verdacht auf eine akute Herzinsuffizienz die Durchführung einer transthorakalen Echokardiographie (TTE). Mittels Echokardiographie kann schnell und bettseitig eine Aussage über die Herzfunktion, evtl. Klappenvitien und den Volumenstatus getroffen werden. Darüber hinaus treten bei Patienten mit akuter hämodynamischer Insuffizienz häufig regionale Wandbewegungsstörungen auf, die dann im Verlauf mittels wiederholter TTE-Untersuchungen verfolgt werden können. Bei Patienten mit erheblich eingeschränkter Herzfunktion zeigt sich ein Abfall der zentralvenösen Sauerstoffsättigung. Falls ein Pulmonalarterienkatheter eingebracht wurde, besteht die Möglichkeit der direkten Bestimmung des Herzzeitvolumens, der gemischt-venösen Sauerstoffsättigung und des pulmonalkapillären Verschlussdrucks (PCWP).

Als **laborchemische Marker** stehen die in der Ischämiediagnostik gebräuchlichen Parameter Troponin I und T sowie das Brain-natriuretic protein (BNP) und sein Precursor (pro-BNP) inzwischen auch für die Routinediagnostik zur Verfügung. Stark erhöhte Werte von BNP weisen mit hoher Sensitivität auf das Vorliegen einer Herzinsuffizienz hin, wohingegen wenig erhöhte (< 350 pg/ml) oder normale Werte eine Herzinsuffizienz mit 90% Sicherheit ausschließen. Inwieweit die Studienergebnisse aus nicht chirurgischen Patientenkollektiven auf das perioperative Geschehen übertragbar sind, ist nicht eindeutig geklärt, da sich zumindest bei kardiochirurgischen Patienten keine gute Übereinstimmung zwischen BNP und kardialen Komplikationen zeigte. Neben dem BNP wird noch das herzspezifische Fatty-acid binding protein (FABP) zunehmend als laborchemischer Parameter verwendet. Auch hier stehen Untersuchungen zur Bedeutung in der perioperativen Phase noch aus.

6.5.3 Therapie der Herzinsuffizienz

Die beste Strategie zur Vermeidung des postoperativen Herzversagens ist die rechtzeitige (präoperative) Identifizierung von Risikopatienten. Falls dies gelingt, kann versucht werden die betreffenden Patienten soweit als möglich zu optimieren und das intra- und postoperative Management entsprechend zu planen. Dazu gehört insbesondere auch die postoperative Überwachung auf einer entsprechend ausgerüsteten Station.

Falls postoperativ eine Herzinsuffizienz auftritt, muss zunächst die zugrunde liegende Ursache diagnostiziert werden, da die Therapie in hohem Maße von der Ursache der Herzinsuffizienz abhängt. Bei Vorliegen eines akuten Koronarsyndroms mit Herzinsuffizienz kann die Revaskularisierung die primäre Therapie darstellen. Falls dies aufgrund eines chirurgischen Eingriffes nicht möglich ist, muss eine konservative Therapie durchgeführt werden (s. Kap. 6.3.2 Therapie des akuten Koronarsyndroms).

Ebenso sollte bei akutem Rechtsherzversagen aufgrund einer Lungenembolie eine entsprechende medikamentöse oder chirurgische Therapie, wann immer möglich, durchgeführt werden.

Bei akuter Exazerbation einer vorbestehenden Herzinsuffizienz besteht die erste Therapiemaßnahme in der Optimierung von Sauerstoffangebot und -verbrauch. Dies geschieht über eine Verbesserung des Angebots (Steigerung des HZV, Korrektur einer Hypovolämie und Anämie, Behandlung von Arrhythmien, insbesondere Tachyarrhythmien, Korrektur einer Hypoxie) und eine Senkung des Sauerstoffverbrauches. Postoperativ wird dieses Ziel über eine adäquate Schmerztherapie und Stressabschirmung erreicht. Von besonderer Bedeutung ist die frühzeitige adäquate Behandlung von Tachykardien. Im Einzelfall kann eine invasive oder nicht invasive Beatmung zur Verbesserung der Oxygenierung beitragen.

Im Gegensatz zum internistischen Patienten zeigt sich bei chirurgischen Patienten häufig eine **intravasale Hypovolämie** verbunden mit pulmonaler Stauung. Bei diesen Patienten ist eine titrierte Flüssigkeitssubstitution unter adäquatem Monitoring von besonderer Bedeutung. Darüber hinaus kommt der Nachlastsenkung mittels Gabe intravenöser Vasodilatatoren und Diuretika eine hohe Bedeutung zu (s. Tab. 6.5). Bei unzureichendem Herzzeitvolumen sollte daher zunächst versucht werden, dieses durch Nachlastsenkung, eventuell in Kombination mit Diuretikagabe zu steigern, bevor positiv inotrope Medikamente eingesetzt werden.

Falls diese Maßnahmen allein nicht ausreichen, kann die Gabe von β-Mimeti-

Tab. 6.5: Medikamente zur Behandlung der Herzinsuffizienz

Medikamentengruppe	Arzneimittel	Nebenwirkungen
Diuretika	• Bumetanid • Furosemid	Hyponatriämie, Hypokaliämie, Hypomagnesiämie
Vasodilatatoren	• Nitroglycerin (NTG) • Nitroprussid-Natrium (NPN)	Hypotension, Übelkeit, Kopfschmerzen, Toleranzentwicklung (NTG), Cyanidvergiftung (NPN)
Inotropika	• Dobutamin • Dopexamin • Milrinon, Enoximon	Herzfrequenzsteigerung, Arrhythmie, Toleranzentwicklung
Ca^{++}-Sensitizer	• Levosimendan	Herzfrequenzsteigerung

ka, Phosphodiesterase-Inhibitoren und Levosimendan erforderlich sein, um ein ausreichendes Herzzeitvolumen und eine adäquate Sauerstoffversorgung des Organismus zu erreichen. Sowohl β-Mimetika wie auch Phosphodiesterasehemmer sind probate Medikamente zur Erhöhung des Herzzeitvolumens, erhöhen aber gleichzeitig auch den myokardialen Sauerstoffverbrauch und begünstigen die Entstehung von (Tachy-)Arrhythmien. Dies kann zur Erhöhung der Inzidenz von Myokardischämien führen und damit möglicherweise die Letalität dieser Patienten beeinflussen.

Inwieweit dies auch für die postoperative Phase und insbesondere bei Patienten mit akuter Herzinsuffizienz gilt, ist nicht hinreichend untersucht. Levosimendan, ein neuer Ca^{++}-Sensitizer, hat in klinischen Untersuchungen nicht zu einer Erhöhung der Letalität geführt, sondern das Outcome chronisch herzinsuffizienter Patienten verbessert. Für die perioperative Anwendung von Levosimendan liegen bislang keine ausreichenden Daten vor. Allerdings wurden mehrere Fallberichte publiziert, in denen von einer erfolgreichen Behandlung von Patienten mit Herzinsuffizienz mit Levosimendan berichtet wird. Im Vergleich zu den klassischen β-Mimetika ist das Nebenwirkungsspektrum geringer, insbesondere treten bei Einsatz von Levosimendan seltener Tachykardien und andere Arrhythmien auf.

Als Ultima Ratio in der Behandlung der Herzinsuffizienz muss die Implantation einer intraaortalen Ballonpumpe (IABP) oder eines links-ventrikulären Assistsystems (LVAD) angesehen werden. Diese Therapieoption bleibt allerdings ausgewählten Zentren vorbehalten, und es muss vor Implantation eines LVAD abgewogen werden, ob der Patient für eine Herztransplantation infrage kommt.

Patienten mit isoliertem Rechtsherzversagen, beispielsweise auf dem Boden eines pulmonalen Hypertonus, profitieren von der Gabe inhalativer selektiver Vasodilatatoren, z.B. iNO und Iloprost. Im Einzelfall hat sich die orale Gabe des PDE-V-Hemmers Sildenafil bewährt. Sowohl zu den inhalativen Vasodilatatoren wie auch zum Einsatz der PDE-V-Hemmer liegen zurzeit keine größeren klinischen Untersuchungen vor.

6.6 Arrhythmien

Arrhythmien können in der postoperativen Phase einerseits als sekundäre Faktoren zur Begünstigung einer Myokardischämie und andererseits als Komplikation einer Myokardischämie auftreten. In jedem Fall ist eine schnelle EKG-Diagnostik und eine frühestmögliche Therapie zur Verhinderung oder Behandlung ischämischer Episoden erforderlich (s. Tab. 6.6).

6.6.1 Ventrikuläre Arrhythmien

Ventrikuläre Arrhythmien treten häufig innerhalb der ersten Tage nach Myokardinfarkt auf. **Eine ventrikuläre Tachykardie (VT)** innerhalb der ersten 24–48 h nach Myokardinfarkt geht mit einer erhöhten Letalität einher. Eine **monomorphe VT** geht normalerweise von einem

Tab. 6.6: Arrhythmien in der postoperativen Phase

Arrhythmie (immer EKG-Diagnostik, mindestens Monitor)		Therapie (immer Korrektur von metabolischen und Elektrolytstörungen und Ischämiebehandlung
Ventrikuläre Tachykardie	• Hämodynamisch nicht wirksam	1. Wahl: Amiodaron (2–) 5 mg/kg i.v.
	• Hämodynamisch wirksam, monomorph	Kardioversion, 100 Joule (monophasisch)
	• Hämodynamisch wirksam, polymorph	Defibrillation
Bradyarrhythmie	• Sinusbradykardie, < 50/min oder Symptome (Hypotension, Schwindel)	Atropin 0,5 mg i.v.
	• AV-Block II°, Typ Wenckebach, Symptome	Atropin 0,5 mg i.v.
	• AV-Block II°, Typ Mobitz	Schrittmacher
	• AV-Block III°	Schrittmacher
Supraventrikuläre Arrhythmie	• Vorhofflimmern tachykard – Hämodynamisch nicht wirksam – Hämodynamisch wirksam	1. Wahl: β-Blocker Kardioversion 200 J (monophasisch)
	• Vorhofflattern, hämodynamisch wirksam	Kardioversion 50 J (monophasisch)

Reentry-Fokus in der Umgebung von Narbengewebe aus, während einer **polymorphen VT** häufig eine Ischämie, eine Elektrolytstörung oder Nebenwirkungen von Medikamenten zugrunde liegen. **Kammerflimmern** ist die häufigste Ursache eines plötzlichen Herztodes. Bei Patienten mit Myokardinfarkt tritt Kammerflimmern meistens innerhalb der ersten 4–12 h nach Infarktbeginn auf. Kammerflimmern zu einem späteren Zeitpunkt tritt demgegenüber meistens bei Patienten auf, die im Verlauf eine schwere linksventrikuläre Funktionsstörung entwickeln, und hat eine besonders schlechte Prognose. Patienten mit hämodynamisch wirksamen monomorphen VT müssen umgehend kardiovertiert werden (100 Joule monophasisch), eine polymorphe VT sollte wie ein Kammerflimmern defibrilliert werden (360 Joule monophasisch). Metabolische oder im Elektrolythaushalt liegende Ursachen sowie eine fortbestehende Ischämie als mögliche Arrhythmieursache müssen umgehend korrigiert werden. Eine prophylaktische Gabe von Lidocain zur Verhinderung von Arrhythmien bei Myokardinfarkt ist gegenüber früheren Empfehlungen nicht mehr indiziert, kann aber zur Behandlung manifester ventrikulärer Tachykardien noch eingesetzt werden. Medikament der Wahl bei ventrikulärer Tachykardie ist jedoch **Amiodaron** mit einer initialen Dosierung von 5 mg/kg als Kurzinfusion. Die Dosierung einer anschließenden Amiodaroninfusion beträgt 1 mg pro Minute über die ersten 6 h und anschließend 900–1200 mg/d. Nach initialer i.v. Therapie kann dann, wenn erforderlich, eine Umstellung auf eine orale Gabe erfolgen. Aufgrund des ausgebreiteten Nebenwirkungsprofils von Amiodaron muss die Entscheidung zur Dauertherapie sehr sorgfältig abgewogen werden.

den, falls eine Hypotension oder Symptome wie Schwindel auftreten. Ein **zweitgradiger AV-Block Typ Mobitz** kommt bei Myokardinfarkt seltener vor und ist eher mit einem anterioren Infarkt, einer infranodalen Läsion und einem weiten QRS-Komplex assoziiert. Wegen der Gefahr der plötzlichen Entwicklung zu einem totalen Block ist hier die Indikation für einen temporären Schrittmacher gegeben. Bei einem **totalen AV-Block** ist die Indikation für einen temporären Schrittmacher in aller Regel gegeben, bei anteriorem Infarkt mit Infarkt des Reizleitungssystems muss fast immer auch die Implantation eines permanenten Schrittmachers erfolgen.

6.6.2 Bradyarrhythmien

Typische Ursachen für Bradykardien bei Myokardinfarkt sind entweder ein erhöhter vagaler Tonus (durch Irritation vagaler Rezeptoren, die sich überwiegend an der inneren Oberfläche des linken Ventrikels befinden) oder eine Ischämie des Reizleitungssystems. Ist eine **Sinusbradykardie** sehr ausgeprägt (< 40–50 pro Minute) oder führt sie zu einer Hypotension, kann Atropin i.v. gegeben werden. Ein **zweitgradiger AV-Block vom Typ Wenckebach** tritt bei Patienten mit Hinterwandinfarkt nicht selten auf und kann durch eine Ischämie des AV-Knotens verursacht sein. Wenn der Leitungsblock innerhalb des AV-Knotens lokalisiert ist, sind die QRS-Komplexe eng und das Risiko der Entwicklung zu einer kompletten Blockierung gering. Atropin kann gegeben wer-

6.6.3 Supraventrikuläre Arrhythmien

Während bei bis zu 15% der Patienten mit Myokardinfarkt in der Frühphase ein **Vorhofflimmern** auftritt, kommen **Vorhofflattern** und **paroxysmale Vorhoftachykardien** weniger häufig vor. Obwohl Vorhofflimmern nach Myokardinfarkt häufig nur vorübergehend auftritt, ist es doch mit einer höheren Morbidität und Letalität assoziiert. Der Grund dafür ist wahrscheinlich das gleichzeitige Vorhandensein von weiteren Risikoprädiktoren wie Linksherzdysfunktion oder -insuffizienz. Die Behandlung eines Vorhofflimmerns bei Myokardinfarkt unterscheidet sich nicht von dem sonstigen Vorgehen bei Vorhofflimmern. Therapie der Wahl ist der Einsatz von β-Blockern. Kalziumantagonisten wie Verapamil oder Diltiazem können bei Patienten ohne schwere links-ventrikuläre Funktionsstörung bei Kontraindikationen gegen β-Blocker alternativ eingesetzt werden. Digoxin gilt als Reservemedikament für Patienten mit links-ventrikulärer Funktionsstörung. Vorhofflimmern und -flattern mit hämodynamischer Instabilität sollte durch Kardioversion (200 Joule monophasisch bei Vorhofflimmern, 50 Joule monophasisch bei Vorhofflattern) behandelt werden.

Literatur

[1] Adams JE et al., Diagnosis of perioperative myocardial infarction with measurement of cardiac troponin I. N Engl J Med (1994), 330, 670–674
[2] Antman EM et al., Enoxaparin prevents death and cardiac ischemia events in unstable Angina/non-Q-wave myocardial infarction. Results of the thrombolysis in myocardial infarction (TIMI) 11B trial. Circulation (1999), 100, 1593–1601
[3] Antman EM et al., Cardiac-specific troponin I levels to predict the risk of mortality in patients with acute coronary syndromes. N Engl J Med (1996), 335, 1342–1349
[4] Balsano F et al., Antiplatelet treatment with ticlopidine in unstable angina: a controlled multicenter clinical trial. Circulation (1990), 82, 17–26
[5] Bertrand ME et al., Double-blind study of the safety of clopidogrel with and without a loading dose in combination with aspirin compared with ticlopidine in combination with aspirin after coronary stenting: the clopidogrel aspirin stent international cooperative study (CLASSICS). Circulation (2000), 102, 624–629
[6] Braunwald E et al., ACC/AHA guidelines update for the management of patients with unstable angina and non-ST segment elevation myocardial infarction: a report of the American College of Cardiology/American Heart Association Task Force on Practice Guidelines (2002). http://www.acc.org
[7] Cohen M et al., A comparison of low-molecular-weight heparin with unfractioned heparin for unstable coronary artery disease. Efficacy and safety of subcutaneous enoxaparin in non-Q-wave coronary events study group. N Engl J Med (1997), 337, 447–452
[8] Eagle KA, Berger PB, Calkins H et al., ACC/AHA guideline update for perioperative cardiovascular evaluation for noncardiac surgery. Circulation (2002), 105, 1257–1267
[9] Ebell MH et al., A systematic review of troponin T and I for diagnosing acute myocardial infarction. J Fam Pract (2000), 49, 550–556
[10] Ellestad MH, Cooke DM, Greenberg PS (1980) Stress testing: principles and practice. Davis, Philadelphia
[11] Every NA et al., for the Myocardial Infarction Triage and Intervention Inverstigators: A comparison of thrombolytic therapy with primary coronary angioplasty for acute myocardial infarction. N Engl J Med (1996), 335, 1253–1260
[12] Freda BJ et al., Cardiac troponins in renal insufficiency: review and clinical implications. JACC (2002), 40, 2065–2071
[13] Fuhrberg CD, Psaty BM, Meyer JV, Nifedipinedose-related increase in mortality in patients with coronary heart disease. Circulation (1995), 92, 1326–1331

[14] Grines CL et al., Coronary angioplasty with or without stent implantation for acute myocardial infarction. Stent Primary Angioplasty in Myocardial Infarction Study Group. N Engl J Med (1999), 341, 1949–1956
[15] ISIS-4 Collaborative Group: ISIS-4: randomized factorial trial assessing early oral captopril, oral mononitrate, and intravenous magnesium sulphate in 58,050 patients with suspected acute myocardial infarction. Lancet (1995), 345, 669–685
[16] Kloner RA, Hale S, Unraveling the complex effects of cocaine on the heart. Circulation (1993), 87, 1056–1047
[17] Landesberg G et al., Importance of long-duration postoperative ST-segment depression in cardiac morbidity after vascular surgery. Lancet (1993), 341, 715–719
[18] Leung JM et al., Automated electrocardiograph ST segment trending monitors: accuracy in detecting myocardial ischemia. Anesth Analg (1998), 87, 4–10
[19] London MJ et al., Intraoperative myocardial ischemia: localization by continous 12-lead electrocardiography. Anesthesiology (1988), 69, 232–241
[20] Lopez-Jiminez F et al., Prognostic value of cardiac troponin T after noncardiac surgery: 6-month follow-up data. J Am Coll Cardiol (1997), 29, 1241–1245
[21] Mangano DT et al., Association of perioperative myocardial ischemia with cardiac morbidity and mortality in man undergoing noncardiac surgery. N Engl J Med (1990), 323, 1781–1787
[22] Metzler H et al., Perioperative myocardial cell injury: the role of troponins. Br J Aneaesth (1997), 78, 386–390

[23] Mehta SR, Yusuf S, The clopidogrel in unstable angina to prevent recurrent events (CURE) trial programme; rationale, design and baseline characteristics including a meta-analysis of the effects of thienopyridines in vascular disease. Eur Heart J (2000), 21, 2033–2041
[24] Montalescot G et al., Platelet glycoprotein IIb/IIIa inhibition with coronary stenting for acute myocardial infarction. N Engl J Med (2001), 344, 1895–1903
[25] Muller C et al., A randomized comparison of clopidogrel and aspirin versus ticlopidine and aspirin after the placement of coronary artery stents. Circulation (2000), 101, 590–593
[26] Oler A et al., Adding heparin to aspirin reduces the incidence of myocardial infarction and death in patients with unstable angina. A meta-analysis. JAMA (1996), 276, 811–815
[27] Peters J (1995) Die invasive Messung arterieller, venöser und pulmonalvaskulärer Blutdrücke. In: List WF, Metzler H, Pasch T, Monitoring in Anästhesie und Intensivmedizin, 204–249. Springer, Berlin
[28] Polanczyk CA et al., Impact of age on perioperative complications and length of stay in patients undergoing noncardiac surgery. Ann Intern Med (2001), 134, 637–643
[29] Practice guidelines for pulmonary artey catheterization: a report by the American Society of Anesthesiologists Task Force on Pulmonary Artery Catheterization. Anesthesiology (1993), 78, 380–394
[30] Raby KE et al., Detection and significance of intraoperative and postoperative myocardial ischemia in peripheral vascular surgery. JAMA (1992), 268, 222–227

[31] Rahman MH, Beattie J, Peri-operative medication in patients with cardiovascular disease. The Pharmaceutical Journal (2004), 272, 352–354
[32] RISC Group, Risk of myocardial infarction and death during treatment with low dose aspirin and intravenous heparin in men with unstable coronary artery disease. Lancet (1990), 336, 827–830
[33] Scirica BM, Cannon CP, McCabe CH et al., Prognosis in the thrombolysis in myocardial ischemia III registry according to the Braunwald unstable angina pectoris classification. Am J Cardiol (2002), 90, 821–826
[34] Theroux P et al., Aspirin versus heparin to prevent myocardial infarction during the acute phase of unstable angina. Circulation (1993), 88, 2045–2048
[35] Thurston AV, Briant SL, Aspirin and post-prostatectomy haemorrhage. Br J Urol (1993), 71, 574–576
[36] Weaver WD et al., Comparison of primary coronary angioplasty and intravenous thrombolytic therapy for acute myocardial infarction. A quantitative review. JAMA (1997), 278, 2093–2098
[37] Yusuf S et al., Effects of intravenous nitrates on mortality in acute myocardial infarction: an overview of the randomized trials. Lancet (1988), 1 (8594), 1088–1092
[38] Yusuf S et al., Beta-blockade during and after myocardial infarction: an overview of the randomized trials. Prog Cardiovasc Dis (1985), 27, 335–371
[39] Yusuf S, Wittes J, Friedman L, Overview of results of randomized clinical trials in heart disease. II. Unstable angina, heart failure, primary prevention with aspirin and risk factor modification. JAMA (1988), 260, 2259–2263

7 Anästhesierelevante Aspekte der Pharmakotherapie kardialer Risikopatienten

Martin Söhle

Kardiale Risikopatienten sind insbesondere in der perioperativen Phase prädisponiert, kardiovaskuläre Komplikationen zu erleiden. Einerseits lässt sich dieses Komplikationsrisiko durch eine geeignete adjuvante perioperative Pharmakotherapie reduzieren. Andererseits bestehen vielfältige Wechselwirkungen zwischen Anästhetika und der Dauermedikation des Patienten, die wiederum das Komplikationsrisiko ungünstig beeinflussen können.

7.1 Klassifizierung von Evidenz und Therapieempfehlungen

In Studien wurden potenzielle Pharmaka-Wechselwirkungen untersucht und vielversprechende perioperative Adjuvanzien auf ihre Wirksamkeit hin überprüft. Medizinische Fachgesellschaften haben dementsprechende Empfehlungen für oder gegen einzelne Wirkstoffgruppen ausgesprochen. Die Evidenz, auf die sich diese Empfehlungen stützen, variiert hierbei von Expertenmeinungen und Einzelfallberichten bis hin zu Metaanalysen von randomisierten, placebokontrollierten Studien. Entsprechend den Kriterien der Evidenzbasierten Medizin werden sowohl Evidenz als auch Empfehlungen klassifiziert, wobei auf internationaler Ebene 2 unterschiedliche Systeme verwendet werden: Während das erste Klassifikationssystem von amerikanischen [1] und europäischen [2] Fachgesellschaften verwendet wird (s. Tab. 7.1 u. Tab. 7.2), wird das zweite von der Deutschen Gesellschaft für Anästhesiologie und Intensivmedizin (DGAI) angewendet (s. Tab. 7.3 u. Tab. 7.4).

> Im Kapitel stehen evidenzbasierte Therapieempfehlungen in einem Kasten.

Tab. 7.1: In den Leitlinien des American College of Cardiology (ACC), der American Heart Association (AHA) [1] und der European Society of Cardiology (ESC) [2] benutzte Evidenzklassifizierung

Evidenzgrad gemäß ACC, AHA und ESC	Bedeutung
Grad A	Daten von mehreren, randomisierten, klinischen Studien
Grad B	Daten einer einzelnen (randomisierten oder nicht randomisierten) Studie
Grad C	Expertenmeinung, Daten aus Fallberichten

Tab. 7.2: Therapieempfehlungen gemäß des American College of Cardiology (ACC), der American Heart Association (AHA) [1] und der European Society of Cardiology (ESC) [2]

Therapieempfehlungen nach ACC, AHA und ESC	Bedeutung
Klasse I	Evidenz oder generelle Übereinstimmung, dass eine Maßnahme nützlich und effektiv ist
Klasse II	Widersprechende Evidenz oder gegensätzliche Meinungen bezüglich der Nützlichkeit/Effektivität einer Maßnahme
• IIa	Maßnahme ist vermutlich nützlich/effektiv
• IIb	Maßnahme ist möglicherweise nützlich/effektiv
Klasse III	Evidenz oder generelle Übereinstimmung, dass eine Maßnahme ineffektiv oder sogar schädlich ist

Tab. 7.3: Von der Deutschen Gesellschaft für Anästhesiologie und Intensivmedizin (DGAI) benutzte Evidenzklassifizierung nach Pedersen und Moller [3]

DGAI-Evidenzgrad	Bedeutung
Grad A	Daten von Metaanalyse oder klinisch randomisierten Studien
Grad B	Daten von experimentellen oder nicht randomisierten klinischen Studien
Grad C	Daten von Vergleichs-, Korrelations- oder Fall-Kontroll-Studien
Grad D	Experten- oder Lehrbuchmeinung

Tab. 7.4: Therapieempfehlungen gemäß der Deutschen Gesellschaft für Anästhesiologie und Intensivmedizin (DGAI)

Therapieempfehlungen nach DGAI	Bedeutung: Therapieempfehlung basierend auf ...
Grad A	... Metaanalyse oder mehreren randomisierten klinischen Studien
Grad B	... experimentellen oder nicht randomisierten klinischen Studien sowie Vergleichs-, Korrelations- oder Fall-Kontroll-Studien
Grad C	... Experten- oder Lehrbuchmeinung

7.2 Weiterführen, Absetzen oder Umstellen der Dauermedikation

Kardiale Risikopatienten nehmen eine Vielzahl von Medikamenten ein, die zum Teil mit Anästhetika interagieren und daher abgesetzt oder umgestellt werden sollten. Hierbei ist jedoch das Risiko des Absetzens mit dem Risiko der potenziellen Wechselwirkung abzuwägen. Bei folgenden Substanzgruppen ist eine Wechselwirkung mit Anästhetika zu berücksichtigen:

7.2.1 β-Adrenorezeptor-Antagonisten (β-Blocker)

Unter einer Dauertherapie mit β-Blockern nimmt die Dichte der β-Adrenorezeptoren kompensatorisch zu, außerdem treten erhöhte Katecholaminspiegel auf. Dies erklärt, warum es nach abruptem Absetzen von β-Blockern zu vital bedrohlichen Entzugsphänomenen (Rebound), gekennzeichnet durch Tachykardie, hypertensive Krisen und Herzrhythmusstörungen, kommen kann. Das präoperative Absetzen einer bestehenden Therapie mit β-Blockern erhöht das Risiko eines perioperativen Myokardinfarktes [4] und muss daher unbedingt vermieden werden. Bei KHK-Patienten wurde eine Zunahme von Angina-pectoris-Anfällen um 40% 2 Tage nach Absetzen beobachtet [5]. Dies fällt somit in die frühe postoperative Phase, in der das Risiko kardiovaskulärer Komplikationen ohnehin am höchsten ist.

> Das American College of Cardiology (ACC) und die American Heart Association (AHA) sprechen daher eine *Klasse-I-Empfehlung* aus, eine vorbestehende β-Blockertherapie perioperativ nicht abzusetzen, sondern fortzuführen (*Evidenzgrad C*) [1].

Unter bestehender β-Blockade kann es intraoperativ zu einer erhöhten Inzidenz von Bradykardien und Hypotonien kommen. Vor allem bei größeren Blutverlusten kommt es durch die Unterdrückung der tachykarden Kreislaufreaktion zu protrahierten Blutdruckabfällen, die kausal, d.h. durch Volumenzufuhr, zu behandeln sind. Die negativ inotrope Wirkung der β-Blocker wird durch Inhalationsanästhetika verstärkt.

Indikation und Nutzen einer *perioperativen* β-Blockade sind im Abschnitt über die *perioperative adjuvante Pharmakotherapie* (Kap. 7.3.1) näher beschrieben.

7.2.2 Kalziumkanal-Antagonisten (Ca-Antagonisten)

Die perioperative Weiterführung einer Dauermedikation mit Ca-Antagonisten wird als vorteilhaft empfohlen. Zwar ist nach Absetzen nicht mit einem Entzugssyndrom zu rechnen, wohl können aber Blutdruckanstiege auftreten.

Intraoperativ ist zu beachten, dass sich Inhalationsanästhetika und die Ca-Antagonisten **Verapamil** und **Diltiazem** in ihren negativ inotropen und dromotropen Wirkungen wechselseitig verstärken [6]. Dies kann zu protrahierten Blutdruckabfällen und zum Auftreten eines AV-Blocks führen. β-Blocker und die beschriebenen Ca-Antagonisten verstärken sich ebenfalls in ihrer negativ inotropen und dromotropen Wirkung. Andererseits wird der Dosisbedarf für Inhalationsanästhetika durch Ca-Antagonisten in geringem Maße reduziert. Schließlich verstärken Ca-Antagonisten die muskelrelaxierende Wirkung von depolarisierenden und nicht depolarisierenden Muskelrelaxanzien, ein Effekt, der klinisch jedoch kaum in Erscheinung tritt.

7.2.3 $α_2$-Adrenorezeptor-Agonisten ($α_2$-Agonisten)

$α_2$-Rezeptoragonisten reduzieren die zentrale Katecholaminfreisetzung, verbessern die hämodynamische Stabilität und dilatieren poststenotische Koronararterien [7]. Von den 3 Wirkstoffen Clonidin, Mivazerol und Dexmedetomidin ist in Deutschland bislang nur **Clonidin** zugelassen.

Das abrupte Absetzen einer Clonidin-Dauermedikation kann zu einem schweren Entzugssyndrom führen, das sich meist 18–20 h nach der letzten Gabe durch eine sympathoadrenerge Überaktivität mit hypertensiver Krise, Tachykardie und psychomotorischer Unruhe manifestiert. Daher sollte eine Dauertherapie mit Clonidin auch perioperativ fortgesetzt werden. Weiterhin reduzieren $α_2$-Agonisten den Bedarf an Anästhetika und postoperativen Analgetika. Insbesondere der hochpotente $α_2$-Agonist Dexmedetomidin hat eine ausgeprägte analgosedierende Wirkung und wurde in den USA speziell für diese Indikation bei Intensivpatienten zugelassen [8].

Der perioperative Einsatz von $α_2$-Agonisten wird im Abschnitt 7.3.3 erläutert.

7.2.4 NO-Donatoren: Nitrate und Molsidomin

NO-Donatoren wie Nitrate oder Molsidomin bewirken eine koronare Vasodilatation und senken den myokardialen Sauerstoffverbrauch durch eine Senkung von Vorlast und – bei höherer Dosierung – Nachlast. Die vasodilatierende Wirkung von Inhalationsanästhetika und rückenmarksnaher Regionalanästhesie wird durch NO-Donatoren verstärkt, sodass die intraoperative Gabe von Volumen oder blutdrucksteigernden Medikamenten erforderlich sein kann.

Bei abruptem Absetzen von NO-Donatoren kann es zu einem Entzugssyndrom (Rebound) kommen, das mit hypertensiven Krisen und einem erhöhten Risiko für das Auftreten von Myokardischämien einhergeht. Daher wird empfohlen, die Therapie mit NO-Donatoren perioperativ weiterzuführen. Eine bis zum Tag der Operation weitergeführte chronische Nitrattherapie scheint sogar zur Reduktion perioperativer Myokardischämien beizutragen [5]. Eine generelle perioperative intravenöse NO-Donator-Therapie ist hingegen nicht indiziert.

7.2.5 Antiarrhythmika

Nutzen und Risiken einer perioperativen Fortführung der antiarrhythmischen Dauertherapie wurden bislang nicht eingehend untersucht. Einerseits werden die negativ inotropen und dromotropen Wirkungen der Inhalationsanästhetika durch Antiarrhythmika der Klassen I und III verstärkt. Andererseits steigt nach Absetzen von Antiarrhythmika das Risiko für das Wiederauftreten von Arrhythmien. Aufgrund der langen Eliminationshalbwertzeit mancher Antiarrhythmika (Amiodaron: 1–3 Monate) ist ein präoperatives Absetzen ohnehin wenig praktikabel. Insgesamt empfehlen die meisten Autoren, eine Dauertherapie mit Antiarrhythmika perioperativ fortzuführen.

7.2.6 Inhibitoren des Angiotensinkonvertierenden Enzyms (ACE-Hemmer)

ACE-Hemmer sind Medikamente der ersten Wahl bei Herzinsuffizienz und werden auch häufig zur Therapie der arteriellen Hypertonie eingesetzt. Gegenwärtig besteht Uneinigkeit, ob eine Therapie mit ACE-Hemmern perioperativ pausiert werden sollte oder nicht [9, 10].

Comfere et al. [11] untersuchten den Zusammenhang zwischen dem Zeitpunkt der letztmaligen Gabe von ACE-Hemmern bzw. Angiotensin-II-Rezeptor (AT-II)-Antagonisten und arterieller Hypotension während Narkoseeinleitung: Bei Absetzen *weniger als 10 h* vor OP kam es signifikant häufiger (60% vs. 46%) zu moderaten Blutdruckabfällen ($RR_{sys} \leq 85$ mmHg) als bei Absetzen *mehr als 10 h* vor OP. Es gab jedoch keine signifikanten Unterschiede zwischen den Gruppen (Absetzen < 10 h vs. ≥ 10 h prae OP) in Bezug auf die Inzidenz schwerer Blutdruckabfälle ($RR_{sys} \leq 65$ mmHg), die Notwendigkeit einer Vasopressorgabe oder die postoperative Komplikationsrate. Schirmer und Schürmann [12] verglichen Patienten, die einen ACE-Hemmer zuletzt am Morgen der Operation erhielten, mit solchen, die ihn zuletzt am Vortag erhielten. Bei Gabe von ACE-Hemmern am OP-Tag waren Blutdruck (RR_{sys} = 101 vs. 122 mmHg) und Herzfrequenz (64 vs. 71/min) nach Einleitung signifikant niedriger, obwohl diese Patienten signifikant häufiger Akrinor zur Blutdruckstabilisierung erhielten.

Zusammenfassend ist festzustellen, dass das Absetzen von ACE-Hemmern am Tag vor der Operation als sicher zu betrachten ist, das heißt, es kommt nicht zum Auftreten von Blutdruckspitzen im Sinne eines Rebound-Phänomens. Bei Gabe bis zum Morgen der Operation treten gehäuft Blutdruckabfälle bei Narkoseeinleitung auf, die in den meisten Fällen mit Volumen- und Vasopressorgaben effektiv zu therapieren sind und anscheinend nicht zu einer erhöhten postoperativen Morbidität führen. Es existieren sogar Hinweise, dass die perioperative Gabe von ACE-Hemmern nephroprotektiv sein könnte [13].

Eine umfassende Abwägung der Vor- und Nachteile eines Absetzens von ACE-Hemmern ist aufgrund der unzureichenden Evidenz nicht möglich [12], sodass zurzeit keine generelle Empfehlung für oder gegen das Absetzen von ACE-Hemmern am Tag vor der Operation gegeben werden kann. Vielmehr ist die Entscheidung im Einzelfall zu treffen: Beispielsweise erscheint es sinnvoll, den ACE-Hemmer bei Patienten mit Aortenstenose oder Karotisstenose abzusetzen [11], das heißt bei Patienten, die in besonderem Maße durch einen Blutdruckabfall bei Narkoseeinleitung gefährdet wären.

sin zur Behandlung einer Hypotension während Narkoseeinleitung bei Patienten mit chronischer ACE-Hemmer- oder AT-II-Antagonisten-Therapie [18].

Insgesamt fehlen größere Untersuchungen über den Nutzen bzw. das Risiko eines präoperativen Absetzens von AT-II-Antagonisten. Aufgrund der vorliegenden Ergebnisse wird jedoch gegenwärtig das Absetzen 24 h vor Operation befürwortet.

7.2.7 Angiotensin-II-Rezeptor-Antagonisten

Angiotensin-II-Rezeptor-Antagonisten blockieren den Rezeptor-Subtyp AT_1 und hemmen die vasokonstriktorische, Natrium retinierende und Noradrenalin freisetzende Wirkung von Angiotensin II [10]. Im Vergleich zu ACE-Hemmern ist die Wirkung ausgeprägter und vollständiger. Daher werden auch unter chronischer AT-II-Blockade gehäuft behandlungsbedürftige Blutdruckabfälle unter Narkoseeinleitung beobachtet [14, 15]. Diese Blutdruckabfälle sind hierbei ausgeprägter als unter β-Blocker-, Ca-Antagonisten- oder ACE-Hemmer-Therapie und sprechen seltener auf die Gabe von Ephedrin oder Phenylephrin an [15]. In diesem Fall wird das Vasopressin-Analogon **Terlipressin** von manchen Autoren als Medikament der Wahl zur Normalisierung des Blutdrucks angesehen [16, 17]. Jedoch ist Terlipressin (Glycilpressin) in Deutschland nicht für diese Indikation zugelassen, sondern nur zur Behandlung einer Ösophagusvarizenblutung. Außerdem ist **Noradrenalin** genauso effektiv wie Terlipres-

7.2.8 Herzglykoside (Digoxin, Digitoxin)

Herzglykoside sind ein Bestandteil der Pharmakotherapie bei chronischer Herzinsuffizienz, insbesondere wenn ACE-Hemmer, β-Blocker und Diuretika nicht zu einer Verbesserung der Herzinsuffizienz führen. Darüber hinaus sind Herzglykoside bislang die einzigen positiv inotrop wirkenden Medikamente, die nicht die Letalität bei chronischer Herzinsuffizienz erhöhen [10].

Die therapeutische Breite der Herzglykoside ist gering, sodass ein erhöhtes Risiko für das Auftreten toxischer Symptome besteht. Diese imponieren intraoperativ vor allem in Form von Herzrhythmusstörungen, die von Bradykardien bis hin zum Kammerflimmern reichen. Intraoperativ auftretende Komplikationen, wie Hypokaliämie, Hypomagnesiämie oder Hypoxie, sowie intraoperativ verabreichte Medikamente, wie Sympathomimetika und Theophyllin, verstärken die arrhythmogene Wirkung des Digitalis. Daher sprechen sich manche Autoren dafür aus, Herzglykoside präoperativ abzusetzen.

Aufgrund der langen Halbwertzeit müsste dementsprechend die Einnahme von Digoxin 2 Tage, die von Digitoxin 5 Tage vor der Operation pausiert werden [6].

Andererseits kann das präoperative Absetzen der Herzglykoside zur Dekompensation einer bestehenden Herzinsuffizienz mit konsekutiv erhöhter perioperativer kardiovaskulärer Letalität führen, weshalb sich andere Autoren für die perioperative Fortsetzung der Digitalistherapie aussprechen. In diesem Fall sollten die Elektrolyte intraoperativ engmaschig überwacht und gegebenenfalls substituiert werden, um toxische Wirkungen der Herzglykoside zu vermeiden. Präoperativ bestehende Elektrolytstörungen sind vor Narkoseeinleitung auszugleichen, insbesondere das Serumkalium sollte im hoch normalen Bereich gehalten werden.

Die vorhandene Literatur ergibt keine Evidenz, ob Herzglykoside perioperativ abgesetzt oder weiter verabreicht werden sollten.

7.2.9 Diuretika

Ein wesentlicher Bestandteil der Pharmakotherapie sowohl der arteriellen Hypertonie als auch der Herzinsuffizienz sind Diuretika. Je nach verwendetem Wirkstoff können Elektrolytstörungen als Nebenwirkungen auftreten, die intraoperativ zu Herzrhythmusstörungen prädisponieren: Nach Gabe von **Thiaziden** oder **Furosemid** können Hypokaliämie, Hyperkalzämien und Alkalosen auftreten, während **Spironolacton** mit dem Risiko von Hyperkaliämie und Hyponatriämie vergesellschaftet ist. Patienten unter Diuretika-Dauertherapie sind bei Narkoseeinleitung tendenziell hypovolämisch, sodass ein erhöhtes Risiko von Blutdruckabfällen besteht, insbesondere wenn es intraoperativ zu ausgeprägten Flüssigkeitsverschiebungen kommt. Aus diesen Gründen propagieren mache Autoren, Diuretika präoperativ abzusetzen. Die aktuelle Studienlage liefert hierzu keine Evidenz, weder für das Absetzen noch für das Fortführen der Diuretikagabe.

Theoretisch verstärken Thiazide und Furosemid die Wirkung von Muskelrelaxanzien, praktisch ist dieser Effekt jedoch kaum von Relevanz.

7.2.10 Inhibitoren der Phosphodiesterase 5 (PDE-5-Hemmer)

Hemmstoffe der Phosphodiesterase 5 werden bei Patienten mit erektiler Dysfunktion eingesetzt: Die Wirkstoffe **Sildenafil** (Viagra), **Tadalafil** (Cialis) und **Vardenafil** (Levitra) hemmen die cGMP-spezifische Phosphodiesterase 5, wodurch es im Bereich des Corpus cavernosum zu einer Relaxation der glatten Muskulatur und Vasodilatation mit konsekutiver Erektion kommt [19]. Da es sich bei dieser Wirkstoffgruppe um eine Bedarfsmedikation handelt, stellt sich die Frage nach einem perioperativen Absetzen oder Weiterführen nicht. Aufgrund ihrer Wechselwirkung mit organischen Nitraten sind sie dennoch von Bedeutung für die perioperative Therapie kardialer Risikopatienten:

Organische Nitrate (s. Tab. 7.5), wie Nitroglyzerin, Isosorbidmononitrat und

Isosorbiddinitrat, steigern die Produktion von zyklischem Guanosinmonophosphat (cGMP), während PDE-5-Inhibitoren den cGMP-Abbau hemmen [19]. Bei Koadministration beider Wirkstoffgruppen kommt es somit zu einer Akkumulation von cGMP, die sich klinisch in einem erheblichen und kaum vorhersagbaren Blutdruckabfall bemerkbar macht. Daher ist die Gabe von organischen Nitraten nach Einnahme von PDE-5-Hemmern – auch beim Auftreten eines akuten Koronarsyndroms – absolut kontraindiziert [20]. Nach Einnahme der kurzwirksamen PDE-5-Inhibitoren Sildenafil und Vardenafil (Halbwertzeit ~ 4 h), wird die Gabe von organischen Nitraten frühestens nach 24 h empfohlen. Beim langwirksamen Tadalafil (Halbwertzeit ~ 18 h) wird eine mindestens 48-stündige Pause angeraten [20].

Insbesondere bei der Narkose und der intensivmedizinischen Betreuung von Notfallpatienten ist an die Möglichkeit einer kürzlich zurückliegenden Einnahme von PDE-5-Hemmern zu denken und im Rahmen der Medikamentenanamnese zu erfragen. Ob es innerhalb der beschriebenen 24- bzw. 48-h-Intervalle zu einer Wechselwirkung mit Anästhetika kommt, ist nicht bekannt.

PDE-5-Hemmer senken außerdem den pulmonalarteriellen Druck [19]. Gegenwärtig wird im Rahmen von Studien untersucht, ob sich hieraus ein Anwendungsgebiet bei pulmonaler arterieller Hypertonie ergibt.

7.2.11 Kumarine und Heparine

Kumarine und Heparine hemmen die plasmatische Gerinnung und können daher bei rückenmarksnahen Regionalanästhesien zur Entwicklung spinaler, epiduraler Hämatome mit konsekutiver Querschnittslähmung führen. Daher wird der Einsatz dieser Substanzen sowie die einzuhaltenden Einnahmepausen durch eine Leitlinie der Deutschen Gesellschaft für Anästhesiologie und Intensivmedizin (DGAI) beschrieben [21] (s. Tab. 7.6).

Kumarine (Phenprocoumon, Warfarin) werden als orale Antikoagulanzien zur Therapie bzw. Prävention von Embolien und Thrombosen, bei Herzklappenersatz und chronischem Vorhofflimmern eingesetzt und werden dementsprechend häufig bei kardialen Risikopatienten verschrieben. Aufgrund der erhöhten Blutungsneigung ist eine rückenmarksnahe Regionalanästhesie unter chronischer Ku-

Tab. 7.5: Übersicht über gängige organische Nitrate und ihre Handelsnamen. Organische Nitrate sind für die Dauer von 24 h nach Einnahme von Sildenafil (Viagra) und Vardenafil (Levitra) sowie für 48 h nach Tadalafil (Cialis) absolut kontraindiziert [20].

Organische Nitrate	Handelsnamen
Glyceroltrinitrat = Nitroglycerin	Corangin Nitro, Nitrangin, Nitrolingual
Isosorbidmononitrat	Corangin, Elantan, IS 5 mono, ISMN, Ismo, Ismonit, Monostenase
Isosorbiddinitrat	ISDN, Isoket, Isostenase, Jenacard, Nitrosorbon

marintherapie absolut kontraindiziert [21]. Aber auch unabhängig vom zu verwendenden Anästhesieverfahren sollten orale Antikoagulanzien vor einem operativen Eingriff auf die besser steuerbaren **Heparine** umgestellt werden:

Hierzu werden die Kumarine 4 Tage vor der Operation abgesetzt. Nach 2 Tagen sind sie erfahrungsgemäß soweit abgebaut, dass ihre Konzentration im subtherapeutischen Bereich liegt [22]. Zu diesem Zeitpunkt, 2 Tage vor der Operation, wird mit der intravenösen Heparingabe in einer initialen Dosierung von 10 IE/kg/h begonnen [23]. Hierunter sollte die aktivierte partielle Thromboplastinzeit (aPTT) um den Faktor 1,5–2 gegenüber dem Normbereich (25–38s) erhöht sein, und die Heparindosis gegebenenfalls entsprechend modifiziert werden. Die intravenöse Heparingabe wird 4–6 h vor der Operation pausiert, wodurch eine normalisierte Gerinnung zu Beginn der Operation erreicht werden soll. Je nach postoperativem Nachblutungsrisiko wird die intravenöse Heparingabe 12– 24 h nach Operationsende wieder begonnen. Postoperativ sollten orale Antikoagulanzien so früh wie möglich – je nach Blutungsrisiko – wieder verabreicht werden. Nach ungefähr 3–4 Tagen Kumarintherapie ist eine Antikoagulation im therapeutischen Bereich (INR: 2.0–3.0) gewöhnlich wieder erreicht, sodass die intravenöse Heparingabe beendet werden kann [23].

Alternativ zu den unfraktionierten Heparinen können auch **niedermolekulare fraktionierte Heparine (Enoxaparin, Dalteparin, Nadroparin, Tinzaparin)** zur Überbrückung einer Kumarintherapie eingesetzt werden [22]. Ihr Vorteil liegt in der hohen Bioverfügbarkeit nach subkutaner Gabe, der Möglichkeit eine Umstellung ambulant durchzuführen und im günstigeren Preis. Der Nachteil besteht in der fehlenden Möglichkeit einer Antagonisierung und der aufwendigeren Laborkontrollen. Letztere ist in Routinefällen nicht erforderlich, wird aber bei Kindern, Schwangerschaft, Adipositas und Niereninsuffizienz empfohlen [23]. Niedermolekulare Heparine werden 24 h vor der Operation zuletzt verabreicht, postoperativ wird ebenfalls nach 12–24 h wieder mit der Therapie begonnen.

Bislang fehlen größere randomisierte Studien, die unfraktionierte mit niedermolekularen Heparinen vergleichen [24]. Daher ist bislang unklar, welche Wertigkeit niedermolekulare Heparine bei der Überbrückung einer Kumarintherapie haben. Insgesamt bewegt sich das perioperative Management von Patienten mit oralen Antikoagulanzien zwischen 2 Extremen [23]:

- Beim minimalistischen Ansatz werden Kumarine abgesetzt, ohne eine Substitution mit Heparinen durchzuführen. Dies ist möglicherweise bei Patienten mit chronischem Vorhofflimmern ohne weitere Risikofaktoren für thromboembolische Komplikationen bei Durchführung kleinerer operativer Eingriffe vertretbar.
- Im Gegensatz hierzu besteht der aggressive Ansatz darin, nach Absetzen der Kumarine eine therapeutische Vollheparinisierung als Substitutionsbehandlung durchzuführen. Dies erscheint bei Patienten mit künstlichen

Herzklappen (vor allem Mitralklappen) gerechtfertigt, da sie ein hohes perioperatives Thromboembolierisiko (Schlaganfall, Klappenthrombosen) aufweisen. Auch hierzu gibt es keine internationalen Empfehlungen mangels ausreichender Evidenz [23].

Die Normalisierung der Blutgerinnung kann im Falle einer Notfalloperation durch die Gabe von Frischplasma oder Vitamin K abhängigen Gerinnungsfaktoren (z.B. PPSB) beschleunigt werden. Eine solche Normalisierung der Gerinnung mit Gerinnungsfaktoren allein mit dem Ziel, eine rückenmarksnahe Regionalanästhesie durchzuführen, ist jedoch nicht indiziert [21].

Niedrigdosierte – unfraktionierte oder niedermolekulare – Heparine führen nicht zu einem erhöhten Blutungsrisiko bei Regionalanästhesie, sofern gewisse Zeitabstände zwischen Heparingabe und Punktion eingehalten werden (s. Tab. 7.6). Auch eine geplante intraoperative Vollheparinisierung stellt keine zwingende Kontraindikation für ein Regionalanästhesieverfahren dar, sofern sie frühestens 10–12 h nach Punktion durchgeführt wird. In diesem Zusammenhang wird beispielsweise bei kardiochirurgischen Eingriffen an der

Tab. 7.6: Empfohlene Zeitintervalle zwischen der Gabe gerinnungshemmender Substanzen und rückenmarksnaher Punktion gemäß den Empfehlungen der DGAI [21]

Wirkstoffgruppe	Empfohlene Zeitintervalle zwischen Wirkstoffgabe und rückenmarksnaher Punktion bzw. Katheterentfernung		Laborkontrolle
	Vor Punktion/ Katheterentfernung	Nach Punktion/ Katheterentfernung	
Kumarine (Phenprocoumon, Warfarin)	Zeit bis INR < 1,4	Kumaringabe erst nach Katheterentfernung	
Unfraktionierte Heparine (low dose)	4 h	1 h	Thrombozyten bei Therapie > 5 Tagen
Unfraktionierte Heparine (high dose)	4 h	1 h	PTT, (ACT), Thrombozyten
Niedermolekulare Heparine (low dose)	10–12 h	2–4 h	Thrombozyten bei Therapie > 5 Tagen
Niedermolekulare Heparine (high dose)	24 h	2–4 h	Thrombozyten bei Therapie > 5 Tagen
Hirudine (Lepirudin, Desirudin)	8–10 h	2–4 h	
Fondaparinux	20–22 h bei normaler Nierenfunktion	2–4 h	

Herz-Lungen-Maschine empfohlen, einen Epiduralkatheter bereits am Vorabend der Operation zu platzieren [25].

7.2.12 Thrombozytenaggregationshemmer (ASS, Thienopyridine, GP-IIb/IIIa-Antagonisten)

Acetylsalicylsäure (ASS)
ASS hemmt irreversibel die Thrombozytenaggregation. Eine Langzeittherapie in niedriger Dosierung (75–150 mg täglich) reduziert bei kardialen Risikopatienten das Risiko von Myokardinfarkt und Schlaganfall um ein Drittel und von kardiovaskulär bedingten Todesfällen um ein Sechstel [26]. Demgegenüber stehen die Nachteile einer ASS-Langzeittherapie, die im Wesentlichen im Risiko gastrointestinaler Ulzera und Blutungen bestehen. Insgesamt überwiegen die Vorteile einer solchen Therapie bei kardialen Risikopatienten jedoch gegenüber dem potenziellen Blutungsrisiko. Vor allem Patienten mit stabiler oder instabiler Angina pectoris, chronischem Vorhofflimmern, peripherer arterieller Verschlusskrankheit sowie Zustand nach Myokardinfarkt, Apoplex oder transitorisch ischämischer Attacke profitieren von einer Sekundärprophylaxe mit ASS [26]. Bei Patienten mit niedrigem kardialem Risiko ist der Nutzen dieser Therapie weniger ausgeprägt und wird durch den möglichen Schaden von Blutungskomplikationen wieder aufgehoben.

Es ist gängige klinische Praxis, eine vorbestehende ASS-Therapie perioperativ zu pausieren, um das Risiko von chirurgischen Blutungskomplikationen zu reduzieren. Andererseits steigt hierdurch möglicherweise das Risiko perioperativer kardiovaskulärer Komplikationen. Prospektive Studien, die das relative Risiko des Absetzens von ASS und die perioperative Fortführung der Therapie untersuchen, liegen bislang leider nicht vor [27]. Retrospektive Analysen belegen jedoch, dass bei ca. 10% der Patienten mit perioperativ aufgetretenem akutem Koronarsyndrom die ASS-Einnahme präoperativ pausiert wurde. Andererseits steigt die Häufigkeit perioperativer Blutungen bei Weiterführung der Niedrigdosis-ASS-Therapie um ungefähr 50%, wobei dies in Abhängigkeit vom durchgeführten Eingriff differiert (Median der Blutungshäufigkeit = 1,5; 25%–75% Quartile: 1,0–2,5) [27]. Abgesehen von intrakraniellen Eingriffen und transurethralen Prostatektomien handelt es sich hierbei um eine quantitative, jedoch nicht qualitative Zunahme, das heißt, durch die Blutung wird die perioperative Morbidität und Letalität nicht erhöht. Auch die Rate von Bluttransfusionen nimmt bei Patienten, bei denen ASS weitergegeben wurde, nicht signifikant zu. Burger et al. [27] empfehlen daher, ASS nur dann perioperativ abzusetzen, wenn das bekannte oder vermutete perioperative Blutungsrisiko und die damit verbundene Morbidität das kardiovaskuläre Risiko des Absetzens übersteigt.

Anhand der vorliegenden Daten ist davon auszugehen, dass die alleinige Gabe von ASS – oder von anderen nichtsteroidalen Antirheumatika – das Risiko für das Auftreten eines spinalen epiduralen Hämatoms nach rückenmarksnaher

Regionalanästhesie nicht erhöht [21]. Perioperativ werden jedoch in Europa routinemäßig Heparine zur Thromboseprophylaxe verabreicht, die in Verbindung mit einer ASS-Komedikation zu einem erhöhten Risiko für das Auftreten spinaler Hämatome führt. Nach Stafford-Smith [28] liegt das Risiko für das Auftreten von spinalen epiduralen Hämatomen unter gleichzeitiger Gabe von Heparin und ASS bei 1:8500 nach Epiduralanästhesie und 1:12000 nach Spinalanästhesie.

> Die DGAI beurteilt daher die Durchführung einer zentralen Nervenblockade bei gleichzeitiger Einnahme von ASS und Heparinen, Thiopyridinen oder nichtsteroidalen Antirheumatika als relativ kontraindiziert, und zwar unabhängig von der verabreichten ASS-Dosis [21]. Sie empfiehlt daher, ASS 2 Tage vor rückenmarksnaher Punktion – oder Entfernung eines epiduralen Katheters – abzusetzen (s. Tab. 7.7).

Thienopyridine
Auch die **Thienopyridine (Ticlopidin, Clopidogrel)** hemmen irreversibel die Thrombozytenaggregation, allerdings ohne den Arachidonsäurestoffwechsel zu beeinflussen. Im Bezug auf die Prävention ischämischer Hirninfarkte, Myokardinfarkte oder vaskulärer Todesfälle sind sie dem ASS sogar überlegen [29]. Im Falle einer geplanten rückenmarksnahen Regionalanästhesie sollte sie mindestens 7 Tage (Clopidogrel) bzw. 10 Tage (Ticlopidin) vor dem Eingriff abgesetzt werden, da andernfalls das Risiko für das Auftreten spinaler Hämatome erhöht ist [21]. Nach Absetzen von Thienopyridinen wurden gehäuft kardiovaskuläre Komplikationen beobachtet, sodass der Vorteil einer zentralen Nervenblockade gegenüber dem Nachteil des Absetzens der Thienopyridine abzuwägen ist, und im Zweifelsfall eine Allgemeinanästhesie durchgeführt werden sollte.

Glykoprotein-IIb/IIIa-Inhibitoren
GP-IIb/IIIa-Inhibitoren (Abciximab, Eptifibatid, Tirofiban) hemmen reversibel die gemeinsame Endstrecke der Thrombozytenaggregation. Diese Wirkung ist wesentlich ausgeprägter als nach ASS oder Thienopyridinen, entsprechend höher ist auch das Blutungsrisiko. Gemäß den Empfehlungen der DGAI ist eine rückenmarksnahe Regionalanästhesie bei Therapie mit GP-IIb/IIIa-Inhibitoren kontraindiziert. Ist aus kardiologischer Sicht ein Absetzen dieser Medikamente möglich, so ist zumindest theoretisch nach 6–8 h (Eptifibatid, Tirofiban), bzw. 2 Tagen (Abciximab) mit einer Normalisierung der Gerinnung zu rechnen.

Kombinationstherapie
Eine Kombinationstherapie von ASS und Thienopyridinen wurde mittlerweile als Standard für die Therapie nach akutem Koronarsyndrom bzw. nach koronarer Stent-Implantation etabliert, da sie die Rate von kardiovaskulären Komplikationen und Letalität senkt [30]. In den gemeinsamen Leitlinien von ACC und AHA wird diese Kombinationstherapie für eine Dauer von mindestens 1 Monat (unbeschichteter Stent), 6–12 Monate (beschichtete Stents) und einem Jahr (akutes

Tab. 7.7: Von der DGAI [21] empfohlene Zeitintervalle zwischen der Gabe von Thrombozytenaggregationshemmern und rückenmarksnaher Punktion

Thrombozytenaggregationshemmer	Empfohlene Zeitintervalle zwischen Wirkstoffgabe und rückenmarksnaher Punktion bzw. Katheterentfernung	
	Vor Punktion/ Katheterentfernung	Nach Punktion/ Katheterentfernung
Acetylsalicylsäure (ASS)	> 2 Tage	Gabe erst nach Katheterentfernung
Thienopyridine (ADP-Antagonisten)		Gabe erst nach Katheterentfernung
• Clopidogrel	> 7 Tage	
• Ticlopidin	> 10 Tage	
Glykoprotein-IIb/IIIa-Antagonisten	kontraindiziert	
• Abciximab	(theoretisch > 2 Tage)	2–4 h
• Eptifibatid, Tirofiban	(theoretisch > 6–8 h)	2–4 h

Koronarsyndrom) empfohlen [31–33]. Das frühzeitige – u.a. präoperative – Absetzen der Kombinationstherapie führt gehäuft zum Auftreten von Stent-Thrombosen, die häufig tödlich enden.

Da bei Koronarinterventionen in zunehmendem Maße beschichtete Stents implantiert werden, ist davon auszugehen, dass die perioperative Stent-Thrombose an klinischer Häufigkeit und Relevanz zunimmt.

Daher empfehlen ACC und AHA [30] kritisch zu hinterfragen, ob das vermutete Blutungsrisiko des operativen Eingriffes wirklich derart hoch ist, dass ein Absetzen der Kombinationstherapie gerechtfertigt erscheint. Elektive Eingriffe, bei denen das Blutungsrisiko als hoch eingeschätzt wird, sollten innerhalb von 1 Monat (unbeschichteter Stent) bzw. 12 Monaten (beschichtete Stents) nicht durchgeführt werden. Bei dringlichen Operationen, die ein Absetzen der Thienopyridine erfordern, sollte zumindest ASS möglichst nicht abgesetzt werden, und die Therapie mit Thienopyridinen so früh wie möglich wieder begonnen werden.

7.2.13 Orale Antidiabetika: Biguanide und Sulfonylharnstoffe

Viele kardiale Risikopatienten leiden an einem Diabetes mellitus, wobei insbesondere die insulinabhängige Form *per se* einen Risikofaktor für das Auftreten perioperativer kardiovaskulärer Komplikationen darstellt. Beim nicht insulinabhängigen Diabetes mellitus werden orale Antidiabetika in Form von Biguaniden und Sulfonylharnstoffen eingesetzt, die beide anästhesierelevante Komplikationen verursachen können:

Biguanide (z.B. **Metformin**; s. Tab. 7.8) hemmen die Glukoneogenese in der

Leber und Glukoseresorption im Darm, außerdem induzieren sie eine verstärkte Glukoseaufnahme in die Muskulatur. Perioperativ können sie eine Laktatazidose induzieren, die nicht selten tödlich verläuft. Daher sollen – gemäß dem Warnhinweis des Bundesinstituts für Arzneimittel und Medizinalprodukte – Biguanide 2 Tage vor der Operation abgesetzt werden und frühestens 2 Tage nach Operation wieder verabreicht werden [34].

Sulfonylharnstoffe (z.B. **Glibenclamid, Tolbutamid**; s. Tab. 7.8) stimulieren die Insulinsekretion des Pankreas mit einer Wirkdauer von bis zu 24 h. Daher sollen sie zuletzt am Tag vor der Operation verabreicht werden, um das Auftreten von intra- und postoperativen Hypoglykämien zu vermeiden.

Bedingt durch das Absetzen der oralen Diabetika sowie die perioperative katabole Stressreaktion können intra- und postoperativ Hyperglykämien auftreten, die – trotz des Vorliegens eines nicht insulinpflichtigen Diabetes mellitus – mit Insulin behandelt werden. In Abhängigkeit vom durchgeführten Eingriff sollten diese Patienten auch in den ersten postoperativen Tagen mit Insulin und nicht mit oralen Antidiabetika behandelt werden: Zum einen verhindert das Nüchternheitsgebot nach Operationen am Gastrointestinaltrakt eine orale Medikation, zum anderen ist nach großen Operationen mit erheblichen Flüssigkeitsverschiebungen nicht mit einer zuverlässigen Resorption oraler Medikamente zu rechnen.

Über die intraoperativ anzustrebenden **Serumglukosespiegel** besteht kein Konsens [34]. Patienten auf Intensivstation profitieren von einer „intensivierten Insulintherapie" (Zielserumglukosespiegel: 80– 110 mg/dl) in Bezug auf Morbidität und – zum Teil auch – Letalität im Vergleich zu einer herkömmlichen Insulintherapie (Zielglukosespiegel ≤ 215 mg/dl) [35]. Bislang gibt es jedoch keine umfassenden Untersuchungen, ob eine „intensivierte Insulintherapie" auch bei lang dauernden Operationen das Risiko kardiovaskulärer Komplikationen reduziert. Hingegen sind Serumglukosespiegel über 220 mg/dl mit einer erhöhten Rate von Wundinfektionen, Anastomosen-Insuffi-

Tab. 7.8: Gebräuchliche Biguanide und Sulfonylharnstoffe und deren Handelsnamen

Biguanide	Sulfonylharnstoffe
Metformin	**Glibenclamid**
Diabesin, Diabetase, Glucobon, Glucophage, Mediabet, Meglucon, Mescorit, Metformin Dura, Siofor	Duraglucon, Euglucon, Glib ratioph., Glukovital, Glibenhexal, Manilil, Orabetic, Praeciglucon
	Glibornurid
	Gluborid, Glutril
	Glimepirid
	Amaryl, Glimerid, Solosa
	Tolbutamid
	Orabet, Tolbutamid RAN

zienzen, Dehydratation und Elektrolytstörungen assoziiert, außerdem nimmt im Falle von perioperativen Herz- oder Hirninfarkten der ischämische Schaden zu [36]. Daher wird empfohlen, den intraoperativen Serumglukosespiegel unter 180 mg/dl zu halten [36], und ein Zielwert zwischen 80 und 160 mg/dl anzustreben [34].

Zu beachten ist weiterhin, dass es unter Insulintherapie zu einer intrazellulären Kaliumaufnahme mit konsekutiver Hypokaliämie im Serum kommt, die das Auftreten von Herzrhythmusstörungen begünstigt und die Toxizität von Herzglykosiden verstärkt [34]. Dementsprechend sind intraoperativ nicht nur die Serumglukose-, sondern auch die **Serumkaliumspiegel** engmaschig zu kontrollieren und Elektrolyte entsprechend zu substituieren.

7.2.14 Inhibitoren der Monoaminooxidase (MAO-Hemmer)

Die Monoaminooxidase (MAO) ist ein intrazelluläres Enzym, das die biogenen Amine Serotonin, Dopamin, Adrenalin und Noradrenalin inaktiviert. Inhibierung der MAO führt somit zu erhöhten intraneuralen Konzentrationen der beschriebenen biogenen Amine, was zu der gewünschten antidepressiven Wirkung führt. MAO-Hemmer interagieren in zum Teil lebensbedrohlicher Weise mit anästhesierelevanten Medikamenten.

Indirekte Sympathomimetika (z.B. **Ephedrin**) wirken blutdrucksteigernd, indem sie Noradrenalin aus den intrazellulären Vesikeln verdrängen und in den synaptischen Spalt freisetzen. In der Anästhesie werden sie häufig zur Behandlung von Blutdruckabfällen verwendet, sie sind jedoch unter Dauertherapie mit MAO-Hemmern absolut kontraindiziert: Durch die Inhibierung der MAO liegen ohnehin erhöhte intraneurale Noradrenalinspiegel vor, durch die Gabe von indirekten Sympathomimetika werden dann exzessive Mengen von Noradrenalin in den synaptischen Spalt freigesetzt mit der Folge, dass schwere hypertensive Krisen auftreten. Hypoxie, Hyperkapnie und Hypotonie sollten intraoperativ unbedingt vermieden werden, da auch sie sympathoadrenerge Krisen auslösen können. Gerade bei kardialen Risikopatienten können solche Blutdruckkrisen myokardiale Ischämien auslösen oder zu einer Dekompensation einer bestehenden Herzinsuffizienz führen.

Die **Opioide Pethidin und Tramadol** sind bei Patienten unter MAO-Dauertherapie ebenfalls absolut kontraindiziert, da sie exzitatorische Reaktionen mit Muskelrigidität, Krämpfen und Koma auslösen, die nicht selten tödlich verlaufen.

Daher wird empfohlen, MAO-Hemmer mindestens 2 Wochen vor der Operation abzusetzen. Falls dies aus psychiatrischer Sicht nicht möglich ist, sollten die MAO-Hemmer perioperativ weiterhin verabreicht werden, wobei die erwähnten Wechselwirkungen und Kontraindikationen bei der Narkoseführung zu beachten sind. MAO-Hemmer der ersten Generation (nicht selektive und irreversible Hemmstoffe, z.B. Tranylcypromin) sollten auf Inhibitoren der dritten Genera-

Tab. 7.9: Übersicht über die perioperativ weiterzuführenden und abzusetzenden Medikamente

Dauermedikation		
weiterführen	absetzen	im Einzelfall zu entscheiden
• β-Blocker • α_2-Agonisten • Nitrate, Molsidomin	• AT-II-Antagonisten (1 Tag prae OP) • Kumarine (auf Heparin umstellen) • Biguanide (2 Tage prae OP) • Sulfonylharnstoffe (unmittelbar prae OP) • MAO-Hemmer (2 Wochen prae OP)	• ACE-Hemmer • ASS • Herzglykoside • Diuretika

tion (selektive und reversible Hemmstoffe, z.B. Moclobemid) umgestellt werden, da Letztere weniger ausgeprägte Wechselwirkungen aufweisen.

Durch die Entwicklung neuartiger Antidepressiva werden MAO-Hemmer – ebenso wie trizyklische Antidepressiva – heutzutage nur noch selten eingesetzt [37], wodurch die Häufigkeit der beschriebenen Wechselwirkungen in erheblichem Maße abgenommen hat. Dennoch sollten sie beachtet werden, da sie, wenn auch selten, zu vital bedrohlichen Komplikationen führen können.

Eine **Übersicht** über die perioperativ weiterzuführenden und abzusetzenden Medikamente bietet Tabelle 7.9.

7.3 Perioperative adjuvante Pharmakotherapie

Das Risiko kardiovaskulärer Komplikationen ist am Operationstag und den beiden folgenden postoperativen Tagen am größten [5]. Das Ziel der perioperativen adjuvanten Therapie kardialer Risikopatienten besteht folglich darin, dieses Risiko zu reduzieren.

7.3.1 β-Adrenorezeptor-Antagonisten (β-Blocker)

β-Blocker reduzieren den Sympathikotonus. Durch ihre negative chronotrope und inotrope Wirkung senken sie Herzfrequenz und arteriellen Blutdruck und reduzieren somit den myokardialen Sauerstoffverbrauch. Weiterhin wird der koronare Blutfluss durch die Verlängerung der Diastole verbessert. Außerdem wirken sie antiarrhythmisch, verbessern die kardiale Glukose-Utilisation und wirken dem strukturellen Umbau des Herzens (Remodeling) bei Herzinsuffizienz entgegen.

In einer Vielzahl von klinischen Studien wurde der Einfluss einer perioperativen β-Blockade auf die kardiovaskuläre Morbidität und Letalität untersucht. Mangano et al. [38] berichteten eine Reduktion der Letalität durch eine perioperative β-Blockade um mehr als 50%, die noch 2 Jahre nach der Operation nachweisbar war. Poldermans et al. [39] fanden sogar eine relative Risikoreduktion bei Hochrisiko-KHK-Patienten von mehr als 90% im Zusammenhang mit einer perioperativen β-Blockade. Weitere, in der Folge durchgeführte Studien konnten diese ausgeprägten Therapieeffekte jedoch nicht bestätigen.

In 3 Metaanalysen [7, 40, 41] wurden die Studienergebnisse der letzten Jahre systematisch analysiert, wobei jedoch nur die Analyse von Devereaux et al. [7] als valide angesehen wird, während die beiden anderen aufgrund von methodischen Mängeln kritisiert worden sind [42]. Die perioperative β-Blockade führt demnach zu einer deutlichen – aufgrund der geringen Fallzahlen jedoch statisch nicht signifikanten – Reduktion von Myokardinfarkten (relatives Risiko RR = 0,38; 95% Konfidenzintervall CI: 0,11–1,29; s. Abb. 7.1) und kardiovaskulärer Letalität (RR = 0,40; 95% CI: 0,14–1,15). Gleichzeitig war jedoch das Risiko für das Auftreten behandlungsbedürftiger Blutdruckabfälle (RR = 1,27; 95% CI: 1,04–1,56) und Bradykardien (RR = 2,27; 95% CI: 1,53–3,36) signifikant erhöht [7] (s. Abb. 7.1).

Die nach Abschluss der Metaanalyse von Devereaux publizierten POBBLE- und DIPOM-Studien konnten keine Reduktion der kardiovaskulären Letalität durch eine perioperative β-Blockade zeigen: In die POBBLE-Studie [43] wurden 103 Patienten eingeschlossen, die sich einer infrarenalen Gefäßoperation unterziehen mussten. Kardiale Hochrisikopatienten (Myokardinfarkt innerhalb der letzten 2 Jahre, instabile Angina pectoris) waren allerdings von der Studienteilnahme ausgeschlossen. Bei der DIPOM-Studie [44] wurden 733 Diabetiker untersucht, die für eine herzchirurgische Operation geplant waren. Patienten unter β-Blockerdauertherapie wurden bei beiden Studien ausgeschlossen. Hierunter verbergen sich je-

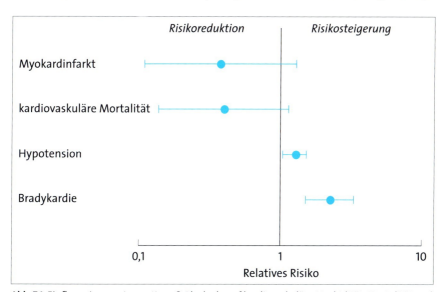

Abb. 7.1: Einfluss einer perioperativen β-Blockade auf kardiovaskuläre Morbidität, Mortalität und Kreislaufparameter [7]

doch möglicherweise die kardialen Hochrisikopatienten, die am meisten von einer perioperativen β-Blockade profitieren. Die auf 10 000 Patienten ausgelegte prospektiv randomisierten POISE-Studie (Peri-Operative ISchemic Evaluation Trial) [45] wird in Kürze abgeschlossen werden und hoffentlich dazu beitragen, die Frage nach dem Nutzen einer perioperativen β-Blockade abschließend zu klären.

In einer retrospektiven Kohortenstudie an 663 000 Patienten fanden Lindenauer et al. [46] zwar ebenfalls eine reduzierte Letalität durch eine perioperative β-Blockade, allerdings nur bei Patienten mit erhöhtem kardialem Risiko (Revised Cardiac Risk Index [47] rCRI ≥ 2; s. Tab. 7.10). Hingegen wurde bei Patienten ohne kardiales Risiko sogar häufiger Nebenwirkungen sowie eine erhöhte Letalität in Verbindung mit einer perioperativen β-Blockade beobachtet.

Insgesamt scheinen somit vor allem kardiale Hochrisikopatienten, die sich einer Operation mit hohem kardialem Risiko unterziehen müssen, von einer perioperativen β-Blockade zu profitieren.

ACC und AHA empfehlen daher in einer *Klasse-I*-Therapieempfehlung [1], eine bestehende β-Blockade bei kardialen Risikopatienten nicht abzusetzen (*Evidenzgrad C*) sowie eine perioperative β-Blockade bei gefäßchirurgischen Eingriffen an kardialen Risikopatienten mit myokardialen Ischämiezeichen in der präoperativen Diagnostik (Belastungs-EKG, Dobutamin-Stresstest) durchzuführen (*Evidenzgrad B*). Eine perioperative β-Blockade ist vermutlich empfehlenswert (*Klasse-IIa-Empfehlung*) bei Patienten mit KHK oder hohem kardialem Risiko (dekompensierte Herzinsuffizienz, symptomatische Herzrhythmusstörungen, Diabetes mellitus, Niereninsuffizienz) bei Operationen mit hohem oder mittlerem kardialen Risiko (*Evidenzgrad B*) (s. Tab. 7.11)

Gegenwärtig ist unklar, welcher β-Blocker das perioperative kardiovaskuläre Risiko am effektivsten senkt [49]. Einigkeit besteht lediglich darin, $β_1$-selektive Blocker (z.B. Atenolol, Bisoprolol, Esmolol, Metoprolol) zu verwenden, da nichtselektive β-Blocker häufiger bronchopulmonale Komplikationen verursachen. Unklar ist weiterhin, wann die perioperative β-Blockade begonnen und beendet werden sollte. Eine kardioprotektive Wirkung

Tab. 7.10: Der Revised Cardiac Risk Index nach Lee et al. [47]

Revised Cardiac Risk Index (rCRI)
- Operation mit hohem kardialem Risiko (s. Tab. 7.11)
- Koronare Herzkrankheit
- Herzinsuffizienz in der Vorgeschichte
- Zerebrovaskuläre Erkrankung (Apoplex, TIA) in der Vorgeschichte
- Insulinabhängiger Diabetes mellitus
- Präoperative Niereninsuffizienz (Serumkreatinin > 2 mg/dl)

Tab. 7.11: Kardiales Risiko bei nicht kardiochirurgischen Eingriffen [48]

Kardiales Risiko	Eingriffe
Hoch (Risiko > 5%)	• Aortenchirurgie und große Gefäß-OP • Periphere Gefäßchirurgie • Notfalleingriffe, vor allem bei älteren Patienten • Langdauernde Eingriffe mit großen Flüssigkeitsverlusten oder -verschiebungen
Mittel (Risiko < 5%)	• Carotis-Endarterektomie • Intrakranielle OP • Intraperitoneale oder intrathorakale OP • Orthopädische oder urologische Eingriffe
Niedrig (Risiko < 1%)	• Endoskopische Eingriffe • Oberflächliche Eingriffe • Katarakt-OP • Brust-OP

konnte erzielt werden, unabhängig davon, ob mit der β-Blocker-Therapie Wochen vor der Operation oder erst unmittelbar präoperativ begonnen wurde. Dennoch sollten β-Blocker möglichst bereits Tage oder Wochen vor dem Eingriff angesetzt werden, um eine Adaptation des Kreislaufs zu ermöglichen [1, 48]. Postoperativ ist das Risiko kardiovaskulärer Komplikationen in den ersten Tagen am höchsten, daher sollte die β-Blockade mindestens für diesen Zeitraum fortgeführt werden, möglicherweise sogar für einen Monat postoperativ. Aufgrund von Informationsverlusten bei der Verlegung postoperativer Patienten wird nicht selten versäumt, die bereits präoperativ begonnene β-Blockade auch postoperativ fortzuführen. In diesem Fall werden die Patienten zusätzlich dem Risiko eines β-Blocker-Entzugs ausgesetzt.

In Studien häufig verwendete β-Blocker sind in Tabelle 7.12 in typischer Dosierung aufgeführt. Die Dosis ist individu-

Tab. 7.12: Empfohlene Dosierungen für eine perioperative β-Blockade

Wirkstoff	Tagesdosis	Dosis bei unmittelbar präoperativer Gabe
Atenolol	50 mg p.o., 1–0–1	5 mg i.v.
Bisoprolol	5–10 mg p.o., 1–0–0	
Esmolol		0,5 mg/kg/min für 4 min, anschl. 0,3 mg/kg/min für 8 min; Gesamtdosis ~ 200 mg i.v.
Metoprolol	50–100 mg p.o., 1–0–1	10–15 mg i.v.
• retardierte Form	47,5–95 mg p.o., 1–0–0	

ell anzupassen, um behandlungsbedürftige Bradykardien und Hypotonien zu vermeiden.

7.3.2 Inhibitoren der β-HMG-CoA-Reduktase (Statine)

Statine hemmen das Schlüsselenzym der Cholesterolbiosynthese (3-Hydroxy-3-Methylglutaryl-Coenzym-A-Reduktase) und reduzieren hierdurch sowohl den Cholesterin- als auch den LDL-Spiegel im Serum. Weiterhin sollen Statine zu einer Stabilisierung atherosklerotischer Plaques führen und somit einer Plaqueruptur mit konsekutiver Thrombosierung und Gefäßokklusion vorbeugen [49].

In einer Metaanalyse untersuchten Kapoor et al. [50], ob eine perioperative Therapie mit Statinen das Risiko perioperativer kardiovaskulärer Komplikationen reduziert. Bislang wurden zu dieser Fragestellung lediglich 2 prospektive, randomisierte klinische Studien durchgeführt [51, 52], die aufgrund der geringen Patientenzahlen (n = 100 bzw. n = 77) jedoch keine validen Ergebnisse lieferten. Die Metaanalyse von 16 retrospektiven Studien (u.a. [46, 53–55]) ergab eine Odds Ratio (OR) von 0,70 (95% Konfidenzintervall: 0,57–0,87) für das Auftreten von Tod oder akutem Koronarsyndrom bei perioperativer Statingabe im Rahmen von gefäß- und kardiochirurgischen Eingriffen. Die Odds Ratio für das Auftreten von Tod lag bei 0.58 (95% CI: 0,48–0,72) und favorisiert somit ebenfalls die Statintherapie (s. Abb. 7.2). Demnach wäre die Häufigkeit von perioperativem Tod und akutem Koronar-syndrom bei Statineinnahme um 30–42% geringer als ohne Statintherapie [50].

Die Wirksamkeit von Statinen lässt sich nur schwerlich mit derjenigen von β-Blockern vergleichen, da randomisierte, kontrollierte prospektive Studien zu dieser Thematik fehlen. In einer *retrospektiven* Fall-Kontrollstudie attestieren Noordzij et al. [56] β-Blockern und Statinen eine vergleichbare Wirksamkeit in Bezug auf die Letalität: Demnach senken beide Wirkstoffgruppen – unabhängig voneinander – die postoperative Letalität bei nicht herzchirurgischen, nicht gefäßchirurgischen Eingriffen um ungefähr 60%.

Obwohl die Ergebnisse bezüglich der Wirksamkeit von Statinen an mehr als 800 000 Patienten gewonnen wurden, sind sie mit Vorsicht zu interpretieren: Bislang fehlt der Nachweis eines *kausalen* Zusammenhangs zwischen perioperativer Statingabe und Risikoreduktion, wie ihn beispielsweise der Nachweis einer Dosis-Wirkungsbeziehung erbringen könnte. Weiterhin nahmen mit Statinen therapierte Patienten auch häufiger β-Blocker, ACE-Hemmer und Thrombozytenaggregationshemmer ein, sodass nicht eindeutig zu klären war, ob die Verringerung kardiovaskulärer Komplikationen auf die Statine oder die Komedikation zurückzuführen war. Der Nutzen einer perioperativen Statingabe wäre nach den vorliegenden Zahlen sogar größer als nach Statin-Dauertherapie bei Patienten mit koronarer Herzkrankheit [57] oder nach aortokoronarer Bypass-Operation [58]. Weiterhin fehlen bei fast allen perioperativen Statin-Studien Angaben zu Wirkstoff, Dosierung und Nebenwirkungen.

7.3 Perioperative adjuvante Pharmakotherapie

Tab. 7.13: Dosierungen für eine perioperative Therapie mit Statinen

Wirkstoff	Studie	Dosierung	Gabe
Atorvastatin	Durazzo et al. [52]	20 mg p.o.	1–0–0
Simvastatin	Christenson [51]	20 mg p.o.	1–0–0

Lediglich in einigen prospektiven Studien wurden Dosierungen angegeben (s. Tab. 7.13).

Die beschriebenen Ergebnisse beziehen sich lediglich auf kardio- und gefäßchirurgische Eingriffe, das heißt auf diejenigen Operationen, die mit dem höchsten Risiko kardiovaskulärer Komplikationen vergesellschaftet sind. Die Mehrzahl der kardialen Risikopatienten unterzieht sich jedoch Operationen mit niedrigem bis mittlerem Risiko. Zu diesen existiert bislang nur eine retrospektive Fall-Kontrollstudie [56]: Die Gabe von Statinen war mit einer 60%igen Reduktion des perioperativen Letalitätsrisikos (OR 0,40; 95% CI 0,24–0,68; s. Abb. 7.2) vergesellschaftet. Eine Kombinationstherapie mit β-Blockern und Statinen führte zu keiner zusätzlichen Verringerung des Letalitätsrisikos, was jedoch auch darauf zurückzuführen sein könnte, dass im untersuchten Patientenkollektiv kaum Patienten beide Medikamente einnahmen.

> Gegenwärtig wird eine generelle perioperative Statin-Gabe nicht empfohlen. Vielmehr sollten bei denjenigen kardialen Risikopatienten bereits präoperativ mit Statinen begonnen werden, die wegen ihrer Grunderkrankung (zum Beispiel koronare Herzkrankheit, periphere arterielle Verschlusskrankheit, Karotisstenose) ohnehin von einer solchen Therapie profitieren.

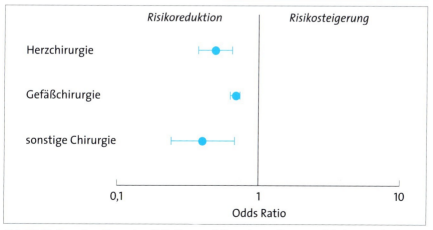

Abb. 7.2: Einfluss einer Therapie mit Statinen auf die perioperative Mortalität bei verschiedenen chirurgischen Eingriffen (Herzchirurgie und Gefäßchirurgie [38], sonstige [46])

7.3.3 α$_2$-Adrenorezeptor-Agonisten (α$_2$-Agonisten)

α$_2$-Agonisten mildern die Stressantwort auf chirurgische Stimuli: Sie interagieren mit zentralen und präsynaptischen Adrenorezeptoren, und reduzieren Sympathikotonus und periphere Noradrenalinfreisetzung [59]. Außerdem führen α$_2$-Agonisten zu einer poststenotischen Dilatation von Koronargefäßen. Weiterhin besitzen α$_2$-Agonisten eine sedierende Wirkung und reduzieren den Verbrauch von Anästhetika und postoperativen Analgetika.

In einer Metaanalyse untersuchten Wijeysundera et al. [60] den Einfluss der α$_2$-Agonisten **Clonidin**, Dexmedetomidin und Mivazerol auf die perioperative kardiovaskuläre Morbidität und Letalität:

- Bei *gefäßchirurgischen* Eingriffen führte die perioperative Gabe von α$_2$-Agonisten zu einer signifikanten Reduktion von Letalität (relatives Risiko RR = 0,47; 95% Konfidenzintervall: 0,25–0,90; s. Abb. 7.3) und Myokardinfarktrate (RR = 0,66; 95% CI: 0,46–0,94), sowie einer tendenziellen Verringerung myokardialer Ischämien (RR = 0,83; 95% CI: 0,64–1,07).
- Bei *kardiochirurgischen* Operationen senkten α$_2$-Agonisten die Häufigkeit myokardialer Ischämien signifikant (RR = 0,71; 95% CI: 0,54–0,92), und reduzierten Letalität (RR = 0,49; 95% CI: 0,12–1,98) und Myokardinfarktrate (RR = 0,83; 95% CI: 0,35–1,96) tendenziell (s. Abb. 7.3).

Demnach wirken α$_2$-Agonisten kardioprotektiv bei Operationen mit hohem kardiovaskulärem Komplikationsrisiko. Bei anderen Eingriffen war ein Nutzen einer solchen Therapie jedoch nicht nachweisbar. An unerwünschten Wirkungen traten Hypotensionen (nur bei kardiochirurgischen Eingriffen) und eine Tendenz zu Bradykardien auf (s. Abb. 7.3). Insgesamt wurde die perioperative α$_2$-Agonistentherapie als sicher eingestuft.

Von den untersuchten α$_2$-Agonisten ist in Deutschland jedoch lediglich Clonidin zugelassen. Gemäß einer Subgruppenanalyse [60] reduzierte Clonidin die Häufigkeit von myokardialen Ischämien signifikant (RR = 0,67; 95% CI: 0,54–0,84), und verringerte die Rate von Myokardinfarkten (RR = 0,61; 95% CI: 0,25–1,48) und Todesfällen (RR = 0,48; 95% CI: 0,15–1,60) tendenziell (s. Abb. 7.3). Als effektive Dosierung wird die einmalige präoperative orale oder intravenöse Gabe von 2–6 µg Clonidin/kg empfohlen. Für einen zusätzlichen Nutzen einer zusätzlichen intra- oder postoperativen Gabe von Clonidin, das eine Halbwertzeit von 12 h besitzt, besteht keine Evidenz [61].

In einer prospektiv randomisierten, placebokontrollierten Studie untersuchten Schneemilch et al. [62] Patienten, die sich einer Karotis-Endarterektomie in Regionalanästhesie unterzogen: Die perioperative Clonidingabe führte zu signifikant niedrigeren Plasmaspiegeln der Stresshormone Kortisol, Adrenalin und Noradrenalin, weiterhin traten Hypertension und neurologische Defizite postoperativ signifikant seltener auf.

> ACC und AHA sprechen eine *Klasse-IIb-Empfehlung* für die perioperative Gabe von α$_2$-Agonisten aus [48].

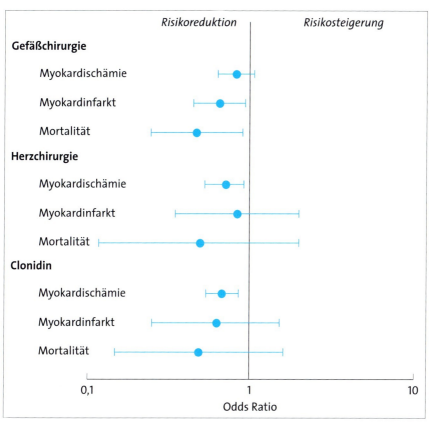

Abb. 7.3: Einfluss einer Therapie der α_2-Agonisten Clonidin, Dexmedetomidin und Mivazerol (oberer Teil) und von Clonidin im Speziellen (unterer Teil) auf die kardiovaskuläre Morbidität und Mortalität

7.4 Intraoperative Pharmakotherapie

Kardiale Risikopatienten sind intraoperativ insbesondere durch das Auftreten myokardialer Ischämien und die akute Dekompensation einer vorbestehenden Links- oder Rechtsherzinsuffizienz bedroht. Die hierbei zum Einsatz kommenden Nitrate und Inotropika werden im Folgenden besprochen.

Beim Auftreten dieser Komplikationen ist zur Diagnosesicherung und Therapiesteuerung meist eine erweiterte Patientenüberwachung mittels arteriellem Katheter und zentralem Venenkatheter erforderlich. Je nach Schweregrad kann auch die Durchführung eines erweiterten hämodynamischen Monitorings (Pulmonalarterienkatheter, transpulmonale Thermodilution oder Pulskonturanalyse) indiziert sein, um differenzierte Aussagen über Vorlast, Nachlast und Kontraktilität treffen zu können. In jedem Fall ist eine enge Absprache mit den Operateuren erforderlich, zumal die sterile Abdeckung sowie Art und Lokalisation des operativen Eingriffes die Anlage der gewünschten Katheter häufig erschweren oder unmöglich machen.

7.4.1 Nitrate

Organische Nitrate, wie zum Beispiel **Glyceroltrinitrat** (Nitroglyzerin) oder **Isosorbiddinitrat**, senken die kardiale Vorlast und – in hoher Dosierung – auch die Nachlast, jedoch ohne das Schlagvolumen zu reduzieren oder den myokardialen Sauerstoffverbrauch zu erhöhen [2].

> ACC, AHA und ESC empfehlen die Gabe von Nitraten beim Auftreten von myokardialen Ischämien bei kardialen Risikopatienten (*Evidenzgrad B, Klasse-I-Empfehlung*) [2, 48], was sich auch auf ein intraoperativ auftretendes akutes Koronarsyndrom bezieht.

Diese Empfehlung bezieht sich jedoch nur auf Fälle, bei denen keine arterielle Hypotension (systolischer Blutdruck < 100 mmHg) vorliegt. Andernfalls muss zunächst der Blutdruck normalisiert werden, wobei zu beachten ist, dass – vor allem volatile – Anästhetika die blutdrucksenkende Wirkung von Nitraten verstärken können.

> Ob eine prophylaktische intraoperative Nitratgabe die Inzidenz intraoperativer Myokardischämien senkt, ist umstritten. Daher sprechen ACC und AHA lediglich eine *Klasse-IIb-Empfehlung für* die prophylaktische Gabe aus [48], wobei diese auf kardiale Hochrisikopatienten beschränkt werden sollte, die bereits Nitrate zur Therapie von Angina-pectoris-Anfällen erhalten.
> Auch zur Therapie der akuten Herzinsuffizienz sind die Nitrate wegen ihrer vor- und nachlastsenkenden Wirkung indiziert, und werden hierfür von der DGAI empfohlen (*Evidenzgrad B, Empfehlungsgrad B*) [63].

Nitrate weisen eine bogenförmige Dosis-Wirkungskurve auf: Bei suboptimaler Dosierung entfalten sie nicht die vorlastsenkende Wirkung, bei supraoptimaler Dosierung hingegen überwiegt die unerwünschte blutdrucksenkende Wirkung. Es wird daher empfohlen, im Sinne einer Dosisfindung die Dosierung solange zu steigern, bis eine minimale Senkung des Blutdrucks (< 10 mmHg) auftritt [2]. Nitrate führen bereits nach 16–24-h-Gabe zu einer Toleranzentwicklung, die jedoch bei einer kurzzeitigen intraoperativen Gabe nicht zu erwarten ist. Die empfohlenen Dosierungen sind der Tabelle 7.14 zu entnehmen [2].

7.4 Intraoperative Pharmakotherapie

Tab. 7.14: Empfohlene Dosierungen von Nitraten zur Behandlung von akuter Herzinsuffizienz und intraoperativem akutem Koronarsyndrom. Bei Hypotension < 100 mmHg ist die Therapie kontraindiziert. Nitrate werden intraoperativ kontinuierlich intravenös verabreicht.

Nitrat	Initiale Dosierung (i.v.)	Maximale Dosierung (i.v.)
Glyceroltrinitrat	20 µg/min	200 µg/min
Isosorbiddinitrat	1 mg/h	10 mg/h

7.4.2 Dobutamin

Das synthetische Katecholamin Dobutamin stimuliert β_1- und β_2-Rezeptoren im Verhältnis 3:1 [2]. Es bewirkt eine Zunahme der myokardialen Kontraktilität (positive Inotropie) und – in geringerem Maße – einen Anstieg der Herzfrequenz (positive Chronotropie), wodurch insgesamt das Herzzeitvolumen ansteigt. Gleichzeitig senkt es den peripheren systemischen Widerstand durch eine periphere Vasodilatation. Der unerwünschte herzfrequenzsteigernde Effekt ist jedoch weniger ausgeprägt als bei anderen Katecholaminen, wie zum Beispiel Dopamin oder Adrenalin. An weiteren Nebenwirkungen sind vor allem die Steigerung des kardialen Sauerstoffverbrauchs und die arrhythmogene Wirkung zu nennen.

> Dobutamin wird von der ESC zur Therapie der Low-Output-Herzinsuffizienz empfohlen (*Evidenzgrad C, Empfehlungsgrad IIa*) [2], wenn Vorlastoptimierung durch Volumen-, Nitrat- oder Diuretikagabe nicht den gewünschten Erfolg erbracht haben.

Dobutamin verbessert die Hämodynamik und die Symptomatik in der Akutsituation. Langzeitergebnisse weisen jedoch darauf hin, dass die Gesamtletalität negativ beeinflusst wird [64]. Die empfohlene Dosierung liegt im Bereich zwischen 2 und 20 µg/kg/min. Bei vorbestehender β-Blockade ist die Wirksamkeit von Dobutamin häufig eingeschränkt, sodass hohe Dosierungen erforderlich werden oder stattdessen Phosphodiesterase (PDE)-III-Hemmer verabreicht werden sollten. Insgesamt besitzen Dobutamin und PDE-III-Hemmer eine additive positiv inotrope Wirkung, sodass sie häufig miteinander kombiniert werden.

7.4.3 Phosphodiesterase-III-Inhibitoren (PDE-III-Hemmer)

PDE-III-Hemmer wirken ebenfalls positiv inotrop, allerdings über einen etwas anderen Mechanismus als Dobutamin: Durch die Inhibierung der Phosphodiesterase III erhöhen sie den intrazellulären cAMP- und damit auch den Ca^{++}-Spiegel, was zu einer Steigerung der myokardialen Kontraktilität führt. Neben der positiv inotropen Wirkung bewirken PDE-III-Hemmer auch eine ausgeprägte periphere Vasodilatation, weshalb sie auch als Inodilatoren bezeichnet werden. Ihr Wirkungsprofil liegt somit zwischen einem reinen Vasodilator – wie zum Beispiel Nitroprussid – und einer überwiegend inotropen Substanz, wie Dobutamin.

Ein wesentlicher Vorteil der PDE-III-Hemmer besteht darin, dass sie auch unter bestehender β-Blockade eine positive inotrope Wirkung entfalten, da sie über den beschriebenen katecholaminrezeptorunabhängigen Mechanismus wirken.

> Bei Patienten mit bestehender β-Blockade und/oder inadäquater hämodynamischer Reaktion auf Dobutamin sind PDE-III-Hemmer gemäß den Empfehlungen der DGAI (*Evidenzgrad C, Empfehlungsgrad C*) [63] und ESC (*Evidenzgrad C, Klasse-IIa-Empfehlung*) [2] zu bevorzugen.

An unerwünschten Wirkungen treten – dosisabhängig – Arrhythmien und eine diskrete Steigerung der Herzfrequenz auf. Diese positiv chronotrope Wirkung ist jedoch weniger ausgeprägt als bei Dobutamin, was auch auf die Steigerung des myokardialen Sauerstoffverbrauchs zutrifft. Im Gegensatz zu Amrinon ist die Inzidenz von Thrombozytopenien bei Milrinon (0,4%) und Enoximon gering.

> PDE-III-Hemmer werden von der ESC bei der akuten Herzinsuffizienz empfohlen, wenn der systemische Blutdruck erhalten ist und Diuretika sowie Nitrate nicht den gewünschten Erfolg gezeigt haben (*Evidenzgrad C, Klasse-IIb-Empfehlung*) [2].

PDE-III-Inhibitoren sind effizient in der Kurzzeittherapie, steigern jedoch die Letalität im Langzeitverlauf [64]. Aufgrund der additiven positiv inotropen Wirkung werden sie – wie bereits erwähnt – häufig mit Dobutamin kombiniert. PDE-III-Hemmer werden wie in Tabelle 7.15 dargestellt dosiert.

7.4.4 Levosimendan

Levosimendan gehört zur neuen Substanzgruppe der **Kalzium-Sensitizer**, die die Ca^{++}-Sensitivität des Myokards erhöhen und hierdurch die myokardiale Kontraktilität verbessern. Während andere Inotropika, wie Dobutamin oder PDE-III-Inhibitoren, ihre Wirkung über eine Erhöhung der intrazellulären Ca^{++}-Konzentration entfalten und den Gewinn an Inotropie durch eine Zunahme des myokardialen Sauerstoffverbrauchs erkaufen, ändert sich der intrazelluläre Ca^{++}-Spiegel und O_2-Verbauch bei Gabe von Levosimendan nicht [65]. Zusätzlich öffnet Levosimendan ATP-abhängige Kaliumkanäle der glatten Gefäßmuskulatur, was zu einer Vasodilatation im pulmonalen, koronaren und systemischen Kreislauf führt [66]. Möglicherweise wirkt Levosimendan auch als PDE-III-Hemmer, ein Effekt der im Bereich, der klinisch empfohlenen Dosierung wahrscheinlich jedoch nicht auf-

Tab. 7.15: Empfohlene Dosierung von Phosphodiesterase-III-Hemmern [2]

Wirkstoff	Initialer Bolus [i.v.]	Kontinuierliche Gabe [i.v.]
Milrinon	25–75 µg/kg über 10–20 min	0,375–0,75 µg/kg/min
Enoximon	0,25–0,75 mg/kg	1,25–7,5 µg/kg/min

tritt oder von untergeordneter Bedeutung ist [67].

Levosimendan wird im Organismus vollständig metabolisiert, wobei ein Metabolit mit ebenfalls Ca^{++}-sensibilisierender Wirkung entsteht, der eine sehr lange Halbwertzeit von 80–96 h aufweist. Dies erklärt, warum nach 24-stündiger Infusion eine 7–9 Tage anhaltende hämodynamische Wirkung zu beobachten ist [66]. Um eine Akkumulation des Metaboliten zu vermeiden, ist die Zulassung von Levosimendan auf eine Infusionsdauer von 24 h begrenzt. Für die Behandlung der Herzinsuffizienz wird eine initiale Bolusapplikation von 6–24 μg/kg über 10 min, gefolgt von einer kontinuierlichen 24-stündigen Infusion von 0,05–0,2 μg/kg/min empfohlen [66].

Mit diesem Dosierungsschema wurde das günstigste Verhältnis von Wirksamkeit und Nebenwirkungen beobachtet [67]. Ein Großteil der unerwünschten Wirkungen ist auf die vasodilatierenden Eigenschaften von Levosimendan zurückzuführen, was – dosisabhängig – zu einem Abfall von systemischem Widerstand und mittlerem arteriellem Blutdruck sowie einem kompensatorischen Anstieg der Herzfrequenz führen kann [67]. Insbesondere bei Patienten mit schwerer Herzinsuffizienz kam es jedoch zu keinem Anstieg der Herzfrequenz. Möglicherweise lassen sich diese Nebenwirkungen durch einen Verzicht auf die initiale Bolusgabe verhindern oder zumindest reduzieren. Hingegen wirkt Levosimendan – im Gegensatz zu anderen Inotropika – nicht arrhythmogen.

Die Hauptindikation für Levosimendan ist die akute Herzinsuffizienz. Die Letalität wird durch den Ca^{++}-Sensitizer gesenkt [66], während sie bei Digoxin unverändert ist [68], und bei Dobutamin und PDE-III-Inhibitoren sogar ansteigt [64].

> Levosimendan wird von der der ESC zur Therapie der Low-Output-Herzinsuffizienz auf dem Boden einer systolischen Funktionsstörung empfohlen (*Evidenzgrad B, Klasse-IIa-Empfehlung*) [2] und besitzt somit einen höheren Evidenzgrad als Dobutamin und PDE-III-Hemmer.

Erfahrungen über den intraoperativen Einsatz von Levosimendan liegen bislang nur bei kardiochirurgischen Eingriffen vor [66]: Demnach steigert das Medikament das Herzzeitvolumen und senkt den systemischen Widerstand, ohne den myokardialen Sauerstoffverbrauch zu erhöhen [69]. Die Ergebnisse weiterer perioperativer Studien bleiben abzuwarten, bislang wird Levosimendan als eine Option zur Prävention und Behandlung von hämodynamischen Komplikationen nach kardiochirurgischen Operationen angesehen [66]. Der Einsatz von Levosimendan wird durch die hohen Therapiekosten limitiert, die einmalig bei ungefähr 1700 € liegen, während sie für PDE-III-Inhibitoren bei 120 €/Tag und für Dobutamin bei 8 €/Tag liegen [63].

7.5 Postoperative Schmerztherapie mit Inhibitoren der Cyclooxygenase

Nichtsteroidale Antirheumatika (NSAR) sind ein wesentlicher Bestandteil der postoperativen Schmerztherapie. Sie wirken analgetisch, antipyretisch und antiphlogistisch durch Hemmung der Cyclooxygenase (COX), eines Schlüsselenzyms der Prostaglandinsynthese. Von der Cyclooxygenase existieren die 2 Isoformen COX-1 und COX-2, wobei die COX-1 für die Aufrechterhaltung bestimmter physiologischer Vorgänge (Schutz der Magenschleimhaut, Thrombozytenfunktion) verantwortlich ist. Hingegen vermittelt die COX-2 die eigentlichen Entzündungsvorgänge durch eine gesteigerte Synthese der proinflammatorischen Prostaglandine [70, 71].

Klassische NSAR, wie Diclofenac, Indomethacin, Ibuoprofen, Ketoprofen oder Naproxen, hemmen sowohl die COX-1 als auch die COX-2. Hierdurch haben sie eine gute analgetische Wirksamkeit (COX-2 vermittelt), sind jedoch mit unerwünschten Wirkungen behaftet, die auf die Inhibition der COX-1 zurückgeführt werden [70]: Thrombozytenaggregationshemmung, gastroduodenale Ulzerationen und Blutungen, Hepato- und Nephrotoxizität sind als potenzielle Nebenwirkungen beschrieben. Theoretisch sollten bei selektiver Hemmung der COX-2 diese unerwünschten Wirkungen nicht auftreten.

Die als **Coxibe** bezeichneten selektiven COX-2-Hemmer wirken tatsächlich analgetisch, ohne die Thrombozytenfunktion zu beeinflussen und ohne die Magenschleimhaut anzugreifen [70]. Jedoch sind sie ebenfalls potenziell hepato- und nephrotoxisch. Teilweise treten jedoch noch weitere Komplikationen auf: Nach kardiochirurgischen Eingriffen wurden nach Gabe von Parecoxib bzw. Valdecoxib signifikant häufiger kardiovaskuläre Komplikationen (Myokardinfarkt, Apoplex, Lungenembolien) [72] sowie Wundheilungsstörungen [73] beobachtet. Nussmeier et al. [72] empfehlen daher, Coxibe bei kardialen Bypass-Operationen nicht zu verwenden. Rofecoxib wurde aufgrund von thrombembolischen kardiovaskulären Komplikationen zwischenzeitlich sogar vom Markt genommen. Über die Sicherheit von Coxiben bei gefäßchirurgischen Eingriffen liegen zurzeit keine umfassenden Untersuchungen vor, wobei Nussmeier et al. [71] aufgrund des hohen operationsbedingten kardiovaskulären Risikos von einer postoperativen Coxib-Therapie abraten.

Im Gegensatz hierzu führte die Gabe von Parecoxib und Valdecoxib bei den risikoärmeren nicht kardiochirurgischen, nicht gefäßchirurgischen Eingriffen (orthopädische, gynäkologische, abdominalchirurgische Operationen) zu keiner erhöhten Komplikationsrate [71]. Vielmehr bewirkten sie eine Reduktion postoperativer Schmerzen und senkten den Verbrauch von Opioid-Analgetika.

Klassische NSAR erhöhen hingegen – ebenso wie Opioide – das perioperative kardiovaskuläre Risiko nicht. Jedoch ist bei alleiniger postoperativer Gabe von Opioiden in erhöhtem Maße mit Atemdepressionen, Somnolenz, Übelkeit, Erbrechen, Obstipation, Pruritus und Harnretention zu rechnen [74].

Literatur

[1] Fleisher LA et al., ACC/AHA 2006 guideline update on perioperative cardiovascular evaluation for noncardiac surgery: Focused update on perioperative beta-blocker therapy. A report of the American College of Cardiology/American Heart Association Task Force on Practice Guidelines (Writing Committee to Update the 2002 Guidelines on Perioperative Cardiovascular Evaluation for Noncardiac Surgery). J Am Coll Cardiol (2006), 47: 2343–2355

[2] Nieminen MS et al., Executive summary of the guidelines on the diagnosis and treatment of acute heart failure: the Task Force on Acute Heart Failure of the European Society of Cardiology. Eur Heart J (2005), 26: 384–416

[3] Pedersen T, Moller AM, How to use evidence-based medicine in anaesthesiology. Acta Anaesthesiol Scand (2001), 45: 267–274

[4] Shammash JB et al., Perioperative beta-blocker withdrawal and mortality in vascular surgical patients. Am Heart J (2001), 141: 148–153

[5] Böttiger BW, Martin E, Prävention perioperativer Myokardischämien – ein Update. Anaesthesist (2000), 49: 174–186

[6] Larsen R, Präoperative Dauermedikation. Anästhesie. München Jena: Urban & Fischer Verlag; 2002: 389–398.

[7] Devereaux PJ et al., How strong is the evidence for the use of perioperative β blockers in non-cardiac surgery? Systematic review and meta-analysis of randomised controlled trials. BMJ (2005), 331: 313–321

[8] Coursin DB, Coursin DB, Maccioli GA, Dexmedetomidine. Curr Opin Crit Care (2001), 7: 221–226

[9] Behnia R, Molteni A, Igic R, Angiotensin-converting enzyme inhibitors: mechanisms of action and implications in anesthesia practice. Curr Pharm Des (2003), 9: 763–776

[10] Groban L, Butterworth J, Perioperative management of chronic heart failure. Anesth Analg (2006), 103: 557–575

[11] Comfere T et al., Angiotensin system inhibitors in a general surgical population. Anesth Analg (2005), 100: 636–644

[12] Schirmer U, Schürmann W, Zur perioperativen Gabe von ACE-Hemmern. Anästhesist (2007), Epub Apr 14 ahead of print

[13] Licker M et al., Preoperative inhibition of angiotensin-converting enzyme improves systemic and renal ahemodynamic changes during aortic abdominal surgery. Br J Anaesth (1996), 76: 632–639

[14] Bertrand M et al., Should the angiotensin II antagonists be discontinued before surgery? Anesth Analg (2001), 92: 26–30

[15] Brabant SM et al., The hemodynamic effects of anesthetic induction in vascular surgical patients chronically treated with angiotensin II receptor antagonists. Anesth Analg (1999), 89: 1388–1392

[16] Eyraud D et al., Treatment of intraoperative refractory hypotension with terlipressin in patients chronically treated with an antagonist of the renin-angiotensin system. Anesth Analg (1999), 88: 980–984

[17] Meersschaert K et al., Terlipressin-ephedrine versus ephedrine to treat hypotension at the induction of anesthesia in patients chronically treated with angiotensin converting-enzyme inhibitors: a prospective, randomized, double-blinded, crossover study. Anesth Analg (2002), 94: 835–840

[18] Morelli A et al., Terlipressin versus norepinephrine to counteract anes-

thesia-induced hypotension in patients treated with renin-angiotensin system inhibitors: effects on systemic and regional hemodynamics. Anesthesiology (2005), 102: 12–19
[19] Kostis JB et al., Sexual dysfunction and cardiac risk (the Second Princeton Consensus Conference). Am J Cardiol (2005), 96: 313–321
[20] Cheitlin MD et al., ACC/AHA expert consensus document. Use of sildenafil (Viagra) in patients with cardiovascular disease. American College of Cardiology/American Heart Association. J Am Coll Cardiol (1999), 33: 273–282
[21] Gogarten W et al., Rückenmarksnahe Regionalanästhesien und Thromboembolieprophylaxe/antithrombotische Medikation. Überarbeitete Leitlinien der Deutschen Gesellschaft für Anästhesiologie und Intensivmedizin. Anästhesiol Intensivmed (2003), 44: 218–230
[22] Dunn A, Perioperative management of oral anticoagulation: when and how to bridge. J Thromb Thrombolysis (2006), 21: 85–89
[23] Ickx BE, Steib A, Perioperative management of patients receiving vitamin K antagonists. Can J Anesth (2006), 53: S113–122
[24] Seshadri N et al., The clinical challenge of bridging anticoagulation with low-molecular-weight heparin in patients with mechanical prosthetic heart valves: an evidence-based comparative review focusing on anticoagulation options in pregnant and nonpregnant patients. Am Heart J (2005), 150: 27–34
[25] Chaney MA, Intrathecal and epidural anesthesia and analgesia for cardiac surgery. Anesth Analg (1997), 84: 1211–1221
[26] Antithrombotic Trialists' Collaboration. Collaborative meta-analysis of randomised trials of antiplatelet therapy for prevention of death, myocardial infarction, and stroke in high risk patients. BMJ (2002), 324: 71–86
[27] Burger W et al., Low-dose aspirin for secondary cardiovascular prevention – cardiovascular risks after its perioperative withdrawal versus bleeding risks with its continuation – review and meta-analysis. J Intern Med (2005), 257: 399–414
[28] Stafford-Smith M, Impaired haemostasis and regional anesthesia. Can J Anaesth (1996), 43: R129–141
[29] Caprie Steering Committee. A randomised, blinded, trial of clopidogrel versus aspirin in patients at risk of ischaemic events (CAPRIE). Lancet (1996), 348: 1329–1339
[30] Grines CL et al., Prevention of premature discontinuation of dual antiplatelet therapy in patients with coronary artery stents: a science advisory from the American Heart Association, American College of Cardiology, Society for Cardiovascular Angiography and Interventions, American College of Surgeons, and American Dental Association, with representation from the American College of Physicians. Circulation (2007), 115: 813–818
[31] Braunwald E et al., ACC/AHA 2002 guideline update for the management of patients with unstable angina and non-ST-segment elevation myocardial infarction – summary article: a report of the American College of Cardiology/American Heart Association task force on practice guidelines (Committee on the Management of Patients With Unstable Angina). J Am Coll Cardiol (2002), 40: 1366–1374
[32] Smith SC et al., AHA/ACC guidelines for secondary prevention for patients with coronary and other atheroscle-

rotic vascular disease: 2006 update: endorsed by the National Heart, Lung, and Blood Institute. Circulation (2006), 113: 2363–2372
[33] Smith SC et al., ACC/AHA/SCAI 2005 guideline update for percutaneous coronary intervention: a report of the American College of Cardiology/American Heart Association Task Force on Practice Guidelines (ACC/AHA/SCAI Writing Committee to Update 2001 Guidelines for Percutaneous Coronary Intervention). Circulation (2006), 113: e166–286
[34] Ley SC, Preckel B, Schlack W, Perioperative Behandlung von Patienten mit Diabetes mellitus. Anästhesiol Intensivmed Notfallmed Scmerzther (2005), 40: 230–249
[35] Van den Berghe G et al., Intensive insulin therapy in the medical ICU. N Engl J Med (2006), 354: 449–461
[36] Robertshaw HJ, Hall GM, Diabetes mellitus: anaesthetic management. Anaesthesia (2006), 61: 1187–1190
[37] De Baerdemaeker L, Audenaert K, Peremans K, Anaesthesia for patients with mood disorders. Curr Opin Anaesthesiol (2005), 18: 333–338
[38] Mangano DT et al., Effect of atenolol on mortality and cardiovascular morbidity after noncardiac surgery. Multicenter Study of Perioperative Ischemia Research Group. N Engl J Med (1996), 335: 1713–1720
[39] Poldermans D et al., The effect of bisoprolol on perioperative mortality and myocardial infarction in high-risk patients undergoing vascular surgery. Dutch Echocardiographic Cardiac Risk Evaluation Applying Stress Echocardiography Study Group. N Engl J Med (1999), 341: 1789–1794
[40] McGory ML, Maggard MA, Ko CY, A meta-analysis of perioperative beta blockade: what is the actual risk reduction? Surgery (2005), 138: 171–179

[41] Schouten O et al., A meta-analysis of safety and effectiveness of perioperative beta-blocker use for the prevention of cardiac events in different types of noncardiac surgery. Coron Artery Dis (2006), 17: 173–179
[42] Strametz R, Zwissler B, Nutzen der perioperativen β-Blockade. Kritische Bewertung aktueller Metaanalysen. Anaesthesist (2006), 55: 1197–1204
[43] Brady AR et al., Perioperative beta-blockade (POBBLE) for patients undergoing infrarenal vascular surgery: results of a randomized double-blind controlled trial. J Vasc Surg (2005), 41: 602–609
[44] Juul AB et al., Effect of perioperative beta blockade in patients with diabetes undergoing major non-cardiac surgery: randomised placebo controlled, blinded multicentre trial. BMJ (2006), 332: 1482–1488
[45] POISE Trial Investigators. Rationale, design, and organization of the PeriOperative ISchemic Evaluation (POISE) Trial: A randomized controlled trial of metoprolol versus placebo in patients undergoing noncardiac surgery. Am Heart J (2006), 152: 223–230
[46] Lindenauer PK et al., Lipid-lowering therapy an in-hospital mortality following major noncardiac surgery. JAMA (2004), 291: 2092–2099
[47] Lee TH et al., Derivation and prospective validation of a simple index for prediction of cardiac risk of major noncardiac surgery. Circulation (1999), 100: 1043–1049
[48] Eagle KA et al., ACC/AHA guideline update on perioperative cardiovascular evaluation for noncardiac surgery. A report of the American College of Cardiology/American Heart Association Task Force on Practice Guidelines (Committee to Update the 1996 Guidelines on Perioperative Cardio-

vascular Evaluation for Noncardiac Surgery). Circulation (2002), 105: 1257–1267
[49] Butte N, Böttiger BW, Teschendorf P, Perioperative Kardioprotektion. Goldstandard β-Blockade? Anaesthesist (2007), 56: 285–298
[50] Kapoor AS et al., Strength of evidence for perioperative use of statins to reduce cardiovascular risk: systematic review of controlled studies. BMJ (2006), 333: 1149
[51] Christenson JT, Preoperative lipid-control with simvastatin reduces the risk of postoperative thrombocytosis and thrombotic complications following CABG. Eur J Cardiothorac Surg (1999), 15: 394–400
[52] Durazzo AE et al., Reduction in cardiovascular events after vascular surgery with atorvastatin: a randomized trial. J Vasc Surg (2004), 39: 967–976
[53] Conte MS et al., Risk factors, medical therapies and perioperative events in limb salvage surgery: observations from the PREVENT III multicenter trial. J Vasc Surg (2005), 42: 456–465
[54] Kennedy J et al., Statins are associated with better outcomes after carotid endarterectomy in symptomatic patients. Stroke (2005), 36: 2072–2076
[55] Schouten O et al., Safety of perioperative statin use in high-risk patients undergoing major vascular surgery. Am J Cardiol (2005), 95: 658–660
[56] Noordzij PG et al., Beta-blockers and statins are individually associated with reduced mortality in patients undergoing noncardiac, nonvascular surgery. Coron Artery Dis (2007), 18: 67–72
[57] Cholesterol Treatment Trialists' Collaborators. Efficacy and safety of cholesterol-lowering treatment: prospective meta-analysis of data from 90 056 participants in 14 randomised trials of statins. Lancet (2005), 366: 1267–1278
[58] Knatterud GL et al., Long-term effects on clinical outcomes of aggressive lowering of low-density lipoprotein cholesterol levels and low-dose anticoagulation in the post coronary artery bypass graft trial. Post CABG Investigators (2000), 102: 157–165
[59] Muzi M et al., Clonidine reduces sympathetic activity but maintains baroreflex responses in normotensive humans. Anesthesiology (1992), 77: 864–871
[60] Wijeysundera DN, Naik JS, Beattie WS, Alpha-2 adrenergic agonists to prevent perioperative cardiovascular complications: a meta-analysis. Am J Med (2003), 114: 742–752.
[61] Lowenthal DT, Matzek KM, MacGregor TR, Clinical pharmacokinetics of clonidine. Clin Pharmacokinet (1988), 14: 287–310
[62] Schneemilch CE et al., Clonidine decreases stress response in patients undergoing carotid endarterectomy under regional anesthesia: A prospective, randomized, double-blinded, placebo-controlled study. Anesth Analg (2006), 103: 297–302
[63] Carl M et al., Die intensivmedizinische Versorgung herzchirurgischer Patienten: Hämodynamisches Monitoring und Herz-Kreislauf-Therapie. S3-Leitlinie der Deutschen Gesellschaft für Anästhesiologie unjd Intensivmedizin (DGAI) und der Deutschen Gesellschaft für Thorax-, Herz- und Gefäßchirurgie (DGTHG). Anästhesiol Intensivmed (2007), 48: S1-S24
[64] Packer M, The search for the ideal positive inotropic agent. N Engl J Med (1993), 329: 201–202
[65] Toller WG, Stranz C, Levosimendan, a new inotropic and vasodilator agent. Anesthesiology (2006), 104: 556–569

[66] Rehberg S et al., Rolle von Levosimendan in der intensivmedizinischen Behandlung des myokardialen Pumpversagens. Anaesthesist (2007), 56: 30–43
[67] Nieminen MS et al., Hemodynamic and neurohumoral effects of continuous infusion of levosimendan in patients with congestive heart failure. J Am Coll Cardiol (2000), 36: 1903–1912
[68] Digitalis Investigation Group. The effect of digoxin on mortality and morbidity in patients with heart failure. N Engl J Med (1997), 336: 525–533
[69] Lilleberg J et al., Effects of a new calcium sensitizer, levosimendan, on haemodynamics, coronary blood flow and myocardial substrate utilization early after coronary artery bypass grafting. Eur Heart J (1998), 19: 660–668
[70] Bainbridge D et al., NSAID-analgesia, pain control and morbidity in cardiothoracic surgery. Can J Anaesth (2006), 53: 46–59
[71] Nussmeier NA et al., Safety and efficacy of the cyclooxygenase-2 inhibitors parecoxib and valdecoxib after noncardiac surgery. Anesthesiology (2006), 104: 518–526
[72] Nussmeier NA et al., Complications of the COX-2 inhibitors parecoxib and valdecoxib after cardiac surgery. N Engl J Med (2005), 352: 1081–1091
[73] Ott E et al., Efficacy and safety of the cyclooxygenase 2 inhibitors parecoxib and valdecoxib in patients undergoing coronary artery bypass surgery. J Thorac Cardiovasc Surg (2003), 125: 1481–1492
[74] Wheeler M et al., Adverse events associated with postoperative opioid analgesia: A systematic review. J Pain (2002), 3: 159–180

8 Standard Operating Procedures für kardiale Risikopatienten

Frank Stüber, Heiko Lier

8.1 Einleitung

Standard Operating Procedures (SOP) sollen Vorgänge in der perioperativen Medizin vereinheitlichen, ohne die ärztliche Entscheidungs- und Therapiefreiheit zu gefährden. Sie sind Anhalt und Leitlinie für täglich wiederkehrende Routinesituationen und Aufgaben. Die Visualisierung der SOP ist ein zentrales Anliegen. Hierfür werden entsprechende Flowcharts und Organigramme entworfen.

Idealerweise sollten SOP evidenzbasiert sein und möglichst auf konsentierten S3-Leitlinien aufbauen. In der klinischen Medizin existieren derartige SOP bislang nur sehr selten, da für die meisten Krankheitsbilder nicht ausreichend fundierte Daten vorliegen. Die in diesem Kapitel dargestellten SOP können daher auch nicht dem vorangestellten Anspruch gerecht werden. Vielmehr sind diese SOP ein Abbild der derzeitigen klinischen Praxis. Die Autoren haben versucht, wo immer möglich, neuere Erkenntnisse mit einzubeziehen. Leitlinien wie auch SOP bedürfen der ständigen Revision und natürlich auch der Anpassung an örtliche Gegebenheiten. Nichtsdestoweniger sollen diese SOP Anlass geben, die eigene Vorgehensweise zu überdenken und vielleicht auch eigene „Standardarbeitsanweisungen" zu kreieren. Obwohl in Einzelfallbeispielen gezeigt werden kann, dass eine standardisierte Vorgehensweise einem Patienten nicht gerecht wird, ist doch unstrittig, dass eine Standardisierung in der weit überwiegenden Zahl der Fälle zu einer Verbesserung der Patientenversorgung führt.

8.2 Präoperative Evaluation

Eine gründliche Anamnese und klinische Untersuchung sind der wichtigste Teil der Risikoeinteilung jedes Patienten [1, 46]. Ziel soll hier die Einschätzung der körperlichen Leistungsfähigkeit sein. Die Leistungsfähigkeit des Patienten ist erstmals im Rahmen der AHA-Richtlinien 2002 klassifiziert worden [17]. Bei Patienten mit **kardiovaskulären Risikofaktoren** – wie z.B. koronare Herzerkrankung, Herzinsuffizienz, zerebrovaskuläre Erkrankungen (jeweils auch anamnestisch), Insulintherapie oder bereits bekanntem Serumcreatinin > 2 mg/dl [6, 31] – sollte die Kontrolle der **Basislaborwerte** (Hämoglobin, Na^+, K^+, Serumcreatinin, Blutbild), ein **Ruhe-EKG** und (ggf. bei Verdacht auf Infektexazerbation einer COLD [24] auch) ein **Röntgen-Thorax** durchgeführt werden [1, 28, 46] (s. Abb. 8.1).

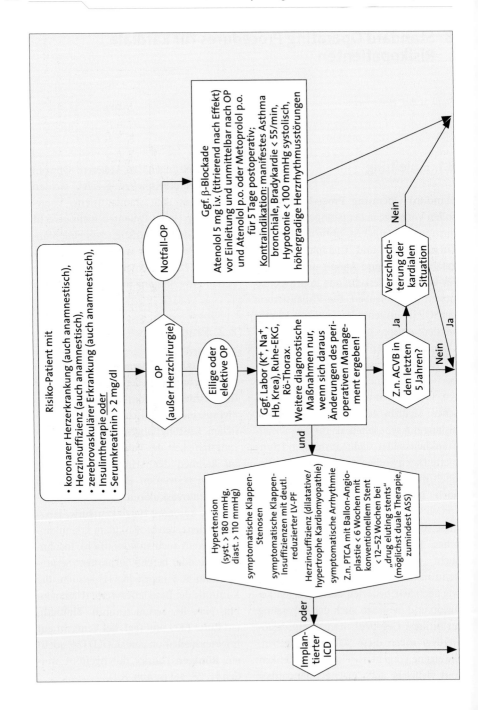

8.2 Präoperative Evaluation

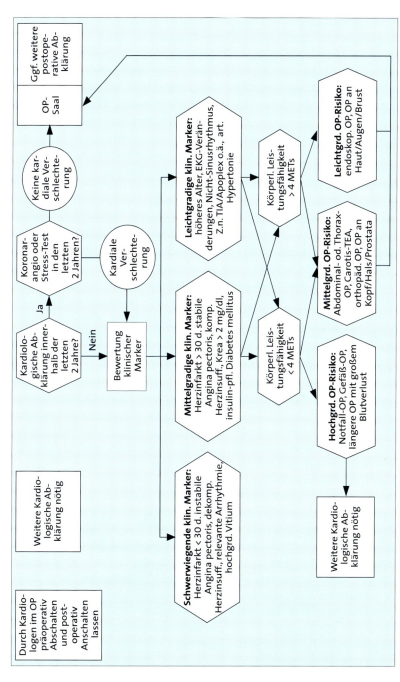

Abb. 8.1: SOP präoperative kardiovaskuläre Risikoabschätzung (**ICD** interner Cardioverter Defibrillator; **LV-PF** links-ventrikuläre Pumpfunktion; **PTCA** perkutane transluminale Koronarangiographie; **ACVB** aortokoronarer Venen-Bypass; **TIA** temporärer ischämischer Insult; **MET** metabolische Äquivalente)

Eine zusätzliche, erweiterte präoperative Evaluation ist nur dann sinnvoll, wenn sich daraus Änderungen des perioperativen Managements ergeben [28]. Bei allen elektiven Patienten mit folgenden Befunden sollte eine kardiologische Abklärung erfolgen:
- Ausgeprägte arterielle Hypertension (systolisch > 180 mmHg, diastolisch > 110 mmHg)
- Symptomatische Klappenstenose
- Symptomatische Klappeninsuffizienz mit reduzierter LV-Pumpfunktion
- Kardiomyopathie
- Symptomatische Arrhythmie
- Symptomatische Angina pectoris
- Zustand nach PTCA (Ballon-Angioplastie < 1 Woche [52])

Ein implantierter ICD kann unmittelbar präoperativ im OP abgeschaltet werden [18]. Bei Patienten mit implantierten Koronarstents ist ein differenziertes Vorgehen notwendig: Während bei konventionellen Stents ein Abstand von > 2, besser 6 Wochen nach Implantation eingehalten werden sollte [52], ist bei sog. Drug eluting stents die Notwendigkeit einer 12-monatigen Fortführung der dualen Therapie mit Thienopyridinen (Clopidogrel, Ticlopidin) plus Acetylsalicylsäure gegeben [23]. Elektive Eingriffe sollen daher erst 12 Monate nach Implantation eines Drug eluting stent durchgeführt werden; bei Notfalleingriffes sollte, wenn möglich, zumindest die Gabe von Acetylsalicylsäure perioperativ fortgesetzt werden [14, 23].

Gemäß den „ACC/AHA guideline update for perioperative cardiovascular evaluation for noncardiac surgery" gilt, dass bei Patienten, bei denen eine ACVB-Operation innerhalb der letzten 5 Jahre oder eine Koronarangiographie bzw. Stress-Echokardiographie innerhalb der letzten 2 Jahre durchgeführt worden ist und bei denen keine Verschlechterung der kardialen Situation aufgetreten ist, eine Operation ohne weitere Diagnostik durchgeführt werden kann [18]. Bei fehlender Abklärung oder aufgetretener kardialer Verschlechterung und dem Vorliegen von schwerwiegenden klinischen Markern (Herzinfarkt < 30 d, instabile Angina pectoris, dekompensierte Herzinsuffizienz, symptomatische Arrhythmie, hochgradiges Vitium) sollte eine Verschiebung der Operation zur präoperativen, kardiovaskulären Optimierung erwogen werden. Gleiches gilt bei mittelgradigen (Herzinfarkt > 30 d, stabile Angina pectoris, kompensierte Herzinsuffizienz, Serumcreatinin > 2 mg/dl, insulinpflichtiger Diabetes mellitus) und leichtgradigen klinischen Markern (höheres Alter, EKG-Veränderungen, Nicht-Sinusrhythmus, Z.n. TIA/Apoplex o.Ä., art. Hypertonie), wenn die körperliche Belastbarkeit des Patienten < 4 metabolischen Äquivalenten (MET, d.h. spazieren gehen auf gerader Strecke mit etwa 3 km/h) ist und ein Hochrisikoeingriff geplant wird (Gefäß-OP, längere OP mit großem Blutverlust) [18]. Bei mittelgradigem (Adominal- oder Thorax-Chirurgie, Karotis-TEA, orthopädische OP, OP an Kopf/Hals/Prostata) und leichtgradigem Risiko (endoskopische OP, OP an Haut/Augen/Brust) sowie bei Belastbarkeit > 4 MET (mehr als eine Etage zügiges Treppensteigen) kann die Operation durchgeführt werden [18]. Für Notfalleingriffe beim kardiovaskulären Risikopatienten ist eine neu anzusetzende β-Blockade z.B. mit Atenolol zu erwägen [31]; als Kontraindikation gelten dabei nur noch manifestes Asthma bronchiale, Bradykardie < 55/min und arterielle Hypotonie < 100 mmHg systolisch.

8.3 Hämodynamik und Monitoring

Die Deutsche Gesellschaft für Anästhesiologie und operative Intensivmedizin hat bereits 1995 eine Richtlinie bezüglich der Ausstattung des anästhesiologischen Arbeitsplatzes veröffentlicht [16]. Das dort beschriebene Standardmonitoring am erweiterten Arbeitsplatz sollte bei einigen Patienten (z.B. kardiales Risiko, Schock, ARDS) ergänzt werden [5]. Für nicht kardiochirurgische Patienten existiert zurzeit keine weitere Leitlinie zum hämodynamischen Monitoring. Die hier aufgeführten perioperativen Richtwerte für kardiale Risikopatienten (s. Abb. 8.2) entsprechen daher weitgehend den Empfehlungen der interdisziplinären S3-Leitlinie zum hämodynamischen Monitoring und zur Kreislauftherapie kardiochirurgischer Intensivpatienten der AWMF [4].

Das perioperative Auftreten myokardialer Ischämien wird durch Aufrechterhaltung einer adäquaten Hämodynamik reduziert. Insbesondere **Tachykardien** > 90/min begünstigen durch Verkürzung der diastolischen, links-ventrikulären Koronarperfusion das Auftreten einer myokardialen Sauerstoffdysbalance [29, 32, 54]. Die gleichzeitige Registrierung der **EKG-Ableitungen II und V5** ermöglicht die Erkennung von etwa 80% der myokardialen Ischämien, die mittels 12-Kanal-Ableitung darstellbar wären; die Sensitivität des Verfahrens wird durch die **automatische ST-Streckenanalyse** gesteigert [5].

Hypothermie reduziert die zelluläre O_2-Aufnahme um etwa 8% pro °C [56] und gilt als unabhängiger Prädiktor für das Auftreten kardiovaskulärer Ereignisse [20]. Normotherme Patienten (> 35 °C, besser ≥ 36 °C [36, 51]) haben signifikant weniger Myokardischämien und eine signifikant niedrigere perioperative Morbidität [54].

Bei kardialen Risikopatienten soll perioperativ eine **Normoglykämie** erhalten werden [3, 30]. Erhöhter Blutzucker ist ein unabhängiger Risikofaktor für plötzlichen Herztod, Myokardinfarkt und Schlaganfall [13]. Derzeit wird ein Zielwert von 80–150 mg/dl empfohlen [13, 15, 43]. Zur ausreichenden Organperfusion sollte perioperativ ein **mittlerer arterieller Druck** von 60 mmHg nicht unterschritten werden [15, 41]. Insbesondere bei hypertensiven und diabetischen Patienten [11, 13] sollte intraoperativ ein Zielbereich des mittleren arteriellen Druckes von ±20% des Ausgangswertes angestrebt werden [26].

Ist eine weiter differenzierte Überwachung der Hämodynamik nötig, so kann dies mittels transpulmonaler Indikatormethoden (LidCOo, Vigileo, PiCCO) oder transösophagealer Echokardiographie (TEE) erfolgen. Das intrathorakale Blutvolumen (ITBV bzw. GEDV) ist der derzeit

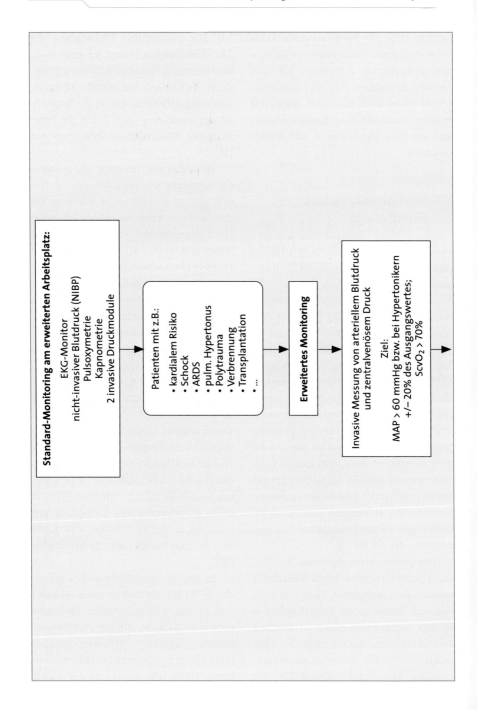

8.3 Hämodynamik und Monitoring

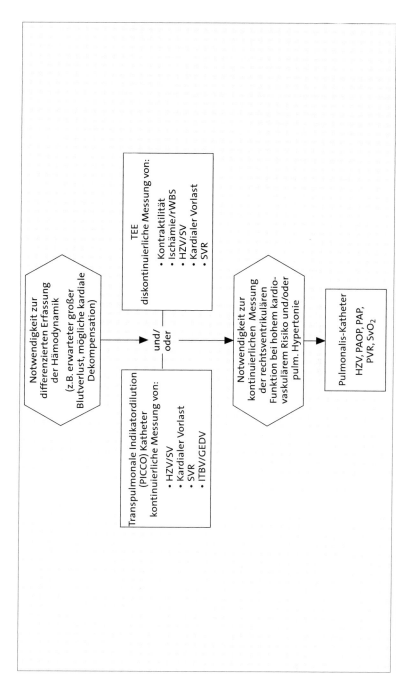

Abb. 8.2: SOP intraoperatives Monitoring (**BZ** Blutzucker; **ScvO₂** zentralvenöse Sauerstoffsättigung; **HZV** Herzzeitvolumen; **SV** Schlagvolumen; **SVR** systemischer Gefäßwiderstand; **ITBV** intrathorakales Blutvolumen; **rWBS** regionale Wandbewegungsstörung; **TPID** transpulmonale Indikatordilution [PiCCO]; **PAP** pulmonalarterieller Druck; **PAOP** pulmonalkapillärer Verschlussdruck; **PVR** pulmonalvaskulärer Widerstand; **SvO₂** gemischtvenöse Sauerstoffsättigung)

beste Parameter zur Erfassung der kardialen Vorlast [22, 25], korreliert gut mit der enddiastolischen Fläche im TEE [5, 9] und ist dem pulmonal-kapillären Wedge-Druck überlegen [9]. Die mittels Pulskonturanalyse mögliche Messung der linksventrikulären Schlagvolumenvariation (SVV) kann intraoperativ zur prädiktiven Abschätzung der Reaktion der Hämodynamik auf eine Volumengabe herangezogen werden [40]. Der große Vorteil der TEE liegt in der zeitnahen Registrierung der myokardialen Kontraktilität und Ischämie [12], allerdings besteht eine ausgeprägte Untersucherabhängigkeit [5]. Die Indikation für einen Pulmonaliskatheter wird zurzeit kontrovers diskutiert [7]. Daher bleibt für den Pulmonalarterienkatheter nur die Überwachung einer pulmonalarteriellen Hypertonie und möglicherweise das akute Rechtsherzversagen als gesicherte Indikation.

8.4 Transfusionsmanagement

Etwa die Hälfte der Bluttransfusionen werden perioperativ durchgeführt [56]. Auch wenn das Risiko einer transfusionsbedingten Infektion in den letzten Jahren deutlich abnahm, so bleiben dennoch immunologische Risiken (allergische Reaktionen, TRALI etc.). Die Gabe von Erythrozytenkonzentraten (s. Abb. 8.3) dient der Vermeidung bzw. Therapie einer anämischen Hypoxie. Gemäß der Formel $DO_2 = HZV \times [(1,39 + Hb + SaO_2) \times (0,0032 + PaO_2)] \times 10$ wird das zelluläre O_2-Angebot bei Normovolämie dabei im Wesentlichen vom Herzzeitvolumen, dem Hb, der SaO_2 und (bei kritischer Anämie auch) dem PaO_2 [58] beeinflusst. Die Kompensation einer akute Anämie ist individuell unterschiedlich und von Begleiterkrankungen (z.B. KHK) sowie aktueller Erkrankung (z.B. Sepsis) und Situation (Hypothermie, Narkose) abhängig, daher sind keine allgemeingültigen Aussagen möglich.

Das primäre Ziel der perioperativen Flüssigkeitstherapie ist die Aufrechterhaltung einer **Normovolämie** durch Kristalloide und Kolloide [48, 56]. Die Steigerung des Anteils des physikalisch im Plasma gelösten Sauerstoffs verbessert bei kritischer Anämie sowohl die globale als auch die myokardiale und zerebrale Oxygenierung [58]. Klinische Symptome, die bei laborchemisch nachgewiesener Anämie auf eine Hypoxie deuten, sind die sog. **physiologischen Transfusionstrigger** [42, 48, 56]. Insbesondere wenn der Hb in den Bereich zwischen 6 und 8 g/dl fällt, ist das Auftreten dieser Veränderungen als Hinweis auf die Notwendigkeit einer EK-Gabe anzusehen [10, 56]. Einzelne Patienten können Hb-Werte < 6 g/dl unbeschadet überleben, dennoch werden die meisten von einer Transfusion profitieren; oberhalb von 10 g/dl ist dies nicht der Fall [10, 42, 48, 56].

Eine suffiziente Hämostase ist an physiologische Rahmenbedingungen gebunden. Das pH-Optimum der Gerinnungsfaktoren liegt bei 8, bei einem pH von 7,2 ist nur noch eine Aktivität von etwa 45% erhalten [53]. Gemäß der van't Hoff'schen Reaktionsgeschwindigkeit-Temperatur-Regel, sinkt pro °C Temperaturverlust die Faktorenaktivität um rund 10%

[55]. Diese Abnahme der Enzymaktivität wird ab 34°C klinisch relevant [55], die Thrombozytenaggregation ist dabei als Erstes gestört [57]. Azidose und Hyperthermie führen zu vermehrter Blutungsneigung trotz adäquater Substitution von Erythrozyten, Faktoren und Thrombozyten [19]. Die freien Ca^{++}-Ionen ermöglichen erst die Bindung der negativ geladenen Faktoren an die ebenfalls negativ geladenen Phospholipide der Endothelzellen und Thrombozyten [49]; Störungen sind bereits bei ionisiertem Ca^{++} < 1 mmol/l zu erwarten. Die Normalisierung dieser „Rahmenbedingungen" muss daher der Substitution von Gerinnungsfaktoren vorausgehen [33].

Vor Gabe von FFP, TK oder Faktoren kann eine erweiterte Gerinnungsdiagnostik, beispielsweise mit der Thrombelastographie, im Einzelfall sinnvoll sein [2, 35, 47].

Eine Faktorenkonzentration von ≥ 40% der Norm und ein Fibrinogenspiegel von ≥100 mg/dl reichen in der Regel aus, um eine reguläre Gerinnung zu gewähren. Derart niedrige Spiegel werden bei einem Blutverlust von etwa 65–75 ml/kg KG (Erwachsene) erreicht [44] und die Gabe von FFP ist dann sinnvoll [48]. Die Aufhebung der Wirkung von Marcumar o.Ä. durch FFP wird nur noch bei aktiver Blutung empfohlen [35]. Erreicht der Blutverlust mehr als das 1,5-fache des Körperblutvolumens bzw. sinken die Thrombozyten unter 50 000/µl, sollte auch die Substitution von Thrombozytenkonzentraten erwogen werden. Bei einzelnen Operationen (z.B. Neurochirurgie, Herz-Lungenmaschine, Massivtransfusionen) können auch Werte zwischen 50 000 und 100 000/µl eine Thrombozytengabe notwendig machen, wenn klinisch eine Blutung vorliegt [10, 48].

8.5 Intraoperative Arrhythmie

Perioperative Arrhythmien treten bei bis zu 70% der Patienten auf, schwerwiegende Konsequenzen haben aber nur etwa 2,5% [50]. Führt das Auftreten von intraoperativen Arrhythmien zu einer **hämodynamischen Instabilität**, ist diese schnellstmöglich elektrisch (Kardioversion/Defibrillation) oder medikamentös (z.B. durch Amiodaron) zu beheben [8, 21] (s. Abb. 8.4). Während die elektrische Therapie supraventrikulärer Rhythmusstörungen, insbesondere bei Einsatz von biphasischen Defibrillatoren, oft bereits mit geringer Energie von 50 J erfolgreich ist [8], sollte für ventrikuläre Rhythmusstörungen bei biphasischen Geräten mit 150–200 J, bei monophasischem Impuls mit 360 J begonnen werden [27]. Patienten mit Rhythmusstörungen ohne hämodynamische Instabilität werden nach der Form ihrer Kammerkomplexe unterschieden und gemäß Abbildung 10.5 behandelt [8, 50]. Während die ventrikulären Extrasystolen mit breiten QRS-Komplexen grundsätzlich mit Amiodaron behandelt werden, gibt es wenige Ausnahmen, die beachtet werden müssen: Das Long-QT-Syndrom (LQTS) [39] ist eine davon, die sowohl angeboren als auch medikamentös erworben sein kann. Während im symptomfreien Intervall eine Verlängerung der QT-Zeit auffällt, sind im akuten

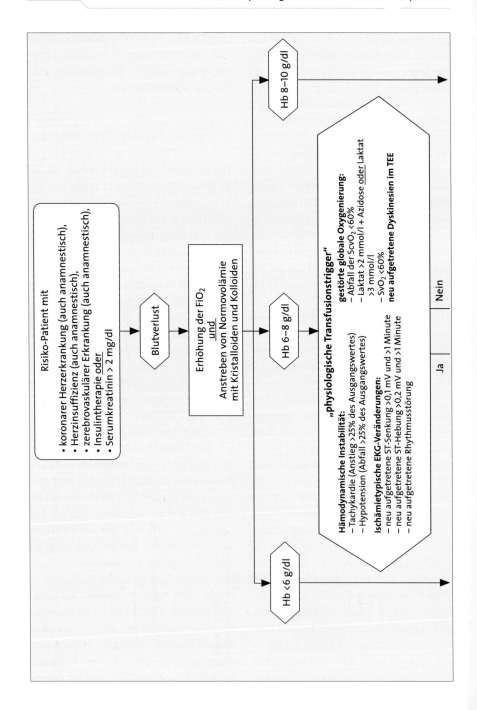

8.5 Intraoperative Arrhythmie

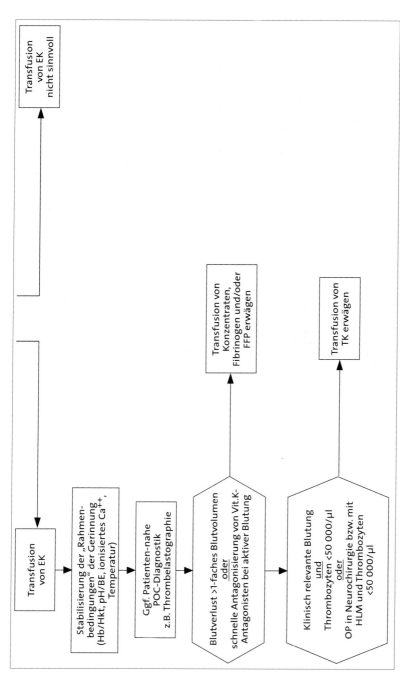

Abb. 8.3: SOP perioperative Transfusion (**EK** Erythrozytenkonzentrat; **FFP** Frischplasma; **FiO₂** inspiratorische Sauerstoffkonzentration; **Hb** Hämoglobin; **ScvO₂** zentralvenöse Sauerstoffsättigung; **SvO₂** gemischtvenöse Sauerstoffsättigung; **POC** Point of care; **HLM** Herz-Lungen-Maschine; **TK** Thrombozytenkonzentrat)

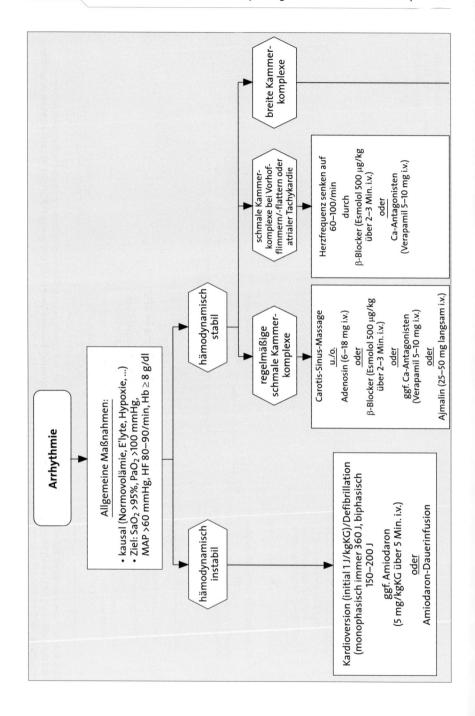

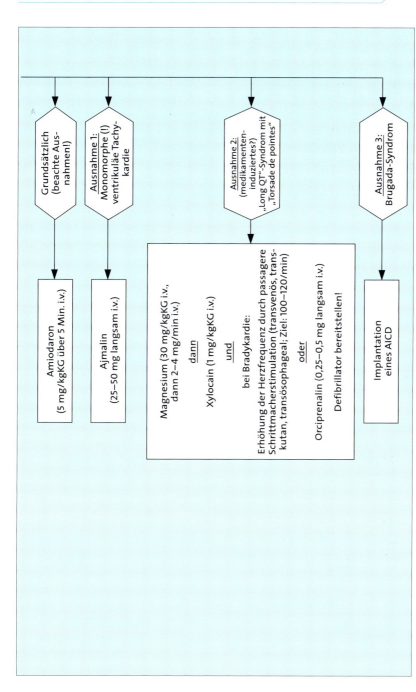

Abb. 8.4: SOP intraoperative Arrhythmie (**SaO₂** arterielle Sauerstoffsättigung, **PaO₂** arterieller Sauerstoffpartialdruck; **MAP** mittlerer arterieller Druck; **HF** Herzfrequenz; **Hb** Hämoglobin; **AICD** Automatic Intern Cardioverter Defibrillator)

Stadium polytope, ventrikuläre Tachykardien mit spindelförmigem Aussehen, sog. Torsade de pointes, charakteristisch. Das Medikament der Wahl ist Magnesium, auch bei normaler Plasma-Mg^{++}-Konzentration. Eine weitere Ausnahme ist das Brugada-Syndrom [38], eine rechtschenkelblockartige EKG-Veränderung mit ST-Hebungen in V_{1-3} ohne strukturelle Herzerkrankung. Da die Patienten häufig unbehandelt aufgrund maligner Rhythmusstörungen versterben, wird die Implantation eines AICD angestrebt.

8.6 Intraoperative Herzinsuffizienz

Eine akute, intraoperative Herzinsuffizienz kann entweder eine neu auftretende Störung oder die Dekompensation einer chronischen Herzinsuffizienz mit bekannter Ätiologie sein [37]. Bei diesen Patienten ist eine **invasive arterielle Druckmessung** obligat. Die aufgeführten Zielwerte und Therapieschemata (s. Abb. 8.5) entsprechen weitgehend den Empfehlungen der interdisziplinären S3-Leitlinie zu hämodynamischem Monitoring und Kreislauftherapie kardiochirurgischer Intensivpatienten der AWMF [4].

Ein ausreichendes Angebot an **Sauerstoff** ist zentraler Bestandteil der Therapie der Herzinsuffizienz, daher sind die Erhöhung der FiO$_2$ sowie, bei Anämie, die Transfusion von Erythrozytenkonzentraten die ersten Schritte.

Hilfestellung bei der intraoperativen Diagnose können die modifizierten **Framingham-Kriterien**, wie prominente Jugularvenen, auskultatorisches Knistern oder S3-Gallop, bieten [34]. Eine sofortige echokardiographische Abklärung ist anzustreben [34, 45], da mögliche Ursachen wie der Volumenstatus, ischämiebedingte regionale Wandbewegungsstörungen, Vitien und eine Perikardtamponade im TEE schnell diagnostiziert werden können.

Bei akut dekompensierter, chronischer Herzinsuffizienz hat, neben der initialen Stabilisierung, die Behandlung der auslösenden Mechanismen durch Revaskularisation, antiarrhythmische Therapie u.ä. oberste Priorität. Die Therapie der akuten, perioperativen Herzinsuffizienz mit reduziertem Low cardiac output basiert auf der Optimierung der hämodynamischen Variablen Vorlast, Kontraktilität und Nachlast. Aus dem Verlauf der Frank-Starling-Kurve geht hervor, dass das Schlagvolumen bei Patienten mit ausreichender ventrikulärer Pumpfunktion durch Änderung der Vorlast, d.h. durch Volumengabe, positiv beeinflusst werden kann, während dies bei hochgradig reduzierter Ejektionsfraktion nur bedingt möglich ist. Zur Testung des Flüssigkeitsbedarfs ist eine sog. Fluid challenge mit 200 ml Kolloid innerhalb von 10–15 min möglich. Die Vorlastoptimierung ist Grundvoraussetzung für die Therapie des Linksherzversagens; erst danach wird zunächst mit Vasopressoren, dann mit positiv inotropen Medikamenten therapiert [4]. PDE-III-Hemmer sind bei Patienten mit bestehender β-Blockade und/ oder einer inadäquaten hämodynamischen Reaktion auf eine Dobutamingabe zu bevorzugen [4]. Zur Vor- und Nachlastsenkung bei akuter Herzinsuffizienz wird der Einsatz von Nitraten zur Therapie empfohlen [4]. Ist ein Vasopressor indiziert, ist Noradrenalin als einziger zugelassener Vasopressor das Mittel der Wahl [4]. Die neue Substanzklasse der Kalzium-Sensitizer (Levosimendan) hat in ersten Studien hämodynamische Vorteile gegenüber Dobutamin gezeigt; aufgrund bisher fehlender höhergradiger Evidenz ist sie in den Empfehlungen aber (noch) nicht enthalten.

8.7 Weitere intraoperative Komplikationen

Beim Auftreten intraoperativer Komplikationen ist zunächst eine kausale Therapie sinnvoll: Elektrolytstörungen, Hypoxie, Hyperkapnie, Hypothermie u.Ä. sollten ausgeschlossen bzw. behoben und eine Normovolämie angestrebt werden. Zur Optimierung des zellulären Sauerstoffangebotes sollten die 3 wichtigsten Regelgrößen **arterielle Sauerstoffsättigung, Herzzeitvolumen und Hämoglobinwert** optimiert werden (s. Abb. 8.6). Dies gewährleistet

- die Erhöhung der inspiratorischen Sauerstoffkonzentration mit dem Ziel einer $SaO_2 > 95\%$ bzw. eines $PaO_2 > 100$ mmHg,
- die Sicherung einer zellulären Mindestperfusion durch einen mittleren arteriellen Druck > 70 mmHg und eine Herzfrequenz von 80–90/min sowie
- das Anstreben eines Hb-Wertes von 8–10 mg/dl [56].

Die Möglichkeit eines OP-Abbruches sollte bei schwerwiegenden Komplikationen erwogen werden.

Bei intraoperativen myokardialen Ischämien sollte zusätzlich die Gabe von Nitroglycerin zur Verbesserung der Koronarperfusion, von Aspisol und Heparin zur Verhinderung einer weitern koronaren Thrombosierung sowie, bei Hypertonie und Tachykardie, eine β-Blockade erwogen werden [3]. Bei fulminantem Infarkt mit ST-Hebung ist auch an ein intraoperatives, kardiologisches Konsil mit möglicher Notfall-Revaskularisation zu denken.

Für die Unterstützung bei der Bearbeitung der Abschnitte 8.5 und 8.7 bedanken wir uns bei Herrn PD Dr. Th. Lewalter, Medizinische Klinik I der Universität Bonn.

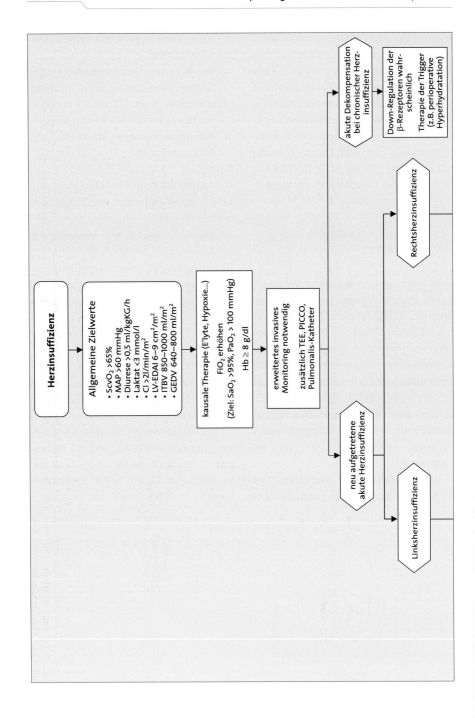

8.7 Weitere intraoperative Komplikationen

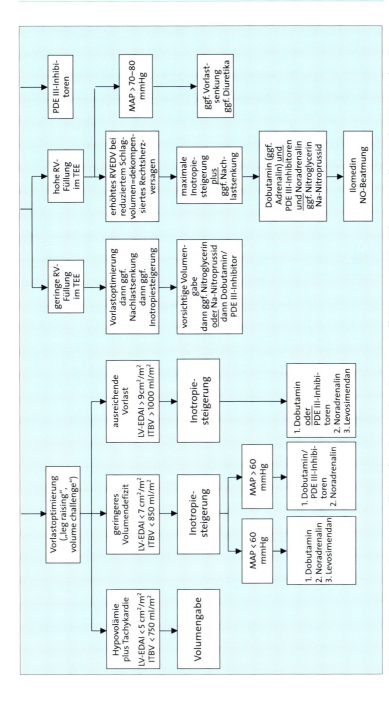

Abb. 8.5: SOP intraoperative Herzinsuffizienz (**ScvO$_2$** zentralvenöse Sauerstoffsättigung; **MAP** mittlerer arterieller Druck; **ZVD** zentralvenöser Druck; **CI** cardiac index; **LV-EDAI** links-ventrikulärer enddiastolischer Flächenindex; **PAOP** pulmonalarterieller Okklusionsdruck; **ITBVI** intrathorakaler Blutvolumenindex; **GEDVI** globaler enddiastolischer Volumenindex; **FiO$_2$** inspiratorische Sauerstoff-Fraktion; **SaO$_2$** arterielle Sauerstoffsättigung; **PaO$_2$** arterieller Sauerstoffpartialdruck; **Hb** Hämoglobin; **TEE** transösophageale Echokardiographie; **RV** rechter Ventrikel; **PDE-III-Inhibitoren** Phosphodiesterase-III-Inhibitoren; **RVEDV** rechts-ventrikuläres enddiastolisches Volumen)

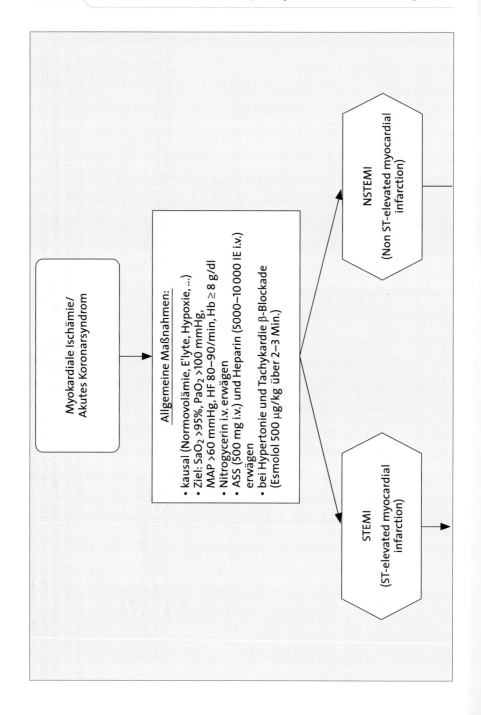

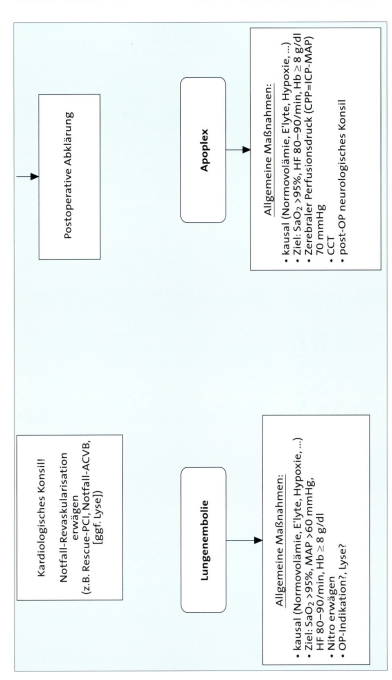

Abb. 8.6: SOP intraoperative Komplikationen (**SaO₂** arterielle Sauerstoffsättigung; **PaO₂** arterieller Sauerstoffpartialdruck; **MAP** mittlerer arterieller Druck; **HF** Herzfrequenz; **Hb** Hämoglobin; **STEMI** Herzinfarkt mit ST-Hebung; **NSTEMI** Herzinfarkt ohne ST-Hebung; **PCI** perkutane Koronarintervention; **ACVB** aortokoronarer Venen-Bypass; **CPP** zerebraler Perfusionsdruck; **ICP** intrakranieller Druck; **CCT** kranielle Computertomographie; **PEEP** positiver endexspiratorischer Druck)

Literatur

[1] American Society of Anesthesiologists, Practice advisory for preanesthesia evaluation: a report by the American Society of Anesthesiologists Task Force on Preanesthesia Evaluation. Anesthesiology (2002), 96, 485–496

[2] American Society of Anesthesiologists, Practice Guidelines for Perioperative Blood Transfusion and Adjuvant Therapies (Approved by the House of Delegates on October 22, 1995 and last amended on October 25, 2005). http://www.asahq.org/publicationsAndServices/BCTGuidesFinal.pdf (20.11.2005)

[3] Antman EM et al., ACC/AHA guidelines for the management of patients with ST-elevation myocardial infarction: a report of the American College of Cardiology/American Heart Association Task Force on Practice Guidelines (Committee to Revise the 1999 Guidelines for the Management of Patients with Acute Myocardial Infarction). Circulation (2004), 110, e82–292

[4] AWMF, Hämodynamisches Monitoring und Kreislauftherapie; Interdisziplinäre S3-Leitlinien zur intensivmedizinischen Versorgung herzchirurgischer Patienten. http://www.uni-duesseldorf.de/WWW/AWMF. (21.12.2006)

[5] Bangert K, Herden-Kirchhoff O, Wappler F, Welches Monitoring, wann und mit welchem Nutzen. Anasthesiol Intensivmed Notfallmed Schmerzther (2005), 40, 291–294

[6] Baumert J, Buhre W, Der kardiale Risikopatient in der Anästhesie. Anaesthesist (2001), 50, 649–660

[7] Bein B, Scholz J, Tonner P, Hämodynamisches Monitoring: Standards und Fehlerquellen. Anästh Intensivmed (2005), 46, 179–186

[8] Blomstrom-Lundqvist C et al., ACC/AHA/ESC guidelines for the management of patients with supraventricular arrhythmias – executive summary: a report of the American College of Cardiology/American Heart Association Task Force on Practice Guidelines and the European Society of Cardiology Committee for Practice Guidelines (Writing Committee to Develop Guidelines for the Management of Patients With Supraventricular Arrhythmias). Circulation (2003), 108, 1871–1909

[9] Boldt J, Clinical review: hemodynamic monitoring in the intensive care unit. Crit Care (2002), 6, 52–59

[10] Bundesärztekammer, Leitlinien zur Therapie mit Blutkomponenten und Plasmaderivaten – Revision 2003. http://www.bundesaerztekammer.de/30/Richtlinien/Leitidx/Blutkomponenten.html (03.06.2005)

[11] Chobanian AV et al., The Seventh Report of the Joint National Committee on Prevention, Detection, Evaluation, and Treatment of High Blood Pressure: the JNC 7 report. JAMA (2003), 289, 2560–2572

[12] Comunale ME et al., The concordance of intraoperative left ventricular wall-motion abnormalities and electrocardiographic S-T segment changes: association with outcome after coronary revascularization. Multicenter Study of Perioperative Ischemia (McSPI) Research Group. Anesthesiology (1998), 88, 945–954

[13] Coursin D, Connery L, Ketzler J, Perioperative diabetic and hyperglycemic management issues. Crit Care Med (2004), 32, S116-S125

[14] Dalal A, D'Souza S, Shulman M, Brief review: Coronary drug-eluting stents

and anesthesia. Can J Anesth (2006), 53, 1230–1243
[15] Dellinger R et al., Surviving Sepsis Campaign guidelines for management of severe sepsis and septic shock. Crit Care Med (2004), 32, 858–873
[16] Deutsche Gesellschaft für Anästhesiologie und Intensivmedizin e.V. (DGAI). Ausstattung des anästhesiologischen Arbeitsplatzes. Anästh Intensivmed (1995), 36, 250–254
[17] Eagle KA et al., ACC/AHA Guideline Update for Perioperative Cardiovascular Evaluation for Noncardiac Surgery – Executive Summary. A report of the American College of Cardiology/American Heart Association Task Force on Practice Guidelines (Committee to Update the 1996 Guidelines on Perioperative Cardiovascular Evaluation for Noncardiac Surgery). Anesth Analg (2002), 94, 1052–1064
[18] Eagle K et al., ACC/AHA guideline update for perioperative cardiovascular evaluation for noncardiac surgery – executive summary a report of the American College of Cardiology/American Heart Association Task Force on Practice Guidelines (Committee to Update the 1996 Guidelines on Perioperative Cardiovascular Evaluation for Noncardiac Surgery). Circulation (2002), 105, 1257–1267
[19] Ferrara A et al., Hypothermia and acidosis worsen coagulopathy in the patient requiring massive transfusion. Am J Surg (1990), 160, 515–518
[20] Frank SM et al., Perioperative maintenance of normothermia reduces the incidence of morbid cardiac events. A randomized clinical trial. JAMA (1997), 277, 1127–1134
[21] Fuster V et al., ACC/AHA/ESC Guidelines for the Management of Patients With Atrial Fibrillation: Executive Summary. A Report of the American College of Cardiology/American Heart Association Task Force on Practice Guidelines and the European Society of Cardiology Committee for Practice Guidelines and Policy Conferences (Committee to Develop Guidelines for the Management of Patients With Atrial Fibrillation) Developed in Collaboration With the North American Society of Pacing and Electrophysiology. Circulation (2001), 104, 2118–2150
[22] Godje O et al., Reproducibility of double indicator dilution measurements of intrathoracic blood volume compartments, extravascular lung water, and liver function. Chest (1998), 113, 1070–1077
[23] Grines CL et al., Prevention of premature discontinuation of dual antiplatelet therapy in patients with coronary artery stents: a science advisory from the American Heart Association, American College of Cardiology, Society for Cardiovascular Angiography and Interventions, American College of Surgeons, and American Dental Association, with representation from the American College of Physicians. Circulation (2007), 115, 813–818
[24] Groeben H, Strategies in the patient with compromised respiratory function. Best Pract Res Clin Anaesthesiol (2004), 18, 579–594
[25] Hoeft A et al., Bedside assessment of intravascular volume status in patients undergoing coronary bypass surgery. Anesthesiology (1994), 81, 76–86
[26] Howell S, Sear J, Foex P, Hypertension, hypertensive heart disease and perioperative cardiac risk. Br J Anaesth (2004), 92, 570–583
[27] International Liaison Committee on Resuscitation (ILCOR)/European Resuscitation Council (ERC). Part 3: de-

fibrillation. Circulation (2005), 112, III-17-III-24
[28] Kähler J et al., Evaluation vor nichtkardialen Operationen. Anasthesiol Intensivmed Notfallmed Schmerzther (2005), 40, 280–284
[29] Landesberg G, Monitoring for myocardial ischemia. Best Pract Res Clin Anaesthesiol (2005), 19, 77–95
[30] Lazar HL et al., Tight glycemic control in diabetic coronary artery bypass graft patients improves perioperative outcomes and decreases recurrent ischemic events. Circulation (2004), 109, 1497–1502
[31] Lee T et al., Derivation and prospective validation of a simple index for prediction of cardiac risk of major noncardiac surgery. Circulation (1999), 100, 1043–1049
[32] Levine WC, Mehta V, Landesberg G, Anesthesia for the elderly: selected topics. Curr Opin Anaesthesiol (2006), 19, 320–324
[33] Lier H, Kampe S, Schroder S, Rahmenbedingungen für eine intakte Hämostase. Anaesthesist (2006), DOI 10.1007/s00101–006–1109–1,
[34] Nieminen MS, Harjola VP, Definition and epidemiology of acute heart failure syndromes. Am J Cardiol (2005), 96, 5G–10G
[35] O'Shaughnessy DF et al., Guidelines for the use of fresh-frozen plasma, cryoprecipitate and cryosupernatant. Br J Haematol (2004), 126, 11–28
[36] Pestel GJ, Kurz A, Hypothermia – it's more than a toy. Curr Opin Anaesthesiol (2005), 18, 151–156
[37] Pölzl G, Pall G, Intensivmedizinische Therapie der akuten Herzinsuffizienz. J Kardiol (2003), 10, 89–93
[38] Ramon Brugada Sr. Foundation, The brugada syndrome. http://www.brugada.org (21.12.2006)
[39] Rasche S, Koch T, Hubler M, Das Long QT-Syndrom in der Anästhesie. Anaesthesist (2006), 55, 229–246
[40] Rex S et al., Prediction of fluid responsiveness in patients during cardiac surgery. Br J Anaesth (2004), 93, 782–788
[41] Rivers E, Nguyen B, Havstad S, Early Goal-Directed Therapy in the Treatment of Severe Sepsis and Septic Shock – the Early Goal-Directed Therapy Collaborative Group. N Engl J Med (2001), 345, 1368–1377
[42] Schlack W, Ebel D, Ley S, The Cardiac Risk Patient – Perioperative Treatment of Diabetes and Hyperglycaemia. (12.7.5 A.D.)
[43] Schlack W, Ebel D, Ley S, The Cardiac Risk Patient – Perioperative Treatment of Diabetes and Hyperglycaemia. ESA Refresher Course 4RC1. http://www.euroanesthesia.org/education/refreshcourses.php (12.07.2005)
[44] Schreiber MA, Coagulopathy in the trauma patient. Curr Opin Crit Care (2005), 11, 590–597
[45] Siostrzonek P, Editorial: Fortschritt in der Therapie der akuten Herzinsuffizienz. J Kardiol (2003), 10, 87
[46] Solca M, Preoperative Evaluation: What is the Evidence? ESA Refresher Course 1RC2. http://www.euroanesthesia.org/education/refreshcourses.php (14.07.2005)
[47] Spahn DR, Rossaint R, Coagulopathy and blood component transfusion in trauma. Br J Anaesth (2005), 95, 130–139
[48] Spahn D, Strategies for transfusion therapy. Best Pract Res Clin Anaesthesiol (2004), 18, 661–673
[49] Spronk HM, Govers-Riemslag JW, ten CH, The blood coagulation system as a molecular machine. Bioessays (2003), 25, 1220–1228

[50] Strom C, Kilger E, Perioperative antiarrhythmische Therapie. Anasthesiol Intensivmed Notfallmed Schmerzther (2001), 36, 454–464

[51] Taguchi A, Kurz A, Thermal management of the patient: where does the patient lose and/or gain temperature? Curr Opin Anaesthesiol (2005), 18, 632–639

[52] Thompson J, Ideal peri-operative management of patients with cardiovascular disease: the quest continues. Anaesthesia (2004), 59, 417–421

[53] von Depka M (2005) Der Gerinnungsnotfall. Symposium „Grundlagen der Gerinnung in Anästhesie und Intensivmedizin", 4./5. März 2005, St. Gilgen

[54] Wappler F, Bangert K, Perioperatives Management bei kardialen Risikopatienten. Anasthesiol Intensivmed Notfallmed Schmerzther (2005), 40, 284–291

[55] Watts DD et al., Hypothermic coagulopathy in trauma: effect of varying levels of hypothermia on enzyme speed, platelet function, and fibrinolytic activity. J Trauma (1998), 44, 846–854

[56] Welte M, Habler O, Die Indikation zur perioperativen Transfusion von Erytrozyten. Anästh Intensivmed (2005), 46, 73–83

[57] Wolberg AS et al., A systematic evaluation of the effect of temperature on coagulation enzyme activity and platelet function. J Trauma (2004), 56, 1221–1228

[58] Zander R, Sauerstoff von A bis Z: von der Alveole bis zur Zelle. Anästh Intensivmed (2004), 45, 283–291

Stichwortverzeichnis

12-Kanal-EKG 85, 160

A

α2-Agonisten 58, 133, 190, 208
Abciximab 172
ACE/AT-1-Hemmer 177
ACE-Hemmer 168, 191
Acetylsalicylsäure 60, 168
ACVB-Operation 224
Adipositas 12
Aldosteron 33
Alkohol 14
Allgemeinanästhesie 95
American College of Cardiology 7
American Heart Association 7
Analgesie 173
Anämie 137
Anamnese 74
Anästhetika 64
– intravenöse 95
Angina pectoris
– instabile 164
– stabile 164
Angioplastie 172
Angiotensin-II-Rezeptor (AT-II)-Antagonisten 191
Antiarrhythmika 191
Antidiabetika, orale 199
Antikoagulation 176
Antirheumatika, antisteroidale 214
Aorteninsuffizienz 109
Aortenstenose 108
Äquivalente, metabolische 74
Arrhythmie
– absolute 44
– supraventrikuläre 10
– ventrikuläre 10
Arzneimittelwechselwirkung 189
ASS (Acetylsalicylsäure) 168, 170, 176, 197
AT_1-Antagonisten 192
Atherosklerose 27
Attacke, transistorisch ischämische 50
Aufwachraum 155
Auskultation 76
Azidose 229

B

Barbiturate 95
Basisüberwachung 115
β-Blockade, perioperative 135
β-Blocker 133, 167, 174, 189, 202
Begleiterkrankungen 75
Beinvenenthrombose, tiefe 46
Belastungs-EKG 87
Benzodiazepine 96
Biguanide 199
Blockaden, neuraxiale 58
Blutdruck 8
Blutdruckabfall 194
Blutdruckmessung
– invasive 162
– nicht invasive 115
– oszillometrische 162
Blutgerinnung 229
Bluttransfusion 137, 228
Blutvolumen, intrathorakales 124
Bradykardie 38, 102
Brugada-Syndrom 42, 234
Bypass-Operation 89

C

Ca-Antagonisten 189
Cardiac Risk Index 76
CK 160
CK-MB 160
Clonidin 190, 208
Clopidogrel 141, 169, 198
Coronary-Steal 100
Coxibe 214

D

Dalteparin 171
Defibrillatoren, implantierte 79
Desfluran 65
Diabetes mellitus 11
Diagnosekriterien 5
Digitoxin 192
Digoxin 192
Diuretika 177, 193
Dobutamin 211
Durchblutungsstörungen, zerebrovaskuläre 50
Dysfunktion, diastolische 35

E

Echokardiographie 86, 129, 163
 – transösophageale 124, 131, 163
 – transthorakale 178
EDA 124
EKG 128, 157f.
Elektrokardiogramm 128
Elektrolytlösung 156
Enoxaparin 171
Enoximon 212
Entscheidungsalgorithmen 83
Entzugsdelir 15
Ephedrin 201
Epidemiologie 1
Epiduralanästhesie 103
 – thorakale 59
Eptifibatid 172
ESSENCE 171
Etomidate 95
Evaluation, präoperative 73, 221, 224
Evidenz 187

F

FFP 229
Fibrinogen 229
Fibrinolyse 175
Fibrose 35
Furosemid 193

G

Gefäßwiderstand, systemischer 109
Gemischtvenöse Sauerstoffsättigung (SvO_2) 120
Gerinnungsaktivierung 165
Geschlecht 13
Glibenclamid 200
Glukokortikoide 139
Glyceroltrinitrat 174
Glykoprotein-IIb/IIIa-Inhibitoren 172
GP-IIb/IIIa-Antagonisten 197

H

Hämotokrit, kritischer 228
Heparin 141, 169f., 194f.
 – niedermolekulares 169, 171, 195
 – unfraktioniertes 176
Herzfrequenz 108
Herzinsuffizienz 32f., 177, 234
Herzkatheter 88
Herzklappenerkrankung 77
Herzrhythmusstörungen 10, 38, 78
 – supraventrikuläre 43
Herzschrittmacher 79
Herzton, dritter 178
Herzzeitvolumen 117
Hirudin 171
Hochdruckliga 8
Hyperreagibilität, bronchiale 14
Hypertension, labile 9
Hypertonie, arterielle 7
Hypertonus, arterieller 77
Hypertrophie 35
Hypothermie 225
Hypovolämie 156, 193

I

Inhalationsanästhetika 99
Intermediate Care Station 155
Inzidenz des Myokardinfarktes 5

K

Kalziumantagonisten 175
Kalziumkanalblocker 167
Kardiomyopathie 79
– dilatative 14, 32
– ischämische 32
Kardioprotektion 64
Ketamin 97
Komplikationen, pulmonale 14
Kontraktilität 109f.
Koronarangiographie 88
Koronarplaque 27, 55
Koronarstenose 28
Koronarsyndrom
– akutes 24, 164
– perioperatives akutes 25
– postoperatives akutes 156
– sekundäres 165
– stressinduziertes akutes 29
Krisen, hypertensive 189
Kumarin 194

L

Lachgas 100
Levosimendan 212f., 235
Linksherzhypertrophie 112
Linksschenkelblock 166
Long-QT-Syndrom 39
LQTS, erworbenes 41
Lungenembolie 46
– massive 48
Lungenödem 166

M

MAO-Hemmer 201
Medikamentenanamnese 75
Milrinon 212
Mitralinsuffizienz 111
Mitralstenose 110

Monitoring 113
– erweitertes hämodynamisches 116
– hämodynamisches 162
Morbidität, perioperative kardiale 2
Morphin 166, 173
Muskelrelaxanzien, depolarisierende 190
Myokardinfarkt
– perioperativer 23
– stummer 165
Myokardischämie 24, 127, 158
– intraoperative 113
– perioperative 4

N

Nachlast, kardiale 127
Nikotin 14
Nitrate 166, 174, 190, 210
Non-STEMI 24
Normoglykämie 138
Normothermie 138
Normovolämie 228
NSAR 214
NSTEMI 161, 164
NYHA-Klassifikation 36

O

Operationsrisiko 79
Opioide 97

P

Palpation 76
Parameter, biochemische 160
Pathophysiologie 23, 26
PDE-5-Hemmer 193
PDE-III-Hemmer 211
PDE-Inhibitoren 234
Perikarditis 35
Perkutane Angioplastie (PTCA) 90
Perkutane Transluminale Koronarangio-
    plastie (PTCA) 175
Pethidin 201
Pharmakotherapie 187
PiCCO 225
Plaqueinstabilität 29

Präkonditionierung 65
– Anästhetika-induzierte 65
Prävalenz kardiovaskulärer Erkrankungen 1
Prognose 6
Propofol 96
PTT 170
Pulmonalarterieller Verschlussdruck (PAOD) 116, 123
Pulmonalarterienkatheter 116, 163, 228
Pulmonaler Gefäßwiderstand (PVR) 110f.
Pulsoxymetrie 116

Q

Q-Wave-Infarkt 24

R

RAA 34
Rauchen 13
Reaktion, perioperative inflammatorische 138
Regionalanästhesie 101
Re-Infarkt 176
Renin-Angiotensin-Aldosteron 33
Reperfusionstherapie 175
Revaskularisierung 172
– koronare 89
Revised Cardiac Risk Index 57
Richtlinie 225
Risiko, kardiales 157
Risiko-Stratifikation 7
Röntgen-Thorax 221
Ruhe-EKG 221

S

S-(+) Ketamin 97
S3-Leitlinie 221, 225
Sauerstoffsättigung, zentralvenöse 178
Schlaganfall 50
Schmerztherapie 214
Schock, kardiogener 177
Serumglukose 200
Sevofluran 65
Sildenafil 193
SOP 221

Spinalanästhesie 101
Spironolacton 193
Standard monitoring 157
Standard Operating Procedures 221
Statine 91, 139, 206
ST-Elevationsinfarkt 24
STEMI 24, 161, 164
Stents 224
ST-Hebungsinfarkt 173
Stress-Echokardiographie 87
ST-Segment-Analyse 158
Sulfonylharnstoffe 199
Sympathikusaktivierung 55
Sympathikusaktivität 55
Sympathikusblockade, medikamentöse 56
Sympathomimetika, indirekte 201

T

Tachykardie 39, 190
Tadalafil 193
TEE 228
Temperaturregulation 138
Theophyllin 192
Therapie, antithrombotische 176
Thermodilutionstechnik 117
Thiazide 193
Thienopyridine 197
Thrombininhibitoren, direkte 171
Thromboplastinzeit, partielle 195
Thrombosen, venöse 50
Thrombozytenaggregation 169
Thrombozytenaggregationshemmer 60, 140, 168, 197
Thrombusentstehung 55
Ticlopidin 169, 198
TIMI 11B 171
Tirofiban 172
Tramadol 201
Transfusion 137
Transfusionstrigger 228
Troponin I 5, 160
Troponin T 5, 160, 162
Typ-1-Diabetes 11
Typ-2-Diabetes 11

U

Überlebensrate, langfristig 6
Überwachung 113
 – postoperative 155
Überwachungsverfahren 157
UFH 169
Untersuchung, körperliche 76

V

Vardenafil 193
Vasodilatatoren, koronare 100
Venendruck, zentraler 116
Volumen, globales diastolisches 124
Volumenreagibilität 124
Vorhofflimmern 44
Vorlast, kardiale 34, 122

W

Wandbewegungsstörungen, regionale 129, 163
Wasserretention 33
Weißkittelhypertonie 9
Wolff-Parkinson-White-Syndrom 45
WPW-Syndrom 45

X

Xenon 101

Z

Zentralvenöse Sauerstoffsättigung ($SzvO_2$) 122
ZVD 123